U0189368

# 管氏针灸
## 门墙拾贝

主编　管遵惠　管傲然
　　　王祖红　李绍荣

中国科学技术出版社
·北京·

图书在版编目（CIP）数据

管氏针灸门墙拾贝 / 管遵惠等主编 . — 北京 : 中国科学技术出版社 , 2021.9
ISBN 978-7-5046-9077-7

Ⅰ . ①管… Ⅱ . ①管… Ⅲ . ①针灸疗法－中医临床－经验－中国－现代
Ⅳ . ① R246

中国版本图书馆 CIP 数据核字 (2021) 第 112982 号

| | | |
|---|---|---|
| 策划编辑 | 韩　翔　焦健姿 | |
| 责任编辑 | 王久红 | |
| 装帧设计 | 佳木水轩 | |
| 责任印制 | 李晓霖 | |

| | |
|---|---|
| 出　　　版 | 中国科学技术出版社 |
| 发　　　行 | 中国科学技术出版社有限公司发行部 |
| 地　　　址 | 北京市海淀区中关村南大街 16 号 |
| 邮　　　编 | 100081 |
| 发行电话 | 010-62173865 |
| 传　　　真 | 010-62179148 |
| 网　　　址 | http : //www.cspbooks.com.cn |

| | |
|---|---|
| 开　　　本 | 850mm×1168mm　1/32 |
| 字　　　数 | 308 千字 |
| 印　　　张 | 14.25 |
| 版　　　次 | 2021 年 9 月第 1 版 |
| 印　　　次 | 2021 年 9 月第 1 次印刷 |
| 印　　　刷 | 天津翔远印刷有限公司 |
| 书　　　号 | ISBN 978-7-5046-9077-7 / R·2720 |
| 定　　　价 | 65.00 元 |

# 编著者名单

主　编　管遵惠　管傲然　王祖红　李绍荣
副主编　管薇薇　丁丽玲　郭翠萍　王艳梅
编　者　（以姓氏笔画为序）

丁丽玲　王苏娜　王祖红　王艳梅　王雪松
左　政　冯嘉蕾　刘　芳　刘海静　汤晓云
孙　冉　李绍荣　李　莉　李　群　杨　志
何文浩　陈思翠　陈顺荣　陈晓梅　易　荣
罗　旭　姜云武　徐　杰　郭翠萍　黄开云
黄培冬　管钟洁　管傲然　管遵惠　管薇薇
谭保华

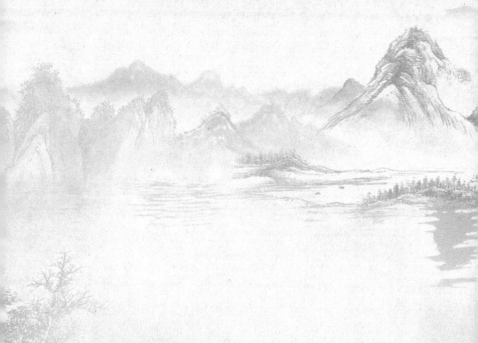

# 内容提要

　　管氏针灸医学流派五代相传，其学术特点鲜明，并创新发展了管氏特殊针法，为我国传统针灸医学的继承和发展做出了突出贡献。本书撷选了管氏针灸医学流派五代家传代表性传承人管家岱、管庆鑫、管正斋、管遵惠、管傲然、管薇薇的部分学术著作，介绍了管氏针灸独特的家传技艺、精湛的针法技巧、丰富的临床经验、新颖的学术观点，以彰显管氏针灸医学流派一脉相承的学术思想和"理""法""意"的传承理念，弘扬管氏针灸医学流派学术理论和临床经验的学术精华。

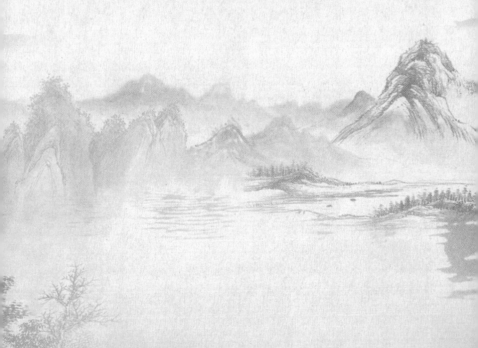

# 前　言

中华民族五千年文明史，孕育了灿烂的优秀传统文化，中医学是中华民族优秀传统文化的瑰宝，针灸学是其中璀璨的明珠。毛泽东主席 1958 年批示："中国医药学是一个伟大的宝库，应当努力发掘，加以提高。"习近平总书记在祝贺中国中医科学院成立 60 周年的信中说："中医药学是中国古代科学的瑰宝，也是打开中华文明宝库的钥匙。"党和国家十分重视中医药的传承发展。2012 年 11 月 28 日，国家中医药管理局公布了第一批全国中医学术流派传承工作室建设单位名单，昆明市中医医院承建的"管氏特殊针法学术流派传承工作室"是国家中医药管理局公布的首批 64 家全国中医学术流派之一，也是中国十大针灸学术流派之一。国家中医药管理局于 2019 年 4 月 30 日发文确定了全国 51 家中医学术流派传承工作室开展第二轮建设，"管氏特殊针法学术流派传承工作室"名列其中。

中医学术流派是中医学在长期历史发展过程中形成的，具有独特学术思想或学术主张及独到临床诊疗技艺，有清晰的学术传承脉络和一定历史影响及公认度的学术派别。建设中医学术流派传承工作室的目的是充分体现中医药发展以继承为基础，探索建立中医流派学术传承、临床运用、推广转化的新模式；目标是培育一批特色优势明显、学术影响较大、临床疗效显著、传承梯队完备、辐射功能较强、资源横向整合的中医学术流派传承群体，以丰富和发展中医药的理论和实践，促进中医药传承型人才培养，繁荣中医药学术，从而更好地满足广大人民群众对中医药服务的需求。

国家中医药管理局《中医学术流派传承工作室建设项目实施方案》中的建设任务要求提到，要"深入挖掘整理流派历代传人传记及代表性著作、流派典籍、医话医论、方志记载、历史实物等文史资料，梳理清晰的流派传承脉络"，"比较历代传人学术观点、学术论著，探索流派思想学说的历史发展演化规律，挖掘对当代中医药学术发展具有开创性和指导意义的学术观点，进一步完善流派学术思想"。

管氏针灸医学流派五代相传，第一代管家岱（1844—1912），山东省高密县人，师承山东昌邑黄氏中医世家。擅长针灸，为管氏针灸开山鼻祖。学术传承人主要有管庆鑫、管庆森、管庆淼等。第二代代表性传承人管庆鑫（1864—1939），字同山，齐鲁名医。撰写了家传师承教材《管氏针灸金匮》，制订了管氏针灸门生弟子"家训"，奠定了管氏针灸医学流派的理论基础。主要学术传承人有管正斋、管谨谥、管耕汶、王之升等。第三代代表性传承人管正斋（1901—1980），教授，著名针灸学家。对经络辨证、针刺手法、舌针、耳针、过梁针、子午流注、灵龟八法等均有创新和发展，确立了管氏针灸医学流派。学术传承人主要有管遵惠、管遵信、管遵宽、管遵和等。第四代代表性传承人管遵信（1938—2020），以及管遵惠（1943—    ），主任医师，国家级名中医。继承和发展了管氏针灸学术流派的理论，完善了管氏针灸医学流派的学术思想，提炼和践行了管氏针灸的传承理念，形成了学术特点鲜明的管氏特殊针法学术流派。第五代主要传承人有管傲然、管薇薇、姜云武、汤晓云、管钟洁、黄开云、丁丽玲、郭翠萍等，由管氏针灸第五代学术传承人为主组建的235名的学术团队，是管氏特殊针法学术流派的中流砥柱，他们在针灸事业上各自闯出一片天地，为管氏针灸的继承和发展做出了突出贡献。

按照《实施方案》建设任务要求，我们撷选了管氏针灸五代家传的代表性传承人的五部学术著作节选，借此反映管氏针灸医学流派，一脉相承的"继承传统针灸，遵循经络辨证，传承经典理论，创新特殊针法"的学术思想。管氏针灸五代代表性传承人医学文集《管氏针灸门墙拾贝》，彰显了管氏针灸医学流派"理""法""意"的传承理念。

我们希望通过整理管氏针灸五代代表性传人的医学文集，践行"传承精华，守正创新"思想，发挥中医学术流派特色优势，提高中医针灸临床疗效，促进中医事业发展。由于撷选内容有限，书中所述可能存在一些疏漏或欠妥之处，恳望广大读者、专家批评指正！


管氏特殊针法学术流派传承工作室

管遵惠

# 目　录

## 管氏针灸第二代·管庆鑫

## 《杏苑拾珍》（节选）

## 管氏针灸第三代·管正斋
## 《杏轩针灸经》（节选）

## 管氏针灸第四代·管遵惠
## 《管氏针灸经验集》（节选）

# 管氏针灸第一代

# 管家岱《杏庐针灸金匮》

## （节选）

### 管氏针灸学术流派第一代

管家岱（1844—1912），管氏针灸学术流派开山鼻祖。管家岱祖籍山东，生于清·宣宗道光二十四年。早年师承山东昌邑黄氏中医世家，中年深研《针灸甲乙经》《针灸大成》等经典，成为当地针灸名医。先后在高密、济南、青岛开设医馆和药铺行医。尤以针灸著称。主要学术著作有《杏庐针灸金匮》。学术传承人主要有管庆鑫、管庆森、管庆淼等。

# 第1章 基础篇
## 针灸入门必背经典选

## 一、十二经脉循行线

### 1. 手太阴肺经

《灵枢·经脉》："肺手太阴之脉，起于中焦，下络大肠，还循胃口，上膈，属肺。从肺系横出腋下，下循臑内，行少阴心主之前，下肘中，循臂内上骨下廉，入寸口，上鱼，循鱼际，出大指之端。其支者，从腕后直出次指内廉，出其端。"

### 2. 手阳明大肠经

《灵枢·经脉》："大肠手阳明之脉，起于大指次指之端，循指上廉，出合谷两骨之间，上入两筋之中，循臂上廉，入肘外廉，上臑外前廉，上肩，出髃骨之前廉，上出于柱骨之会上，下入缺盆，络肺，下膈属大肠。其支者，从缺盆上颈，贯颊，入下齿中，还出挟口，交人中，左之右，右之左，上挟鼻孔。"

### 3. 足阳明胃经

《灵枢·经脉》："胃足阳明之脉，起于鼻之交頞中，旁纳太阳之脉，下循鼻外，入上齿中，还出挟口，环唇，下交承浆，却行颐后下廉，出大迎，循颊车，上耳前，过客主人，循发际，至额颅。其支者，从大迎前下人迎，循喉咙，入缺盆，下膈，属胃，络脾。其直者，从缺盆下乳内廉，下挟脐，入气街中。其支者，起于胃口，下循腹里，下至气街中而合。以下髀关，抵伏兔，下膝髌中，下循胫外廉，下足跗，入中指内间。其支者，下廉三寸而别，下入中指外间。其支者，别跗上，入大指间，出其端。"

### 4. 足太阴脾经

《灵枢·经脉》："脾足太阴之脉，起于大指之端，循指内侧白肉际，过核骨后，上内踝前廉，上踹内，循胫骨后，交出厥阴之前，上膝股内前廉，入腹，属脾，络胃，上膈，挟咽，连舌本，散舌下。其支者，复从胃别上膈，注心中。"

### 5. 手少阴心经

《灵枢·经脉》："心手少阴之脉，起于心中，出属心系，下膈，络小肠。其支者，从心系，上挟咽，系目系。其直者，复从心系却上肺，下出腋下，循臑内后廉，行手太阴、心主之后，下肘内，循臂内后廉，抵掌后锐骨之端，入掌内后廉，循小指之内，出其端。"

### 6. 手太阳小肠经

《灵枢·经脉》："小肠手太阳之脉，起于小指之端，循手外侧，上腕，出踝中，直上，循臂骨下廉，出肩解，绕肩胛，交肩上，入缺盆，络心，循咽，下膈，抵胃，属小肠。其支者，从缺盆循颈上颊，至目锐眦，却入耳中。其支者，别颊上䪼，抵鼻，至目内眦，斜络于颧。"

### 7. 足太阳膀胱经

《灵枢·经脉》："膀胱足太阳之脉，起于目内眦，上额，交巅。其支者，从巅至耳上角。其直者，从巅入络脑，还出别下项，循肩膊内，挟脊，抵腰中，入循膂，络肾，属膀胱。其支者，从腰中下挟脊，贯臀，入腘中。其支者，从膊内左右，别下贯胛，挟脊内，过髀枢，循髀外，从后廉下合腘中。以下贯腨内，出外踝之后，循京骨，至小指外侧。"

### 8. 足少阴肾经

《灵枢·经脉》："肾足少阴之脉，起于小指之下，邪走足心，出于然骨之下，循内踝之后，别入跟中，以上腨内，出腘内廉，上股内后廉，贯脊，属肾，络膀胱。其支者，从肾上贯肝膈，入肺中，循喉咙，挟舌本。其支者，从肺出络心，注胸中。"

### 9. 手厥阴心包络经

《灵枢·经脉》："心主手厥阴心包络之脉，起于胸中，出属心包络，下膈，历络三焦。其支者，循胸出胁，下腋三寸，上抵腋下，循臑内，行太阴、少阴之间，入肘中，下臂，行两筋之间，入掌中，循中指，出其端。其支者，别掌中，循小指次指出其端。"

## 10.手少阳三焦经

《灵枢·经脉》："三焦手少阳之脉，起于小指次指之端，上出两指之间，循手表腕，出臂外两骨之间，上贯肘，循臑外，上肩而交出足少阳之后，入缺盆，布膻中，散络心包，下膈，循属三焦。其支者，从膻中，上出缺盆，上项，系耳后，直上出耳上角，以屈下颊至䪼。其支者，从耳后入耳中，出走耳前，过客主人前，交颊，至目锐眦。"

## 11.足少阳胆经

《灵枢·经脉》："胆足少阳之脉，起于目锐眦，上抵头角，下耳后，循颈行手少阳之前，至肩上，却交出手少阳之后，入缺盆。其支者，从耳后入耳中，出走耳前，至目锐眦后。其支者，别锐眦，下大迎，合于手少阳，抵于䪼，下加颊车，下颈，合缺盆，以下胸中，贯膈，络肝，属胆，循胁里，出气街，绕毛际，横入髀厌中。其直者，从缺盆下腋，循胸，过季胁，下合髀厌中，以下循髀阳，出膝外廉，下外辅骨之前，直下抵绝骨之端，下出外踝之前，循足跗上，入小指次指之间。其支者，别跗上，入大指之间，循大指歧骨内，出其端，还贯爪甲，出三毛。"

### 12. 足厥阴肝经

《灵枢·经脉》："肝足厥阴之脉，起于大指丛毛之际，上循足跗上廉，去内踝一寸，上踝八寸，交出太阴之后，上腘内廉，循股阴，入毛中，过阴器，抵小腹，挟胃，属肝，络胆，上贯膈，布胁肋，循喉咙之后，上入颃颡，连目系，上出额，与督脉会于巅。其支者，从目系，下颊里，环唇内。其支者，复从肝，别贯膈，上注肺。"

# 二、十二经脉"是动、所生病"

### 1. 手太阴肺经

《灵枢·经脉》："肺，手太阴之脉，是动则病肺胀满，膨膨而喘咳，缺盆中痛，甚则交两手而瞀，此为臂厥。是主肺所生病者，咳，上气，喘咳，烦心，胸满，臑臂内前廉痛、厥，掌中热。气盛有余则肩臂痛，风寒汗出中风，小便数而欠。气虚则肩背痛，寒，少气不足以息，溺色变。"

### 2. 手阳明大肠经

《灵枢·经脉》："大肠，手阳明之脉，是动则病齿痛颈肿。是主津液所生病者，目黄，口干，鼽衄，喉痹，肩前臑痛，大指次指不用。气有余则当脉所过者热肿，虚则寒栗不复。"

### 3. 足阳明胃经

《灵枢·经脉》："胃，足阳明之脉，是动则病洒洒振寒，善呻，数欠，颜黑，病至则恶人与火，闻木声则惕然而惊，心欲动，独闭户塞牖而处，甚则欲上高而歌，弃衣而走，贲响腹胀，是为骭厥。是主血所生病者，狂，疟，温淫，汗出，鼽衄，口㖞，唇胗，颈肿，喉痹，大腹水肿，膝膑肿痛，循膺乳、气街、股、伏兔、骭外廉，足跗上皆痛，中指不用。气盛则身以前皆热，其有余于胃，则消谷善饥，溺色黄；气不足则身以前皆寒慄，胃中寒则胀满。"

### 4. 足太阴脾经

《灵枢·经脉》："脾，足太阴之脉，是动则病，舌本强，食则呕，胃脘痛，腹胀，善噫，得后与气，则快然如衰，身体皆重。是主脾所生病者，舌本痛，体重不能动摇，食不下，烦心，心下急痛，溏瘕泄，水闭，黄疸，不能卧，强立，股膝内肿、厥，足大指不用。"

### 5. 手少阴心经

《灵枢·经脉》："心，手少阴之脉，是动则病嗌干，心痛，渴而欲饮，是为臂厥。是主心所生病者，目黄，胁痛，臑臂内后廉痛、厥，掌中热痛。"

### 6. 手太阳小肠经

《灵枢·经脉》："小肠，手太阳之脉，是动则病嗌痛，颔肿，不可以顾，肩似拔，臑似折。是主液所生病者，耳聋，目黄，颊肿，颈、颔、肩、臑、肘、臂外后廉痛。"

### 7. 足太阳膀胱经

《灵枢·经脉》："膀胱，足太阳之脉，是动则病冲头痛，目似脱，项如拔，脊痛，腰似折，髀不可以曲，腘如结，腨如裂，是为踝厥。是主筋所生病者，痔，疟，狂，癫疾，头囟项痛，目黄，泪出，鼽衄，项、背、腰、尻、腘、腨、脚皆痛，小指不用。"

### 8. 足少阴肾经

《灵枢·经脉》："肾，足少阴之脉，是动则病饥不欲食，面如漆柴。咳唾则有血，喝喝而喘，坐而欲起，目䀮䀮如无所见，心如悬，若饥状。气不足则善恐，心惕惕如人将捕之，是为骨厥。是主肾所生病者，口热，舌干，咽肿，上气，嗌干及痛，烦心，心痛，黄疸，肠澼，脊股内后廉痛，痿，厥，嗜卧，足下热而痛。"

### 9. 手厥阴心包络经

《灵枢·经脉》："心主手厥阴心包络之脉，是动则病手心热，臂肘挛急，腋肿；甚者胸胁支满，心中憺憺大动，面赤，目黄，喜笑不休。是主脉所生病者，烦心，心痛，掌中热。"

### 10. 手少阳三焦经

《灵枢·经脉》："三焦，手少阳之脉，是动则病耳聋，浑浑焞焞，嗌肿，喉痹。是主气所生病者，汗出，目锐眦痛，颊肿，耳后、肩、臑、肘、臂外皆痛，小指次指不用。"

### 11. 足少阳胆经

《灵枢·经脉》："胆，足少阳之脉，是动则病口苦，善太息，心胁痛，不能转侧，甚则面微有尘，体无膏泽，足外反热，是为阳厥。是主骨所生病者，头痛，颔痛，目锐眦痛，缺盆中肿痛，腋下肿，马刀侠瘿，汗出，振寒，疟，胸、胁、肋、髀、膝外之胫绝骨，外踝前及诸节皆痛，小指次指不用。"

### 12. 足厥阴肝经

《灵枢·经脉》："肝，足厥阴之脉，是动则病腰痛不可以俯仰，丈夫㿉疝，妇人少腹肿，甚则嗌干，面尘，脱色。是主肝所生病者，胸满，呕逆，飧泄，狐疝，遗溺，闭癃。"

## 三、十四经经穴分寸歌

### 1. 手太阴肺经，起于中府，止于少商，凡11穴

一手太阴是肺经，臂内拇侧上下循，中府乳上数三肋，

云门锁骨窝里寻，二穴相差隔一肋，距腹中行六寸平，天府腋下三寸取，侠白肘上五寸擒，尺泽肘中横纹处，孔最腕上七寸凭，列缺交叉食指尽，经渠寸口动脉行，太渊掌后纹头是，鱼际节后散脉萦，少商穴在大指内，去指甲角韭叶明。

2. 手阳明大肠经，起于商阳，止于迎香，凡 20 穴

二手阳明属大肠，臂前外侧须审量，商阳食指内侧取，二间握拳节前方，三间握拳节后取，合谷虎口歧骨当，阳溪腕上两筋内，偏历腕上三寸量，温溜腕后上五寸，池前四寸下廉乡，池下三寸上廉穴，三里池下二寸长，曲池屈肘纹头是，肘髎大骨外廉旁，肘上三寸寻五里，臂臑髃下腘端详，肩髃肩峰举臂取，巨骨肩尖骨陷藏，天鼎扶下一寸取，扶突鼎上结喉旁，禾髎水沟旁半寸，鼻旁五分是迎香。

3. 足阳明胃经，起于承泣，止于厉兑，凡 45 穴

三足阳明属胃经，起于头面向下行，承泣眼眶边缘下，四白目下一寸匀，巨髎鼻旁直瞳子，地仓吻旁四分零，大迎颌下寸三陷，颊车耳下曲颊临，下关耳前扪动脉，头维四五旁神庭，人迎结喉旁寸五，水突迎下大筋凭，直下气舍平天突，缺盆锁骨下陷寻，气户锁下一肋上，相去中行四寸平，库房屋翳膺窗接，都隔一肋乳中停，乳根乳下一肋处，胸部诸穴君需明，不容巨阙旁二寸，其下承满与梁门，关门太乙滑肉门，天枢脐旁二寸平，外陵大巨水道穴，归来气冲曲骨邻，诸穴相隔皆一寸，俱距中行二寸程，髀关膝上交分取，伏兔膝上起肉

形，阴市膝上方三寸，梁丘膝上二寸呈，髋外下陷是犊鼻，膝下三寸三里迎，膝下六寸上巨虚，膝下八寸条口行，再下一寸下巨虚，踝上八寸丰隆盈，解溪跗上系鞋处，冲阳跗上五寸明，陷谷庭后二寸取，次趾外侧是内庭，厉兑次趾外甲角，四十五穴须记清。

### 4. 足太阴脾经，起于隐白，止于大包，凡 21 穴

四是脾经足太阴，下肢内侧向上循，隐白大趾内甲角，大都节前陷中寻，太白核骨白肉际，节后一寸公孙明，商丘踝前陷中找，踝上三寸三阴交，踝上六寸漏谷是，膝下五寸地机朝，膝内辅下阴陵泉，血海膝髌上内廉，箕门鱼腹大筋内，冲门耻骨上边缘，冲上七分求府舍，再上三寸腹结连，结上寸三大横穴，适当脐旁四寸骈，腹哀建里旁四寸，中庭旁六食窦全，天溪胸乡周荣上，每隔一肋陷中湮，大包腋下方六寸，上直渊腋三寸悬。

### 5. 手少阴心经，起于极泉，止于少冲，凡 9 穴

五是心经手少阴，极泉腋窝动脉牵，青灵肘上三寸觅，少海肘后五分连，灵道掌后一寸半，通里掌后一寸间，阴郄去腕五分是，神门锐骨端内缘，少府小指本节后，少冲小指内侧边。

### 6. 手太阳小肠经，起于少泽，止于听宫，凡 19 穴

六小肠经手太阳，臂外后缘尺侧详，少泽小指外甲角，

前谷泽后节前扬，后溪握拳节后取，腕骨腕前骨陷当，阳骨锐骨下陷取，养老转手髁空藏，支正腕后上五寸，小海肘内纹头裹，肩贞胛下两筋解，臑俞臑后骨下方，天宗大骨下陷取，秉风胛上骨边量，曲垣胛上曲胛陷，陶道旁三外俞章，大椎旁二中俞穴，天窗扶后大筋厢，天容耳下曲颊后，颧髎面烦下廉乡，听宫二穴归何处，耳小瓣前陷中央。

## 7. 足太阳膀胱经，起于睛明，止于至阴，凡 67 穴

七足太阳膀胱经，目内眦角是睛明，眉头陷中攒竹取，眉冲之上傍神庭，曲差庭旁一寸半，五处直后上星平，承光通天络却穴，后行俱是寸半程，玉枕脑户旁寸三，入发三寸枕骨凭，天柱项后大筋外，再下脊旁寸半循，第一大杼二风门，三椎肺俞四厥阴，心五督六膈俞七，九肝十胆仔细寻，十一脾俞十二胃，十三三焦十四肾，气海十五大肠六，七八关元小肠分，十九膀胱廿中膂，廿一椎旁白环生，上次中下四髎穴，荐骨两旁骨陷盈，尾骨之旁会阳穴，第二侧线再细详，以下夹脊开三寸，二三附分魄户当，四椎膏肓神堂五,六谚语七膈关藏，第九魂门阳纲十，十一意舍二胃仓，十三肓门四志室，十九胞肓廿秩边，承扶臀下横纹取，殷门扶下六寸当，委阳腘窝沿外侧，浮郄委阳一寸上，委中膝腘纹中处，纹下二寸寻合阳，承筋合下腓肠中，承山腨下分肉藏，飞扬外踝上七寸，跗阳踝上三寸量，昆仑外踝骨后陷，仆参跟下骨陷方，踝下五分申脉是，墟后申前金门乡，大骨外侧循京骨，小趾本节束骨良，通谷节前陷中好，至阴小趾爪甲巧，六十七穴分三段，头后中外

次第找。

**8. 足少阴肾经，起于涌泉，止于俞府，凡 27 穴**

八足少阴肾经属，内侧后缘足走腹，足心凹陷是涌泉，大骨之下取然谷，太溪内踝后陷中，照海踝下四分逐，水泉跟下内侧边，大钟溪泉踵筋间，复溜踝上二寸取，交信溜前五分骈，踝上五寸寻筑宾，阴谷膝内两筋安，上从中行开半寸，横骨平取曲骨沿，大赫气穴并四满，中注肓俞亦相牵，商曲又凭下脘取，石关阴都通谷言，幽门适当巨阙侧，诸穴相距一寸连，再从中行开二寸，六穴均在肋间隙，步廊却近中庭穴，神封灵墟神藏兼，或中俞府平璇玑，相距一肋仔细研。

**9. 手厥阴心包络经，起于天池，止于中冲，凡 9 穴**

九心包络手厥阴，臂内中线诸穴匀，天池乳后旁一寸，天泉腋下二寸循，曲泽肘中横纹上，郄门去腕五寸寻，间使腕后方三寸，内关掌后二寸停，掌后横纹大陵在，两骨之间陷中扪，劳宫屈指掌心取，中指末端中冲生。

**10. 手少阳三焦经，起于关冲，止于丝竹空，凡 23 穴**

十手少阳属三焦，臂外中线头侧绕，关冲无名指甲外，液门节前指缝邀，中渚液门上一寸，阳池腕表横纹遭，腕后二寸取外关，支沟腕上三寸安，会宗沟外横一寸，三阳络在四寸间，肘前五寸称四渎，肘后一寸天井酌，肘后二寸清泠渊，渊臑之间取消泺，臑会肩端下三寸，肩髎后一肩髎循，天髎肩井后一寸，天牖容后完下扪，耳垂后陷翳风讨，瘈脉耳后青络找，颅息亦在青络上，角孙耳前发际标，耳门耳前缺陷处，和髎耳前锐角交，欲知丝竹空何在，眼眶外缘上眉梢。

### 11. 足少阳胆经，起于瞳子髎，止于足窍阴，凡44穴

十一胆经足少阳，从头走足行身旁，外眦五分瞳子髎，听会耳前珠陷详，上关上行一寸是，内斜曲颊颔厌当，悬颅悬厘近头维，相距半寸君勿忘，曲鬓耳前发际标，入发寸半率谷交，天冲率后斜五分，浮白冲下一寸绕，窍阴穴在枕骨上，完骨耳后发际找，本神神庭三寸旁，阳白眉上一寸量，入发五分头临泣，庭维之间取之良，目窗正营及承灵，相距寸半脑空绍，风池耳后发际陷，颅底筋外有陷凹，肩井缺盆上寸半，渊腋腋下三寸从，辄筋腋前横一寸，日月乳下三肋逢，京门十二肋骨端，带脉髂上腰间现，五枢髂上上棘前，略下五分维道见，居髎维后斜三寸，环跳髀枢陷中间，风市垂手中指寻，中渎膝上五寸陈，阳关陵上膝髌外，腓骨头前阳陵存，阳交外踝上七寸，外丘踝上七寸云，二穴相平堪比较，丘前交后距五分，光明踝五阳辅四，踝上三寸悬钟循，踝前陷中丘墟闻，临泣四趾本节扪，临下五分地五会，本节之前侠溪匀，四趾外端足窍阴，四十四穴仔细吟。

### 12. 足厥阴肝经，起于大敦，止于期门，凡14穴

十二肝经足厥阴，前内侧线穴细分，大敦拇指三毛处，

行间大次趾缝寻，太冲本节后寸半，踝前一寸中封停，踝上五寸蠡沟是，中都踝上七寸循，膝关犊鼻下二寸，曲泉屈膝尽横纹，阴包膝上方四寸，五里股内动脉存，阴廉恰在鼠蹊下，急脉阴旁二五真，十一肋端章门是，乳下二肋寻期门。

13. 督脉，起于长强，止于龈交，凡28穴

十三督脉行脊梁，尾闾骨端是长强，二十一椎为腰俞，十六阳关细推详，命门十四三悬枢，十一椎下脊中藏，中枢十椎九筋缩，七椎之下乃至阳，六灵五神三身柱，陶道一椎之下襄，大椎正在一椎上，诸阳会此仔细详，哑门入发五分际，风府一寸宛中当，府上寸半寻脑户，强间户上寸半量，后顶再上一寸半，百会七寸顶中央，前顶囟会俱寸五，上星入发一寸良，神庭入发五分际，素髎鼻尖准头乡，水沟鼻下上唇陷，兑端唇上尖端藏，龈交上齿龈缝里，经行头背距中央。

14. 任脉，起于会阴，止于承浆，凡24穴

十四任脉走腹胸，直线上行居正中，会阴两阴中间取，曲骨耻骨联合从，中极关元石门穴，每穴相距一寸匀，气海脐下一寸半，脐下一寸阴交明，肚脐中央名神阙，水分下脘建里匀，中脘上脘皆一寸，巨阙上脘上一寸，鸠尾蔽骨下五分，中庭膻下寸六凭，膻中正在两乳间，玉堂紫宫华盖重，相距一肋璇玑穴，胸骨上缘天突通，廉泉颔下结喉上，承浆唇下宛宛中。

# 四、《内经》选背

1. 《灵枢·经别》："夫十二经脉者，人之所以生，病之所以成，人之所以治，病之所以起，学之所始，工之所止也。"

2. 《灵枢·经脉》："经脉者，所以能决死生，处百病，调虚实，不可不通。"

3. 《灵枢·海论》："夫十二经脉者，内属于腑脏，外络于肢节。"

4. 《灵枢·本脏》："经脉者，所以行血气而营阴阳，濡筋骨，利关节者也。"

5. 《灵枢·刺节真邪》："真气者，所受于天，与谷气并而充身者也。"

6. 《素问·离合真邪论》："真气者，经气也。"

7. 《灵枢·决气》："中焦受气取汁，变化而赤，是谓血。"

8. 《灵枢·营卫生会》："中焦亦并胃中，出上焦之后，此所受气者，泌糟粕，蒸津液，化其精微，上注于肺脉，乃化而为血。"

9. 《灵枢·邪客》："营气者，泌其津液，注之于脉，化以为血，以荣四末，内注五脏六腑。"

10. 《素问·痹论》："营者，水谷之精气也，和调于五脏，洒陈于六腑，乃能入于脉也，故循脉上下，贯五脏，络六腑也。"

11. 《灵枢·本脏》："卫气者，所以温分肉，充皮肤，肥腠理，司开阖者也。"

12.《素问·痹论》："卫者，水谷之悍气也。"

13.《灵枢·邪客》："宗气积于胸中，出于喉咙，以贯心脉，而行呼吸焉。"

14.《素问·平人气象论》："胃之大络，名曰虚里，出于左乳之下，其动应衣，脉宗气也。"

15.《素问·经脉别论》："饮入于胃，游溢精气，上输于脾，脾气散精，上归于肺，通调水道，下输膀胱，水精四布，五经并行。"

16.《素问·痹论》："风寒湿三气杂至，合而为痹也。其风气胜者为行痹，寒气盛者为痛痹，湿气盛者为着痹也。"

17.《素问·宝命全形论》："人以天地之气生，四时之法成。"

18.《灵枢·岁露》："人与天地相参也，与日月相应也。"

19.《素问·六节脏象论》："天食人以五气，地食人以五味。气和而生，津液相成，神乃自生。"

20.《灵枢·顺气一日分为四时篇》："以一日分为四时，朝则为春，日中为夏，日入为秋，夜半为冬。"

21.《素问·生气通天论》："故阳气者，一日而主外，平旦人气生，日中而阳气隆，日西而阳气已虚，气门乃闭。"

22.《灵枢·百病始生》："风雨寒热，不得虚，邪不能独伤人。卒然逢疾风暴雨而不病者，盖无虚，故邪不能独伤人。此必因虚邪之风，与其身形，两虚相得，乃客其形。其中于虚邪也，因于天时，与其身形，参以虚实，大病乃成。"

23.《灵枢·顺气一日分四时》："夫百病者，多以旦慧昼安，夕加夜甚。朝则人气始生，病气衰，故旦慧；日中人气长，长则胜邪，故安；夕者人气始衰，邪气始生，故加；夜半人气入脏，邪气独居于身，故甚也。"

24.《素问·异法方宜论》："南方者，天地所长养，阳之所盛处也，其地下，水土弱，雾露之所聚也，其民嗜酸而食胕，故其民皆致理而赤色，其病挛痹。"

25.《素问·五常政大论》："地有高下，气有温凉，高者气寒，下者气热。西北之气，散而寒之；东南之气，收而温之。所谓同病异治也。"

26.《素问·阴阳应象大论》："阴阳者，天地之道也，万物之纲纪，变化之父母，生杀之本始。"

27.《素问·天元纪大论》："故物生谓之化，物极谓之变。"

28.《素问·六微旨大论》："夫物之生，从于化；物之极，由乎变。变化之相薄，成败之所由也。成败倚伏生乎动，则变作矣。"

29.《素问·阴阳应象大论》："故重阴必阳，重阳必阴；寒极生热，热极生寒。"

30.《素问·阴阳离合论》："阴阳者，数之可十，推之可百，数之可千，推之可万。万之大，不可胜数，然其要一也。"

31.《素问·四气调神大论》："是故圣人不治已病治未病，不治已乱治未乱，此之谓也。夫病已成而后药之，乱已成而后治之，譬犹渴而穿井，斗而铸锥，不亦晚乎！"

32.《素问·至真要大论》：帝曰：愿闻病机何如？岐伯曰："诸风掉眩，皆属于肝；诸寒收引，皆属于肾；诸气膹郁，皆属于肺；诸湿肿满，皆属于脾；诸热瞀瘛，皆属于火；诸痛痒疮，皆属于心；诸厥固泄，皆属于下；诸痿喘呕，皆属于上；诸禁鼓慄，如丧神守，皆属于火；诸痉项强，皆属于湿；诸逆冲上，皆属于火；诸胀腹大，皆属于热；诸燥狂越，皆属于火；诸暴强直，皆属于风；诸病有声，鼓之如鼓，皆属于热；诸病胕肿，疼酸惊骇，皆属于火；诸转反戾，水液浑浊，皆属于热；诸病水液，澄澈清冷，皆属于寒；诸呕吐酸，暴注下迫，皆属于热。"

## 病机分类

① 五脏病机（5条）

诸风掉眩，皆属于肝；诸寒收引，皆属于肾；诸气膹郁，皆属于肺；诸湿肿满，皆属于脾；诸痛痒疮，皆属于心。

② 风、寒、湿、病机（3条）

诸暴强直，皆属于风；诸病水液，澄澈清冷，皆属于寒；诸痉项强，皆属于湿。

③ 热邪病机（4条）

诸胀腹大，皆属于热；诸病有声，鼓之如鼓，皆属于热；诸转反戾，水液浑浊，皆属于热；诸呕吐酸，暴注下迫，皆属于热。

④ 火邪病机（5条）

诸热瞀瘛，皆属于火；诸禁鼓慄，如丧神守，皆属于火；诸逆冲上，皆属于火；诸躁狂越，皆属于火；诸病胕肿，疼酸惊骇，皆属于火。

⑤ 上、下病机（2条）

诸厥固泄，皆属于下；诸痿喘呕，皆属于上。

刘完素《素问玄机原病式》中加了一条：诸涩枯涸，干劲皴揭，皆属于燥。

33.《灵枢·九针十二原》：夫气之在脉也，邪气在上，浊气在中，清气在下。故针陷脉则邪气出，针中脉则浊气出，针太深则邪气反沉，病益。故曰：皮肉筋脉，各有所处，病各有所宜。各不同形，各以任其所宜。无实无虚。损不足而益有余，是谓甚病。

34.《灵枢·九针十二原》：五脏有六府，六府有十二原，十二原出于四关，四关主治五脏。五脏有疾，当取之十二原，十二原者，五脏之所以禀三百六十五节气味也。五脏有疾也，应出十二原，而原各有所出，明知其原，睹其应，而知五脏之害矣。

35.《灵枢·九针十二原》：今夫五脏之有疾也，譬犹刺也，犹污也，犹结也，犹闭也。刺虽久，犹可拔也；污虽久，犹可雪也；结虽久，犹可解也；闭虽久，犹可决也。或言久疾之不可取者，非其说也。夫善用针者，取其疾也，犹拔刺也，犹雪污也，犹解结也，犹决闭也。疾虽久，犹可毕也。言不可治者，未得其术也。

36.《素问·上古天真论》："恬淡虚无，真气从之，精神内守，病安从来。"

37.《素问·四气调神大论》："夫四时阴阳者，万物之根本也，所以圣人春夏养阳，秋冬养阴，以从其根，故与万物沉浮于生长之门，逆其根则伐其本，坏其真矣。故阴阳四时者，万物之终始也，死生之本也，逆之则灾害生，从之则苛疾不起。"

38.《素问·四气调神大论》："春三月，夜卧早起，广步于庭。被发缓形，以使志生，此春气之应养生之道也；夏三月，夜卧早起，无厌于日，使志无怒，此夏气之应养长之道也；秋三月，早卧早起，与鸡俱兴，使志安宁，收敛神气，使秋气平，此秋气之应养收之道也；冬三月，早卧晚起，必待日光，使志若伏若匿，去寒就温，无泄皮肤，此冬气之应养藏之道也。"

39.《素问·阴阳应象大论》："故邪风之至，疾如风雨。故善治者治皮毛，其次治肌肤，其次治筋脉，其次治六腑，其次治五脏。治五脏者，半死半生也。"

40.《素问·六元正纪大论》："用温远温，用热远热，用凉远凉，用寒远寒，食宜同法，有假反常。"

41.《素问·血气形志篇》："夫人之常数，太阳常多血少气，少阳常少血多气，阳明常多气多血，少阴常少血多气，厥阴常多血少气，太阴常多气少血，此天之常数。"

42.《素问·血气形志篇》："形乐志苦，病生于脉，治之以灸刺；形乐志乐，病生于肉，治之以针石；形苦志乐，病生于筋，治之以熨引；形苦志苦，病生于咽嗌，治之以甘药；形数惊恐，经络不通，病生于不仁，治之以按摩醪药；是谓五形志也。"

43.《素问·标本病传论》："先病而后逆者，治其本；先逆而后病者，治其本；先寒而后生病者，治其本；先病而后生寒者，治其本；先病而后泄者，治其本；先泄而后生他病者，治其本；必且调之，乃治其他病。"

44.《素问·标本病传论》："先热而后生中满者，治其标；先病而后生中满者，治其标；小大不利，治其标。"

45.《素问·至真要大论》："帝曰：反治何谓？岐伯曰：热因热用，寒因寒用，塞因塞用，通因通用。"

46.《素问·至真要大论》："诸寒之而热者，取之阴，热之而寒者，取之阳，所谓求其属也。"

47.《素问·阴阳应象大论》："阴胜则阳病，阳胜则阴病。阳胜则热，阴胜则寒。重寒则热，重热则寒。寒伤形，热伤气；气伤痛，形伤肿。故先痛而后肿者，气伤形也；先肿而后痛者，形伤气也。"

48.《素问·至真要大论》："主病之谓君，佐君之谓臣，应臣之谓使。君一臣二，制之小也；君一臣三佐五，制之中也；君一臣三佐九，制之大也。"

49.《素问·六元正纪大论》："黄帝问曰：妇人重身，毒之何如？岐伯曰：有故无殒，亦无殒也。大积大聚，其可犯也，衰其大半而止，过者死。"

50.《素问·五常政大论》："治热以寒，温而行之；治寒以热，凉而行之，治温以清，冷而行之；治清以温，热而行之。"

51.《素问·脏气法时论》："毒药攻邪，五谷为养，五果为助，五畜为益，五菜为充，气味合而服之，以补精益气。"

52.《素问·阴阳应象大论》："怒伤肝，悲胜怒；喜伤心，恐

胜喜；思伤脾，怒胜思；忧伤肺，喜胜忧；恐伤肾，思
胜恐。"

53.《素问·宝命全形论》："刺虚者须其实，刺实者须其虚，
经气已至，慎守勿失，深浅在志，远近若一，如临深渊，
手如握虎，神无营于众物。"

54.《素问·针解篇》："神无营于众物者，静志观病人，无左
右视也。义无邪下者，欲端以正也。必正其神者，欲瞻病
人目，制其神，令气易行也。"

55.《灵枢·寒热病篇》："春取络脉，夏取分腠，秋取气口，
冬取经俞。凡此四时，各以时为齐。络脉治皮肤，分腠治
肌肉，气口治筋脉，经俞治骨髓。"

56.《灵枢·逆顺肥瘦篇》："年质壮大，血气充盈，肤革坚固，
因加以邪，刺此者，深而留之，此肥人也。瘦人者，皮薄
色少，肉廉廉然，刺此者，浅而疾之。婴儿者，其肉脆，
血少气弱，刺此者，以豪刺，浅刺而疾发针，日再可也。"

57.《灵枢·根结篇》："用针之要，在于知调阴与阳，调阴与
阳，精气乃光。"

58.《素问·阴阳应象大论》："故善用针者，从阴引阳，从阳
引阴。"

59.《灵枢·终始篇》："病在上者，下取之；病在下者，高取
之；病在头者，取之足；病在足者，取之腘。"

60.《灵枢·经脉篇》："盛则泻之，虚则补之，热则疾之，寒
则留之，陷下则灸之，不盛不虚，以经取之。"

61.《灵枢·终始篇》："邪气之来也，紧而急；谷气之来也徐

而和。"

62.《素问·针解篇》："刺实须其虚者，留针，阴气隆至，乃去针也。刺虚须其实者，阳气隆至，针下热，乃去针也。"

63.《素问·刺禁论》："脏有要害，不可不察。刺头，中脑户，入脑立死。刺臂太阴脉，出血多，立死。刺匡上，陷骨中脉，为漏为盲。刺关节中液出，不得屈伸。"

64.《素问·诊要经终论》："凡刺胸腹者，必避五脏。"

65.《灵枢·终始篇》："凡刺之禁，新内勿刺，新刺勿内，已醉勿刺，已刺勿醉；新怒勿刺，已刺勿怒；新劳勿刺，已刺勿劳；已饱勿刺，已刺勿饱；已饥勿刺，已刺勿饥；已渴勿刺，已刺勿渴；大惊大恐，必定其气，乃刺之；乘车来者，卧而休之如食顷，乃刺之；出行来者，坐而休之如行十里顷，乃刺之。凡此十二禁者，其脉乱气散，逆其营卫，经气不次。"

66.《灵枢·邪气脏腑病形篇》："诸小者，阴阳形气俱不足，勿取以针，而调以甘药也。"

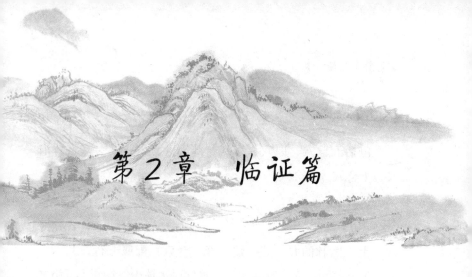

# 第2章 临证篇

## 一、针灸补泻的原则

针灸补泻的原则是以《内经》经旨为依据的。《灵枢·九针十二原》说："凡用针者，虚则实之，满则泻之，宛陈则除之，邪盛则虚之。"

《灵枢·经脉》："盛则泻之，虚则补之，寒则留之，热则疾之，陷下则灸之，不盛不虚，以经取之。"

针治准则：实则泻之，虚则补之，热则疾之，寒则留之，宛陈则除之；不盛不虚，以经取之。

灸治准则：寒则温之，虚则补之，陷下则灸之。

## 二、针灸处方的基本准则

针灸处方配穴的基本准则是"循经取穴"，即是以脏腑经络理论为指导，根据病机和证候，在其所属或相关的经脉上选取腧穴配伍成方。在具体运用时，有本经取穴和异经取穴之分。

# 三、特定穴

包括五输穴、原穴、络穴、郄穴、募穴、八会穴、背俞穴、下合穴、交会穴、八脉交会穴。

## （一）五输穴

十二经脉的井、荥、输、经、合穴，配属五行，共六十穴，即五行输，亦称五输穴。五输穴是人体十二经、十五络之气上下出入之所（表 2-1 和表 2-2）。

表 2-1　手三阴、足三阴五输穴

| 经名 | 井（木） | 荥（火） | 输（土） | 经（金） | 合（水） |
|------|----------|----------|----------|----------|----------|
| 手太阴 | 少商 | 鱼际 | 太渊 | 经渠 | 尺泽 |
| 手厥阴 | 中冲 | 劳宫 | 大陵 | 间使 | 曲泽 |
| 手少阴 | 少冲 | 少府 | 神门 | 灵道 | 少海 |
| 足太阴 | 隐白 | 大都 | 太白 | 商丘 | 阴陵泉 |
| 足厥阴 | 大敦 | 行间 | 太冲 | 中封 | 曲泉 |
| 足少阴 | 涌泉 | 然谷 | 太溪 | 复溜 | 阴谷 |

五输穴的意义，《灵枢·九针十二原》说："所出为井，所溜为荥，所注为输，所行为经，所入为合。"

五输穴的主病，《灵枢·顺气一日分为四时》说："病在脏者，取之井，病变于色者，取之荥，病时间时甚者，取之输，病变于音者，取之经，经满而血者，病在胃，及以饮食不节而得病者，取之于合。"《难经·六十八难》云："井主心下满，荥主身热，输主体重节痛，经主喘咳寒热，合主逆气而泄。"

《灵枢·邪气脏腑病形》曰："荥输治外经，合治内腑"。《难经·七十四难》指出："春刺井，夏刺荥，季夏刺输，秋刺经，冬刺合"。

表2-2　手三阳、足三阳五输穴

| 经名 | 井（金） | 荥（水） | 输（木） | 经（火） | 合（土） |
|------|---------|---------|---------|---------|---------|
| 手阳明 | 商阳 | 二间 | 三间 | 阳溪 | 曲池 |
| 手少阳 | 关冲 | 液门 | 中渚 | 支沟 | 天井 |
| 手太阳 | 少泽 | 前谷 | 后溪 | 阳谷 | 小海 |
| 足阳明 | 厉兑 | 内庭 | 陷谷 | 解溪 | 足三里 |
| 足少阳 | 足窍阴 | 侠溪 | 足临泣 | 阳辅 | 阳陵泉 |
| 足太阳 | 至阴 | 通谷 | 束骨 | 昆仑 | 委中 |

## （二）原穴

原即本原的含义；原穴是脏腑原气所经过和留止的穴位（表2-3）。

《难经·六十六难》云："脐下肾间动气者，人之生命也，十二经之根本也，故名曰原。三焦者，原气之别使也，主通行三气，经历于五脏六腑，原者，三焦之尊号也，故所止辄为原。五脏六腑之有病者，皆取其原也。"

《灵枢·九针十二原》："五脏有疾也，应出十二原，十二原各有所出，明知其原，睹其应，而知五脏之害矣。"在治疗方面，《灵枢·九针十二原》说："五脏有疾，当取之十二原。"

阴经五脏之原穴，即是五输穴中的输穴；阴经"以输为原"。《类经·图翼》谓："阴经之输并于原。"

表2-3　十二经原穴表

| 手太阴肺经 | 太渊 | 手阳明大肠经 | 合谷 | 足阳明胃经 | 冲阳 |
|---|---|---|---|---|---|
| 足太阴脾经 | 太白 | 手少阴心经 | 神门 | 手太阳小肠经 | 腕骨 |
| 足太阳膀胱经 | 京骨 | 足少阴肾经 | 太溪 | 手厥阴心包经 | 大陵 |
| 手少阳三焦经 | 阳池 | 足少阳胆经 | 丘墟 | 足厥阴肝经 | 太冲 |

## （三）络穴

络穴是络脉所属的穴位。在表里经之间有纽带作用，沟通表里经气血。络穴是络脉由经脉别出部位的腧穴，络穴的主治特点，在于治疗表里两经的有关病证（表2-4）。

表2-4　十五络穴表

| 手太阴 | 列缺 | 手阳明 | 偏历 | 足阳明 | 丰隆 |
|---|---|---|---|---|---|
| 足太阴 | 公孙 | 手少阴 | 通里 | 手太阳 | 支正 |
| 足太阳 | 飞扬 | 足少阴 | 大钟 | 手厥阴 | 内关 |
| 手少阳 | 外关 | 足少阳 | 光明 | 足厥阴 | 蠡沟 |
| 任　脉 | 尾翳（鸠尾） | 督脉 | 长强 | 脾之大络 | 大包 |

《素问·平人气象论》还载有"胃之大络"名曰虚里。故又有"十六络穴"之说。

## （四）郄穴

郄穴是指经脉气血曲折汇聚的孔隙。郄穴的主治特点，是对本经循行部位与所属内脏的急性病痛，治疗效果较好。郄穴的名称和位置首载于《针灸甲乙经》（表2-5）。

表2-5 十六郄穴表

| | | | |
|---|---|---|---|
| 手太阴肺经 | 孔最 | 手阳明大肠经 | 温溜 |
| 足阳明胃经 | 梁丘 | 足太阴脾经 | 地机 |
| 手少阴心经 | 阴郄 | 手太阳小肠经 | 养老 |
| 足太阳膀胱经 | 金门 | 足少阴肾经 | 水泉 |
| 手厥阴心包经 | 郄门 | 手少阳三焦经 | 会宗 |
| 足少阳胆经 | 外丘 | 足厥阴肝经 | 中都 |
| 阴跷脉 | 交信 | 阴维脉 | 筑宾 |
| 阳跷脉 | 跗阳 | 阳维脉 | 阳交 |

## （五）募穴

脏腑之气输注于胸腹部的腧穴，称募穴。"募"，有汇集之意，即脏腑之气由内向外汇聚集结于此。募穴，始见于《素问·奇病论》："胆虚气上溢而口为之苦，治之以胆募俞。"《素问·阴阳应象大论》说："阳病治阴"，说明治六腑病症多取募穴，如胃病取中脘，大肠病取天枢，膀胱病取中极等。俞、募穴的分布规律与五脏六腑所在位置密切相关。相对应的脏腑俞募穴经气相通，这在诊断与治疗过程中有着重要意义（表2-6）。

表2-6 十二经募穴表

| | | | | | |
|---|---|---|---|---|---|
| 手太阴肺经 | 中府 | 手阳明大肠经 | 天枢 | 足阳明胃经 | 中脘 |
| 足太阴脾经 | 章门 | 手少阴心经 | 巨阙 | 手太阳小肠经 | 关元 |
| 足太阳膀胱经 | 中极 | 足少阴肾经 | 京门 | 手厥阴心包经 | 膻中 |
| 手少阳三焦经 | 石门 | 足少阳胆经 | 日月 | 足厥阴肝经 | 期门 |

## （六）八会穴

八会穴是指脏、腑、气、血、筋、脉、骨、髓的八个聚会穴。《难经·四十五难》云："热病在内者，取其会之气穴也。"临床运用，不限于热病而着重在内症。一般凡属脏、腑、气、血、筋、脉、骨、髓的病变，都可取其相应的会穴进行治疗（表2-7）。

表2-7　八会穴表

| 脏会 | 章门 | 腑会 | 中脘 | 气会 | 膻中 | 血会 | 膈俞 |
|------|------|------|------|------|------|------|------|
| 筋会 | 阳陵泉 | 脉会 | 太渊 | 骨会 | 大杼 | 髓会 | 悬钟 |

## （七）背俞穴

背俞穴是五脏六腑之气转输于背部的特定穴。主治脏腑病和与脏腑有关的周身及五官疾患。按《难经》所说"阴病行阳"的意义，五脏有病，应多取背俞穴。临床上运用时多与募穴相配（表2-8）。

表2-8　十二经脏腑背俞表

| 肝（足厥阴） | 肝俞 | 心（手少阴） | 心俞 | 脾（足太阴） | 脾俞 |
|------|------|------|------|------|------|
| 肺（手太阴） | 肺俞 | 肾（足少阴） | 肾俞 | 胆（足少阳） | 胆俞 |
| 小肠（手太阳） | 小肠俞 | 胃（足阳明） | 胃俞 | 大肠（手阳明） | 大肠俞 |
| 膀胱（足太阳） | 膀胱俞 | 三焦（手少阳） | 三焦俞 | 心包（手厥阴） | 厥阴俞 |

## （八）下合穴

"下"指下肢而言，"合"有汇合的含义。下合穴就是六腑相合于下肢阳经的腧穴。《灵枢·本输》曰："六腑皆出足之三阳，上合于手者也"。又说："大肠、小肠皆属于胃"。下合穴的临床意义，主要是治疗内腑病（表2-9）。

表2-9　下合穴表

| 手阳明大肠经 | 上巨虚 | 手少阳三焦经 | 委阳 | 手太阳小肠经 | 下巨虚 |
|---|---|---|---|---|---|
| 足阳明胃经 | 足三里 | 足少阳胆经 | 阳陵泉 | 足太阳膀胱经 | 委中 |

## （九）交会穴

两经或数经相交会合的腧穴，称为交会穴。交会穴的记载始见于《针灸甲乙经》。交会穴不但能治本经病，还能兼治所交经脉的病症。如关元、中极是任脉经穴，又与足三阴经相交会，故既可治任脉病症，又可治疗足三阴经的病症；大椎是督脉经穴，又与手、足三阳经相交会，既可治疗督脉疾患，又可治疗诸阳经的全身性疾患；三阴交是足太阴脾经腧穴，与足少阴肾经和足厥阴肝经相交会，故不但能治脾经病，还可同时治疗肝、肾、脾三经的病症。

注：交会穴按《针灸学讲义》记载有94个（南京中医学院主编，五院审订，1964年版）；《针灸歌赋选解》记载有104个（陈璧琉、郑卓人合编，人民卫生出版社，1959年版）；杨甲三主编《针灸腧穴学》（上海科技出版社，1989年10月第1版）记载交会穴100个。

## （十）八脉交会穴

八脉交会穴是四肢通于奇经八脉的八个穴位。在治疗上适用于奇经的病证（表2-10）。

表2-10　八脉交会穴主治表

| 穴名 | 通八脉 | 主治 |
|------|--------|------|
| 公孙 | 冲脉 | 胸、心、胃 |
| 内关 | 阴维脉 | |
| 后溪 | 督脉 | 目内眦、颈、项、耳、肩膊 |
| 申脉 | 阳跷脉 | |
| 足临泣 | 带脉 | 目外眦、耳后、颈、颊、肩 |
| 外关 | 阳维脉 | |
| 列缺 | 任脉 | 肺系、咽喉、胸膈 |
| 照海 | 阴跷脉 | |

八脉交会穴的记载首见于窦汉卿《针经指南》。八脉交会穴在临床上应用甚为广泛，李梴《医学入门》说："八法者，奇经八穴为要，乃十二经之大会也"；"周身三百六十六穴统于手足六十六穴，六十六穴又统于八穴"，强调了八脉交会穴的重要意义。

# 四、十二经气血多少歌

多气多血惟阳明，少气太阳厥阴经，二少太阴常少血，六经气血君需明。

## 五、十二经子母穴补泻歌

肺泻尺泽补太渊，大肠二间曲池间，胃泻厉兑解溪补，脾在商丘大都边，心先神门后少冲，小肠小海后溪连，膀胱束骨补至阴，肾泻涌泉复溜焉，包络大陵中冲补，三焦天井中渚痊，胆泻阳辅补侠溪，肝泻行间补曲泉。

## 六、四总穴歌

肚腹三里留，腰背委中求，头项寻列缺，面口合谷收。

## 七、千金十要穴歌

三里内庭穴，肚腹中妙诀，曲池与合谷，头面病可彻，腰背痛相连，委中昆仑穴，胸项如有痛，后溪并列缺，环跳与阳陵，膝前兼腋胁，可补即留久，当泻即疏泄，三百六十名，千金十要穴。

## 八、管氏三十要穴歌

委中足三里，合谷及列缺，内关与曲池，环跳阳陵接，太冲与昆仑，通里后溪穴，承山和内庭，大椎曲泽泻，支沟三阴交，复溜涌泉热，外关足临泣，百会水沟霍，公孙及关元，中脘章门佐，照海同申脉，三十个要穴。

# 九、马丹阳天星十二穴治杂病歌

三里内庭穴，曲池合谷接，委中配承山，太冲昆仑穴，环跳与阳陵，通里并列缺，合担用法担，合截用法截，三百六十穴，不出十二诀，治病如神灵，浑如汤泼雪，北斗降真机，金锁教开彻，至人可传授，匪人莫浪说。

# 十、行针指要歌

或针风，先向风府百会中；　或针水，水分侠脐上边取；

或针结，针着大肠二间穴；　或针劳，须向膏肓及百劳；

或针虚，气海丹田委中奇；　或针气，膻中一穴分明记；

或针嗽，肺俞风门兼用灸；　或针痰，先针中脘三里间；

或针吐，中脘气海膻中补；　反胃吐食一般医，针中有妙少人知。

注：风，风府、百会；水，水分（灸）；结，大肠俞、二间；劳，病久体羸叫做虚，久虚不复叫作损，损极不复叫作劳；膏肓，第4胸椎棘突下，旁开3寸；百劳，经外奇穴；大椎直上2寸，旁开1寸；虚，气海、关元、委中；气，膻中；嗽，肺俞、风门；痰，中脘、足三里；吐，中脘、气海、膻

中；反胃吐食，主要是胃阳虚弱，或命门火衰，不能腐熟水谷，胃失和降所致，它的特征是朝食暮吐或暮食朝吐，中脘、气海、膻中。

# 十一、回阳九针歌

哑门劳宫三阴交，涌泉太溪中脘接，环跳三里合谷并，此是回阳九针穴。

# 十二、经验特效穴歌

身热无汗刺复溜，面肿须向人中求，痰多可针丰隆穴，小便失禁关元灸，便秘支沟与大敦，身热多汗合谷寻，消渴宜刺两照海，疟疾内踝灸亦停，牙关紧急刺颊车，口眼齐闭合谷迎，风眩烂眼针二骨，两目涩痛刺光明，血压高针涌泉减，头痛发热外关安，胸满腹痛内关刺，气喘天突是真传。

注：内踝，别名踝尖、吕细，足内踝骨之高点处；二骨，指大骨空、小骨空二穴；大骨空，拇指背侧，指骨关节横纹中点处；小骨空，小指背侧，近端指关节横纹中点处。

# 十三、十二个急证的针灸处方歌诀

1.晕厥——水沟　中冲　涌泉　足三里。

口诀：晕厥在山里涌泉边的水沟中冲醒。

2. 虚脱——素髎　水沟　内关。

口诀：虚脱要速（素）关水沟。

3. 抽搐——百会　印堂　人中　合谷　太冲。

口诀：堂中（人中）百合气味太冲，引发抽搐。

4. 中风闭证——十二井穴　水沟　太冲　丰隆。

口诀：中风是由于十二条水沟臭气太冲，轰（丰）隆一声倒地所致。

5. 中风脱证——关元　神阙（隔姜灸）。汗出配阴郄、复溜，小便失禁配三阴交。

口诀：中风脱证会元神出窍。

6. 痛经——（实证）中极、次髎、地机；（虚证）气海　关元　足三里　三阴交。

口诀：实痛是中计（中极）吃了（次髎）低级（地机）食品。虚痛是三阴天在山里太久气海没有关圆（元）。

7. 内脏绞痛

(1) 心绞痛——心俞　厥阴俞　内关　膻中。

口诀：心绞痛到内堂休息，心越平静，感觉应越好。

(2) 急性胆囊炎、胆石症——胆俞　肝俞　日月　期门　阳陵泉　胆囊穴。

口诀：胆囊疾病主治肝胆，日月不停，其（期）门自通，扬名（陵）全靠之。

(3) 胆道蛔虫症——迎香透四白　鸠尾透日月　胆囊穴　中脘　阳陵泉。

口诀：九尾偷日月，应想（迎香）送四白，阳陵泉边过，胆怯已中晚。

(4) 肾绞痛——肾俞　三焦俞　关元　阴陵泉　三阴交。

口诀：肾绞痛只要自大观园的阴陵泉，三叫三应肾即愈。

8. 牙痛——合谷　下关　颊车。

口诀：何故（合谷）下车？因牙痛。

9. 高热——大椎　十二井　十宣　曲池　合谷。

口诀：高热何故拿十二斤大锥去池边？是宣泻热气。

10. 风头痛

(1) 外感头痛——百会　太阳　风池　合谷。

口诀：何故（合谷）太阳风迟到拜会（百会）？因外公头痛。

(2) 内伤头痛

① 肝阳头痛——百会　风池　太冲　太溪。

口诀：慈（池）禧（溪）拜会太宗（太冲），肝阳上亢头痛。

② 肾虚头痛——百会　肾俞　脾俞　足三里。

口诀：走三里路拜会朋友，曰：我脾肾俱虚，肾亏头痛也。

③ 血虚头痛——百会　心俞　脾俞　足三里。

口诀：走三里路拜会朋友，曰：我心脾两虚，血虚头痛也。

④ 痰浊头痛——头维　太阳　丰隆　阴陵泉。

口诀：痰浊头痛会引起头围、太阳穴丰隆，到阴陵泉去谈。

⑤ 瘀血头痛——百会　阿是穴　合谷　血海　三阴交。

口诀：血瘀头痛，是三股阴气会合（三阴交）于血海是也！

11. 急性腰扭伤——肾俞　腰眼　委中。

口诀：腰扭伤在肾部腰眼处揉揉，放首娓娓中听的曲子。

12. 呕吐——中脘　内关　足三里。

口诀：在关内走三里地中脘不呕吐了。

# 十四、孙真人针十三鬼穴歌

一针鬼宫，即人中，入三分。

二针鬼信，即少商，入三分。

三针鬼垒，即隐白，入二分。

四针鬼心，即大陵，入五分。

五针鬼路，即申脉（火针），三下。

六针鬼枕，即风府，入二分。

七针鬼床，即颊车，入五分。

八针鬼市，即承浆，入三分。

九针鬼窟，即间使，入二分。

十针鬼堂，即上星，入二分。

十一针鬼藏，男即会阴，女即玉门头，入三分。

十二针鬼臣，即曲池（火针），入五分。

十三针鬼封，在舌下中缝，刺出血，仍横安板一枚，就两口吻，令舌不动，此法甚效。更加间使，后溪二穴尤妙。

男子先针左起，女子先针右起。单日为阳，双日为阴。阳日、阳时针右转，阴日阴时针左转。（管氏歌诀：孙真十三穴，人少隐大申，风车承间上，一会二曲池，十三舌下缝，男左女右起，阳右阴左转。）

南北朝（公元420—589）宋代（420—479）针灸家徐秋夫载有"鬼病十三穴"，与"孙真人十三鬼穴"比较，各有9穴相同，4个穴不相同。

相同9穴：人中，风府，承浆，颊车，少商，大陵，隐白，间使，舌下缝。

不同4穴：孙真人：上星，曲池，申脉，会阴。

　　　　　徐秋夫：神庭，阳陵泉，行间，乳中。

注1：孙真人，即孙思邈（公元581—682），唐代著名医学家。徐秋夫，南北朝刘宋时代针灸家。据《南史·张融传》《江南通志》记载，徐秋夫工医而善针，据传疗鬼疾而获效，足见其针灸术之高明。

注2：玉门，一名阴缝。位于阴蒂头。主治妇人阴疮、癫狂。针三分，得气时有痛痒感。（《针灸孔穴及其疗法便览》，针灸大辞典346页）

# 十五、骨度分寸定位法

按《灵枢·骨度》所规定的人体各部分的分寸为依据，结合历代医家创用的折量分寸而确定的骨度分寸定位法如下（表2-11）。

表2-11 常用骨度分寸表

| 部位 | 起止点 | 折量寸 | 度量 | 说明 |
|------|--------|--------|------|------|
| 头面部 | 前发际正中至后发际正中 | 12寸 | 直寸 | 确定头部穴位纵向距离 |
| | 眉间（印堂）至前发际正中 | 3寸 | 直寸 | |
| | 第7颈椎棘突下（大椎）至后发际正中 | 3寸 | 直寸 | 确定头部前后穴位纵向距离 |
| | 眉间（印堂）至后发际正中下大椎穴 | 18寸 | 直寸 | |
| | 前两额发角（头维）之间 | 9寸 | 横寸 | 确定头前部经穴的横向距离 |
| | 耳后两乳突（完骨）之间 | 9寸 | 横寸 | 确定头后部经穴的横向距离 |
| 胸腹胁部 | 锁骨上窝（天突）至胸剑联合中点（歧骨） | 9寸 | 直寸 | 确定胸部任脉经穴的纵向距离 |
| | 胸剑联合中点（歧骨）至脐中 | 8寸 | 直寸 | 确定上腹部经穴的纵向距离 |
| | 脐中至耻骨联合上缘（曲骨） | 5寸 | 直寸 | 确定下腹部经穴的纵向距离 |
| | 两乳头之间 | 8寸 | 横寸 | 确定胸腹部经穴的横向距离 |
| | 腋窝顶点至第11肋游离端（章门） | 12寸 | 直寸 | 确定胁肋部经穴的纵向距离 |
| 肩背 | 肩胛骨内缘至后正中线 | 3寸 | 横寸 | 确定背腰部经穴的横向距离 |
| | 肩峰缘至后正中线 | 8寸 | 横寸 | 确定肩背部经穴的横向距离 |

（续表）

| 部位 | 起止点 | 折量寸 | 度量 | 说明 |
|---|---|---|---|---|
| 上肢 | 腋前、腋后纹头至肘横纹（平肘尖） | 9寸 | 直寸 | 确定上臂部经穴的纵向距离 |
| | 肘横纹（平肘尖）至腕掌（背）侧横纹 | 12寸 | 直寸 | 确定前臂部经穴的纵向距离 |
| 下肢部 | 耻骨联合上缘至股骨内上髁上缘 | 18寸 | 直寸 | 确定下肢内侧经穴的纵向距离 |
| | 胫骨内侧髁下方至内踝尖 | 13寸 | 直寸 | 确定下肢三阴经穴的纵向距离 |
| | 股骨大转子至腘横纹 | 19寸 | 直寸 | 确定下肢三阳经穴的纵向距离（臀横纹至腘横纹相当14寸） |
| | 腘横纹至外踝尖 | 16寸 | 直寸 | 确定下肢三阳经穴的纵向距离 |

**手指同身寸定位法**

1. 中指同身寸：以患者中指中节桡侧两端纹头（拇、中指屈曲成环形）之间的距离作为1寸。

2. 拇指同身寸：以患者拇指的指间关节的宽度作为1寸。

3. 横指同身寸：令患者将食指、中指、无名指和小指并拢，以中指中节横纹为标准，其四指的宽度作为3寸。四指相并名曰"一夫"；用横指同身寸量取腧穴，又名"一夫法"。

# 十六、《灵枢·官针》九刺、五刺、十二刺

### 1. 九刺

《灵枢·官针》："凡刺有九，以应九变"。九刺法如下（表2-12）。

表2-12　九刺表

| 名　　称 | 针刺取穴原则 | 备　　注 |
|---|---|---|
| 输刺 | 刺诸经荥、输、脏俞 | 荥、输、背俞取穴 |
| 远道刺 | 病在上取之下，刺腑输 | 远隔取穴，上病取下，如合穴 |
| 经刺 | 刺大经之结络经分 | 经脉取穴 |
| 络刺 | 刺小络之血脉 | 络脉取穴，泻血络 |
| 分刺 | 刺分肉之间 | 分肉取穴 |
| 大泻刺 | 刺大脓（以铍针） | 外症泻脓（今属外科） |
| 毛刺 | 刺浮痹皮肤 | 皮肤浅刺 |
| 巨刺 | 左取右，右取左 | 交叉取穴 |
| 焠刺 | 刺燔针取痹 | 随痛处取穴 |

（记忆口诀：输远经络分，大泻毛巨焠）

### 2. 五刺

《灵枢·官针》："凡刺有五，以应五脏"。五刺法如下（表2-13）。

表2-13　五刺表

| 名　称 | 针刺方法 | 分　部 | 应五脏 |
|---|---|---|---|
| 半刺 | 浅刺，疾出 | 皮 | 肺 |
| 豹文刺 | 多刺，出血 | 脉 | 心 |
| 关刺 | 刺尽筋上 | 筋 | 肝 |
| 合谷刺 | 刺分肉间，如鸡足 | 肌 | 脾 |
| 输刺 | 直入直出，深刺 | 骨 | 肾 |

（记忆口诀：五刺半文关合输）

### 3. 十二刺

《灵枢·官针》："凡刺有十二节，以应十二经。"十二刺法如下（表2-14）。

表2-14　十二刺表

| 名　称 | 针刺方法 | 主　治 |
|---|---|---|
| 偶刺 | 一刺前（胸腹），一刺后（背），直对病所 | 治心痹 |
| 报刺 | 进针不即拔出，以左手随病痛所在按之，再刺 | 刺痛无常处 |
| 恢刺 | 刺筋傍，时提针或向前，或向后以恢筋急 | 治筋痹 |
| 齐刺 | 正入一针，傍入二针 | 治寒痹小深者 |
| 扬刺 | 正入一针，傍入四针 | 治寒痹广大者 |
| 直针刺 | 引起皮肤乃刺入 | 治寒痹之浅者 |
| 输刺 | 直入直出，慢退针而深入 | 治气盛而热者 |
| 浮刺 | 傍入其针而浮之 | 治肌肉急而寒 |

（续表）

| 名　称 | 针刺方法 | 主　治 |
|---|---|---|
| 阴刺 | 左右并刺，如刺足少阴太溪穴 | 治寒厥 |
| 短刺 | 稍摇而深入 | 刺骨痹 |
| 傍针刺 | 正入一针，傍入一针 | 治留痹久居者 |
| 赞刺 | 直入直出，多针而浅，出血 | 治痈肿 |

（记忆口诀：偶报恢齐扬直针，输浮阴短傍针赞）

　　三种输刺法，异同点如下（表2–15）。

表2–15　三种"输刺"异同点

| 所属刺法 | 针刺方法 | 不同要点 |
|---|---|---|
| 九刺法中的－输刺 | 刺诸经荥、输、脏俞 | 荥、输、背俞取穴 |
| 五刺法中的－输刺 | 直入直出，深刺 | 主治：骨，肾 |
| 十二刺法中的－输刺 | 直入直出，慢退针而深入 | 治气盛而热者 |

# 十七、禁针穴歌

　　脑户囟会及神庭，玉枕络却到承灵，颅息角孙承泣穴，神道灵台膻中明，水分神阙会阴上，横骨气冲针莫行，箕门承筋手五里，三阳络穴到青灵，孕妇不宜针合谷，三阴交内亦通论，石门针灸须禁忌，女子终身孕不成，外有云门并鸠尾，缺盆客主深晕生，肩井深时亦晕倒，急补三里人还平，刺中五脏胆皆死，冲阳出血赴幽冥，海泉颧髎乳中穴，脊间中髓伛偻形，手鱼腹陷阴股内，膝膑筋会及肾经，腋股之下各三寸，目眶关节皆通评。

# 十八、禁灸穴歌

哑门风府天柱擎，承光临泣头维平，丝竹攒竹睛明穴，素髎禾髎迎香程，颧髎下关人迎去，天牖天府到周荣，渊腋乳中鸠尾下，腹哀臂后寻肩贞，阳池中冲少商穴，鱼际经渠一顺行，地五阳关脊中主，隐白漏谷通阴陵，条口犊鼻上阴市，伏兔髀关申脉迎，委中殷门承扶上，白环心俞同一经，灸而勿针针勿灸，针经为此常叮咛，庸医针灸一齐用，徒施患者炮烙刑。

# 十九、标幽赋

拯救之法，妙用者针。察岁时于天道，定形气于予心。春夏瘦而刺浅，秋冬肥而刺深。不穷经络阴阳，多逢刺禁；既论脏腑虚实，须向经寻。

原夫起自中焦，水初下漏，太阴为始，至厥阴而方终；穴出云门，抵期门而最后。正经十二，别络走三百余支；正侧仰伏，气血有六百余候。手足三阳，手走头而头走足；手足三阴，足走腹而胸走手。要识迎随，须明逆顺。

况夫阴阳气血，多少为最。厥阴、太阳少气多血；太阴、少阴少血多气；而又气多血少者，少阳之分；气盛血多者，阳明之位。先详多少之宜，次察应至之气，轻滑慢而未来，沉涩紧而已至。既至也，量寒热而留疾；未至者，据虚实而候气。气之至也，如鱼吞钩饵之沉浮；气未至也，如闲处幽堂之深邃。气速至而速效，气迟至而不治。观夫九针之法，毫针最微，七星上应，众穴主持。本形金也，有蠲邪扶正之道；短长水也，有决凝开滞之机。定刺象木，或斜或正；口藏比火，进阳补羸。循机扪而可塞以象土，实应五行而可知。然是三寸六分，包含妙理；虽细桢于毫发，同贯多歧。可平五脏之寒热，能调六腑之虚实。拘挛闭塞，遣八邪而去矣；寒热痹痛，开四关而已之。

凡刺者，使本神朝而后入；既刺也，使本神定而气随。神不朝而勿刺，神已定而可施。定脚处，取气血为主意；下手处，认水木是根基。天地人三才也，涌泉同璇玑百会；上中下三部也，大包与天枢地机。阳跷阳维并督带，主肩背腰腿在表之病；阴跷阴维任冲脉，去心腹胁肋在里之疑。二陵二跷二交，似续而交五大；两间两商两井，相依而别两支。

大抵取穴之法，必有分寸，先审自意，次观肉分。或伸屈而得之，或平直而安定。在阳部筋骨之侧，陷下为真；在阴分郄腘之间，动脉相应。取五穴用一穴而必端；取三经用一经而可正。头部与肩部详分，督脉与任脉易定。明标与本，论刺深刺浅之经；住痛移疼，取相交相贯之经。

岂不闻脏腑病，而求门海俞募之微，经络滞，而求原别交会之道，更穷四根三结，依标本而刺无不痊；但用八法五门，分主客而针无不效。八脉始终连八会，本是纪纲；十二经络十二原，是为枢要。一日取六十六穴之法，方见幽微；一时取一十二经之原，始知要妙。

原夫补泻之法，非呼吸而在手指；速效之功，要交正而识本经。交经缪刺，左有病而右畔取；泻络远针，头有病而脚上针。巨刺与缪刺各异，微针与妙刺相通。观部分而知经络之虚实，视沉浮而辨脏腑之寒温。且夫先令针耀而虑针损；次藏口内而欲针温。目无外视，手如握虎；心无内慕，如待贵人。左手重而多按，欲令气散；右手轻而徐入，不痛之因。空心恐怯，直立侧而多晕；背目沉掐，坐卧平而没昏。

推于十干十变，知孔穴之开阖；论其五行五脏，察日时之旺衰。伏如横弩，应若发机。阴交阳别，而定血晕；阴跷阳维，而下胎衣。痹厥偏枯，迎随俾经络接续；漏崩带下，温补使气血依归。静以久留，停针待之。必准者，取照海治喉中之闭塞；端的处，用大钟治心内之呆痴。

大抵疼痛实泻，痒麻虚补。体重节痛而俞居，心下痞满而井主。心胀咽痛，针太冲而必除；脾冷胃痛，泻公孙而立愈。胸满腹痛刺内关，胁疼肋痛针飞虎。筋挛骨痛而补魂门；体热劳嗽而泻魄户。头风头痛，刺申脉与金门；眼痒眼疼，泻光明与地五。泻阴郄止盗汗，治小儿骨蒸；刺偏历利小便，医大人水蛊。中风环跳而宜刺，虚损天枢而可取。

由是午前卯后，太阴生而疾温；离左酉南，月朔死而速冷，循扪弹怒，留吸母而坚长；爪下伸提，疾呼子而嘘短。动退空歇，迎夺右而泻凉；推内进搓，随济左而补暖。

慎之！大凡危疾，色脉不顺而莫针；寒热风阴，饥饱醉劳而切忌。望不补而晦不泻，弦不夺而朔不济。精其心而穷其法，无灸艾而坏其皮；正其理而求其原，免投针而失其位。避灸处而加四肢，四十有九；禁刺处而除六俞，二十有二。

抑又闻，高皇抱疾未瘥，李氏刺巨阙而后苏；太子暴死为厥，越人针维会而复醒。肩井曲池，甄权刺臂痛而复射；悬钟环跳，华佗刺躄足而立行。秋夫针腰俞而鬼免沉疴；王纂针交俞而妖精立出。取肝俞与命门，使瞽士视秋毫之末；取少阳与交别，俾聋夫听夏蚋之声。

嗟夫！去圣逾远，此道渐坠，或不得意而散其学，或愆其能而犯禁忌，愚庸智浅，难契于玄言，至道渊深，得之者有几？偶述斯言，不敢示诸明达者焉，庶几乎童蒙之心启。


# 二十、百症赋

百症腧穴，再三用心。囟会连于玉枕，头风疗以金针。悬颅颔厌之中，偏正痛止。强间丰隆之际，头痛难禁。

原夫面肿虚浮，须仗水沟、前顶；耳聋气闭，全凭听会、翳风。面上虫行有验，迎香可取；耳中蝉噪有声，听会堪攻。目眩兮，支正、飞扬；目黄兮，阳纲、胆俞。攀睛攻少泽、肝俞之所，泪出刺临泣、头维之处。目中漠漠，即寻攒竹、三间；目觉䀮䀮，急取养老、天柱。

观其雀目肝气，睛明、行间而细推；审他项强伤寒，温溜、期门而主之。廉泉、中冲，舌下肿疼堪取；天府、合谷，鼻中衄血宜追。耳门、丝竹空，住牙疼于顷刻，颊车、地仓穴，正口㖞于片时。喉痛兮，液门、鱼际去疗，转筋兮，金门、丘墟来医。阳谷、侠溪，颔肿口噤并治；少商、曲泽，血虚口渴同施。通天去鼻内无闻之苦，复溜祛舌干口燥之悲。哑门、关冲，舌缓不语而要紧；天鼎、间使，失音嗫嚅而休迟。太冲泻唇㖞以速愈，承浆泻牙疼而即移。项强多恶风，束骨相连于天柱；热病汗不出，大都更接于经渠。

且如两臂顽麻，少海就傍于三里，半身不遂，阳陵远达于曲池。建里、内关，扫尽胸中之苦闷；听宫、脾俞，祛残心下之悲凄。久知胁肋疼痛，气户、华盖有灵；腹内肠鸣，下脘、陷谷能平。胸胁支满何疗，章门、不容细寻；膈疼饮蓄难禁，膻中、巨阙便针。胸满更加噎塞，中府、意舍所行；胸膈停留瘀血，肾俞、巨髎宜征。胸满项强，神藏、璇玑已试；背连腰痛，白环、委中曾经。脊强兮，水道、筋缩；目眴兮，颧髎、大迎。瘛疭非颅息而不愈，脐风须然谷而易醒。委阳、天池，腋肿针而速散；后溪、环跳，腿疼刺而即轻。梦魇不宁，厉兑相谐于隐白；发狂奔走。上脘同起于神门。惊悸怔忡，取阳交、解溪勿误；反张悲哭，仗天冲、大横须精。癫疾必身柱、本神之令，发热仗少冲、曲池之津。岁热时行，陶道复求肺俞理；风痫常发，神道须还心俞宁。湿寒湿热下髎定，厥寒厥热涌泉清。寒栗恶寒，二间疏通阴郄暗；烦心呕吐，幽门开彻玉堂明。行间、涌泉，主消渴之肾竭；阴陵、水分，去水肿之脐盈。痨瘵传尸，趋魄户、膏肓之路；中邪霍乱，寻阴谷、三里之程。治疸消黄，谐后溪、劳宫而看；倦言嗜卧，往通里、大钟而明。咳嗽连声，肺俞须迎天突穴；小便赤涩，兑端独泻太阳经。刺长强与承山，善主肠风新下血；针三阴与气海，专司白浊久遗精。

且如肓俞、横骨，泻五淋之久积；阴郄、后溪，治盗汗之多出。脾虚谷以不消，脾俞、膀胱俞觅；胃冷食而难化，魂门、胃俞堪责。鼻痔必取龈交，瘿气须求浮白。大敦、照海，患寒疝而善蠲；五里、臂臑，生疬疮而能治。至阴、屏翳，疗痒疾之疼多；肩髃、阳溪，消瘾风之热极。

抑又论妇人经事改常，自有地机、血海；女子少气漏血，不无交信、合阳。带下产崩，冲门、气冲宜审；月潮违限，天枢、水泉细详。肩井乳痈而极效，商丘痔瘤而最良。脱肛趋百会、尾翳之所，无子搜阴交、石关之乡。中脘主乎积痢，外丘收乎大肠。寒虐兮商阳、太溪验；疟癖兮冲门、血海强。

夫医乃人之司命，非志士而莫为；针乃理之渊微，须至人之指教。先究其病源，后攻其穴道，随手见功，应针取效。方知玄理之玄，始达妙中之妙。此篇不尽，略举其要。

# 管氏针灸第二代

## 管庆鑫《杏苑拾珍》
### （节选）

**管氏针灸学术流派第二代代表性传承人**

管庆鑫（1864—1939），字同山。山东高密人。生于清·穆宗同治三年。自幼随父学医，龆龀时，聪慧敏捷，11岁入庠，14岁中秀才。秉承祖业，19岁随父辈悬壶济南，而立之年，即为齐鲁名医。擅长针灸、外伤科、妇儿科，主要在高密，济南等地行医。管氏多才多艺，善于诗词书画。主要著作有《杏苑拾珍》《同山诗词墨韵拾隅》等。主要学术传承人有管正斋、管谨谳、管耕汶、王之升等。

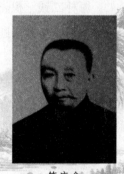

管庆鑫

# 第3章　临床中医方剂篇

## 一、内用方剂·内科

### 1. 大成汤

主治跌打损伤。凡重伤昏迷不醒、二便不通，定防脏腑瘀血，宜服此方。

陈皮一钱　当归二钱　苏木二钱　木通钱半　红花二钱
厚朴二钱　枳壳二钱　大黄二钱　朴硝一钱　甘草二钱
水煎，加蜜三匙冲服，每日三次。

### 2. 大续命饮

主治跌打损伤。

| 桔梗一钱 | 乳香一钱 | 没药一钱 | 山楂一钱 |
| 麦芽一钱 | 官桂一钱 | 生地二钱 | 赤曲一钱 |
| 苏木一钱 | 归尾<sup>酒洗</sup>二钱 | 穿山甲<sup>炮制</sup>二钱 | 红花一钱 |
| 通草一钱 | 丹皮一钱 | 乌药一钱 | 香附一钱 |
| 桃仁<sup>去皮尖</sup>二钱 | 甘草一钱 | | |

上药用酒一大碗、水一大碗，煎一小碗服下。每日三次。

### 3. 中续命饮

主治跌打损伤。

归尾二钱　红花一钱　川芎二钱　神曲一钱　赤曲一钱

陈皮一钱　蓬莪术一钱　官桂一钱　枳壳一钱　柴胡二钱

乳香二钱　没药二钱　牡丹皮一钱　穿山甲<sup>炒</sup>一钱

上药用老酒两盅，煎半盅，不拘时服。

### 4. 小续命饮

主治跌打损伤。

通草一钱　　　赤曲<sup>炒</sup>二钱　麦芽<sup>炒</sup>一钱　当归<sup>酒洗</sup>二钱

山楂二钱　　　丹皮一钱　　乌药二钱　　红花一钱

香附<sup>童便炒</sup>二钱　苏木二钱　　甘草一钱

上药用酒、水各一碗，煎半碗，不拘时服。

### 5. 降气活血汤

主治跌打损伤。

红花一钱　苏木二钱　五加皮二钱　官桂一钱　杏仁二钱

上药用童便，再水、酒各一盅，煎半盅，不拘时服。

### 6. 护心养元汤

主治跌打损伤。发热宜服此方。

红花一钱　当归二钱　川芎一钱　紫苏二钱　赤芍一钱

甘草一钱　陈皮二钱　枳壳一钱　苏木二钱　桃仁一钱

独活二钱　柴胡二钱　青皮一钱　木香一钱　香附一钱
连翘二钱　川牛膝二钱　杜仲<sup>盐炒</sup>一钱

上药用水二盅，煎半盅，不拘时服。

### 7. 流伤饮

主治跌打损伤。

刘寄奴五钱　骨碎补五钱　延胡索五钱

上药用水两盅，煎半盅，入童便一盅，不拘时服。

### 8. 内伤气食汤

主治跌打损伤，胃腹胀满，不思饮食，大便不通。

红花一钱　　枳壳二钱　　槟榔二钱　　厚朴二钱
山棱一钱　　蓬莪术一钱　当归二钱　　桃仁<sup>去皮尖</sup>二钱
黄芩二钱　　柴胡一钱　　青皮一钱　　大黄二钱
芒硝一钱

上药用水两盅，煎一盅，次入大黄、芒硝，一让执起，五更时空心服下，候行三四次，温粥补之。

### 9. 补气活血补托汤

主治治跌打损伤。

全当归五钱　　红花一钱　　苏木三钱　　黄芩二钱
川芎三钱　　独活二钱　　白芍三钱　　生地黄三钱
防风二钱　　香附二钱　　桔梗二钱　　甘草一钱

上药用水、酒各一碗，煎一碗服。每日三次。

## 10. 活血愈伤汤

主治跌打损伤。

当归<sup>酒炒</sup>四钱　　　红花<sup>拣净</sup>二钱　　　官桂一钱

芍药<sup>炒</sup>三钱　　　桃仁<sup>去皮尖炒</sup>二钱　　苏木四钱

大黄<sup>新伤生用，否蒸用</sup>一钱

上方用酒二碗，煎一碗，食前服。每日三次。

## 11. 复元活血汤

主治跌打损伤。

当归五钱　　桃仁三钱　　　大黄二钱　　　柴胡二钱

红花二钱　　穿山甲<sup>炮制</sup>二钱　　天花粉二钱　　甘草一钱

上药用好酒煎服。每日三次。

## 12. 跌打吐血膏

主治跌打损伤吐血。

何首乌一斤　黑豆一升　生地黄三两　藕节一斤

共煎成膏，每服 3～5 钱（约一羹匙），日服三次。

## 13. 通利车前汤

主治跌打损伤，大小便不通用。

车前子五钱　　枳壳三钱　　　当归四钱　　　赤芍四钱

大黄三钱　　芒硝<sup>后入</sup>三钱　　冬葵子二钱

用童便、酒，煎服。日服三次。

### 14. 安肢海桐汤

主治跌打损伤。四肢手足用。

| 海桐皮四钱 | 五加皮三钱 | 独活四钱 | 牛膝四钱 |
| 秦艽三钱 | 木通一钱 | 续断五钱 | 肉桂<sup>后下</sup>一钱 |
| 陈皮三钱 | 生地黄四钱 | 防风二钱 | 当归五钱 |
| 丹皮三钱 | 姜黄三钱 | | |

作一贴，用童便、酒煎服，日服三次。胸腹疼痛加乳香没药。

### 15. 骨伤人参汤

主治骨接好后体倦力不能行。

| 人参三钱 | 白术三钱 | 肉桂<sup>后下</sup>一钱 | 乌药三钱 |
| 续断五钱 | 黄芪五钱 | 当归五钱 | |

水煎服。日服三次。

### 16. 骨伤麻黄汤

主治跌打损伤。凡破寒热用。

| 麻黄<sup>去节</sup>二钱 | 肉桂一钱 | 干姜一钱 | 半夏二钱 |
| 陈皮<sup>姜汁制</sup>二钱 | 厚朴二钱 | 桔梗二钱 | 枳壳二钱 |
| 川芎二钱 | 白术三钱 | | |

作一贴，水煎服。日服三次。

### 17. 劳伤升麻汤

主治跌打损伤。凡操作稍愈用。

升麻三钱　　附子<sup>先煎</sup>三钱　　白术三钱　　麻黄二钱

红花三钱　　川芎三钱　　干姜二钱　　肉桂<sup>后下</sup>一钱

甘草二钱　　姜三片　　　葱头三个

作一贴，水煎服。日服三次。

## 18. 跌打杏仁汤

主治跌打后咳嗽，有热生痰。

黄芩五钱　麻黄二钱　桑白皮四钱　杏仁三钱

桔梗三钱　细茶二钱　甘草一钱　官桂一钱

作一贴，加灯心煎服。日服三次。

## 19. 清肺内伤止嗽汤

主治跌打损伤，内伤咳嗽。

紫菀五钱　　黄柏三钱　　当归三钱　　川芎三钱

芍药三钱　　陈皮二钱　　天花粉二钱　红花二钱

枳壳三钱　　白术三钱　　桔梗三钱　　桑白皮三钱

知母二钱　　川贝母二钱　山栀二钱　　麦冬三钱

甘草二钱

上药加水二盅，姜二片，煎一盅，食后服。日服三次。

## 20. 跌打内伤汤

主治跌打劳损内伤。

红花<sup>去伤</sup>三钱　　　苏木<sup>行血</sup>三钱　　　五加皮<sup>行血补</sup>二钱

乳香<sup>止痛</sup>二钱　　　当归<sup>补血活血</sup>四钱　　没药<sup>去皮尖，止痛行伤</sup>二钱桃仁<sup>去皮尖，行伤</sup>三钱　　延胡索<sup>治肚痛</sup>三钱　　陈皮<sup>炒理气</sup>三钱

山楂<sup>去食</sup>三钱　　　　草果<sup>消气食</sup>二钱　　牡丹皮<sup>行血补</sup>二钱

刘寄奴<sup>去伤散瘀</sup>三钱　三棱<sup>破血消积</sup>三钱　　枳壳<sup>破气消积</sup>三钱

蓬莪术<sup>破血行气</sup>三钱　乌药<sup>行气止痛</sup>三钱　　骨碎补<sup>补骨伤</sup>三钱

通草<sup>治心痛通气</sup>一钱　青皮<sup>破气化滞</sup>二钱　　香附<sup>盐水炒，止痛</sup>三钱

杜仲<sup>盐水炒，治腰痛</sup>三钱　赤芍<sup>炒，行血散瘀</sup>三钱　降香<sup>化瘀止血</sup>四钱

先将大黄酒浸好，用上二十四味，水二碗，煎一碗，入大黄酒在内，熟倾出，将渣酒一碗冲在内，即服，用胡桃肉过口，随量，忌房事。

## 21. 劳伤胃痛汤

主治跌打损伤后，胃气心痛。

青皮二钱　　五灵脂一钱　　香附三钱　　　延胡索三钱

良姜二钱　　藿香二钱　　　白丁香一钱

临发之日，白水煎服，日服三次。

## 22. 无价保真丸

主治一切劳损诸疾，有益精补髓功效。

九制熟地黄<sup>忌铁</sup>四两　全当归<sup>酒浸</sup>四两　　川芎<sup>酒浸</sup>三两

杜仲<sup>姜汁炒，去丝</sup>三两　白茯苓<sup>人乳拌蒸</sup>四两　金樱子<sup>酒浸去毛</sup>二两

金石斛<sup>酒浸</sup>三两　　淫羊藿<sup>去边梗，酥炙或羊油炒</sup>二两

甘草<sup>酒炒</sup>一两

以上各药均用顶好烧酒制，杜仲另研为末，同各药末，加入生白蜜共捣一千杵，为丸如桐子大，每服三钱，每日一

次。适宜于脾胃虚寒，脘冷腹凉，纳呆便溏。

### 23.虎膝内伤药酒

主治跌打损伤。关节疼痛，内伤筋骨。

| | | | |
|---|---|---|---|
| 虎骨五钱 | 怀牛膝五钱 | 生地五钱 | 当归五钱 |
| 骨碎补五钱 | 补骨脂五钱 | 杜仲一两 | 刘寄奴五钱 |
| 丹参三钱 | 薏苡仁二钱 | 川断三钱 | 川芎三钱 |
| 红花三钱 | 桂圆四两 | | |

上药用酒浸服。日服 2～3 次，每次 2～3 钱，因人、因病加减。

### 24.内伤活血药酒

主治跌打损伤，筋骨疼痛。

| | | | |
|---|---|---|---|
| 归尾一两 | 生地黄一两 | 川芎四钱 | 五加皮一钱 |
| 白芍六钱 | 细辛五分 | 荆芥一钱 | 丹参六钱 |
| 红花四钱 | 龙骨一两 | 川乌一钱 | 秦艽一钱 |
| 乌药二钱 | 续断一钱 | 杜仲一钱 | 薏仁一两 |
| 川牛膝一钱 | 红枣一钱 | 沙糖一钱 | 桂圆一钱 |

上药用酒浸服。日服 2～3 次，每次 2～3 钱，因人、因病加减。

### 25.壮腰健腿药酒

主治腰酸腿软，脚跟疼痛，行走不便。

淫羊藿二两　仙茅二两　薏苡仁二两　乳香二两

桂圆肉二两　　生羊腰子一对

烧酒二斤，浸七日，日服二次，每次二三钱。

## 26. 健脾暖胃药酒

适宜于脾胃虚寒，脘冷腹凉，纳呆便溏。

| | | |
|---|---|---|
| 何首乌五钱 | 莲子五钱 | 薏苡仁五钱 |
| 枳椇子五钱 | 沙苑子四钱 | 白扁豆五钱 |
| 佛手四钱 | 狗脊<sup>去毛，盐炒</sup>四钱 | 茯苓五钱 |
| 杜仲五钱 | 砂仁四钱 | 厚朴四钱 |
| 陈皮四钱 | 肉桂三钱 | 金石斛三钱 |

烧酒六斤，浸泡二十七天，每服二钱，日服二次。

## 27. 行路不饥丸

或远行、或遇荒，可备用。有抗饥饿、增体力之功。

黑芝麻<sup>淘炒</sup>三升　　拣红枣<sup>去核</sup>三斤　　炒糯米三升

共研末，捣蜜丸，如弹子大，日服三丸，汤水下。

## 28. 许真君救荒方

黄豆<sup>水淘净即蒸</sup>七斗　　黑芝麻<sup>淘净同蒸</sup>三升

蒸过即晒，黎明入瓶，午后又晒，三蒸三晒，遇阴雨火焙干为末，略加开水，捣为丸，如核桃大，日服二丸，可止一日饥，小料十分之一，亦可救百人之饥。

# 二、内用方剂·外伤科

## 1. 发散上部内伤方

主治胸部以上跌打劳损内伤。

防风二钱　　　白芷一钱　　　木香一钱　　　川芎二钱

归尾二钱　　　赤芍二钱　　　陈皮二钱　　　羌活二钱

法夏二钱　　　独活二钱　　　骨碎补二钱　　甘草二钱

生姜三片

水煎，酒冲服。日服三次。

## 2. 发散中部内伤方

主治腹部胁肋跌打劳损内伤。

杜仲三钱　　　川断三钱　　　浙贝母二钱　　刘寄奴二钱

蔓荆子二钱　　当归三钱　　　赤芍三钱　　　自然铜<sup>醋煅</sup>三钱

肉桂一钱　　　茜草一钱　　　细辛一钱

水煎，酒冲服。日服三次。

## 3. 发散下部内伤方

主治小腹以下跌打劳损内伤。

牛膝三钱　木瓜三钱　独活三钱　羌活三钱

归尾二钱　川芎二钱　川断二钱　厚朴二钱

灵仙二钱　赤芍二钱　银花二钱　甘草一钱

水煎，酒冲姜汁服。日服三次。

凡人上、中、下三部受伤，须用发散三剂为要。气急有痰加制半夏二钱；风痰加制南星二钱；心惊加胆星二钱、桂心一钱、香附二钱，同煎服。

### 4. 杏源跌打丸

主治跌打损伤。

| 杜仲<sup>酒炒</sup>二两 | 五加皮<sup>炒</sup>二两 | 当归<sup>酒炒</sup>一两 |
|---|---|---|
| 白芍<sup>酒炒</sup>一两 | 生地<sup>炒</sup>一两 | 猴姜<sup>炒</sup>一两 |
| 丹皮<sup>炒</sup>一两 | 白芷<sup>焙</sup>一两 | 羌活<sup>焙</sup>一两 |
| 乳香<sup>去油净焙</sup>一两 | 没药<sup>去油净焙</sup>一两 | 补骨脂<sup>炒</sup>一两 |

上药共为细末，炼蜜为丸，各重钱八分，每服一丸，好酒调下。日服三次。

### 5. 跌打少壮丸

主治跌打损伤。

| 归尾<sup>炒</sup>一两 | 桃仁<sup>去皮尖</sup>一两 | 苏木五钱 |
|---|---|---|
| 秦艽三钱 | 肉桂三钱 | 桂枝五钱 |
| 土鳖虫三钱 | 制川乌三钱 | 杜仲三钱 |
| 青木香三钱 | 厚朴一两 | 石菖蒲三钱 |
| 续断五钱 | 大黄一两 | 补骨脂五钱 |
| 自然铜<sup>醋煅</sup>三钱 | 乳香五钱 | 没药五钱 |
| 蒲黄<sup>生熟</sup>各五钱 | 灵仙三钱 | 田三七三钱 |
| 川牛膝一两 | 半两钱<sup>醋煅</sup>一个 | |

上药研成细末，炼蜜为丸，每服大人一钱，老弱服五分，

用好酒冲服。日服三次。

### 6. 跌打元春散

主治跌打损伤。

红花三钱　　　血竭二钱　　　骨碎补<sup>酒浸去毛</sup>二钱

木耳炭二钱　　朱砂一钱　　　大黄二钱

土鳖虫二钱　　自然铜三钱　　雄黄一钱

乳香二钱　　　没药二钱　　　半两钱<sup>醋煅</sup>一个

麝香二分　　　胡桃三钱　　　归尾二钱

麻仁二钱　　　儿茶一钱

共为细末，每服八厘，重者一分二厘，酒冲服。日服三次。

### 7. 跌打杏月散

主治跌打损伤。

归尾<sup>全者佳</sup>二两　杜仲二两　　骨碎补五钱　　续断二两

桂枝三钱　　　川芎一两　　狗脊二两　　　五加皮二两

牛膝一两　　　青盐一钱　　乳香五钱　　　没药五钱

补骨脂五钱

上药共为细末，每服七八厘，用好酒冲服。日服三次。

### 8. 跌打桃月散

主治跌打损伤。

骨碎补<sup>炒</sup>四钱　　归尾<sup>酒炒</sup>二钱　　红花<sup>炒</sup>一钱

桃仁<sup>去皮尖</sup>四钱　　血竭四钱　　　自然铜<sup>醋炙</sup>六钱

杜仲<sup>炒</sup>二钱　　　　麝香五分　　　　乳香<sup>去油</sup>四钱

没药<sup>去油</sup>四钱　　　　神砂<sup>此药好酒研细</sup>二钱

土鳖虫<sup>用红花五钱，当归五钱，烧酒浸死，晒干</sup>一两

上药共为细末，用好酒送下五分，少者三分，用核桃肉四、五个过酒服下，被盖出汗。日服二次。

## 9. 跌打清和散

主治跌打损伤。

巴豆霜<sup>去净油</sup>五钱　　　广木香一两　　　乳香<sup>去油</sup>一两

没药<sup>去油</sup>一两　　　　大生半夏三个　　土鳖虫一两

延胡索<sup>炒</sup>五钱　　　　当归八钱　　　　雄黄<sup>研水漂</sup>二钱

香瓜子<sup>炒</sup>五钱

上药为末，每服三分，好酒送下。日服三次。

## 10. 跌打榴月散

主治跌打损伤。

当归四钱　　　朱砂六钱　　　骨碎补六钱　　续断四钱

红花四钱　　　大黄三钱　　　牛膝四钱　　　肉桂五钱

广木香四钱　　川乌四钱　　　防风三钱　　　硼砂三钱

甘草二钱　　　枳壳三钱　　　五加皮六钱　　血竭三钱

杜仲六钱　　　砂仁<sup>去衣</sup>三钱　　乳香二钱　　　没药二钱

紫荆皮四钱　　川芎三钱　　　狗脊四钱

自然铜<sup>醋煅</sup>三钱

上药共为细末，每服三、四分，用好酒送下。日服三次。

## 11. 神效紫金散

主治跌打劳损，气滞血瘀，营卫失调，气血不和诸症。

乳香没药<sup>去油</sup>五钱　　　　木耳炭六钱　　　大黄四钱

土鳖虫<sup>火酒醉用酒炙干去头尾</sup>六钱　　血竭<sup>酒浸</sup>二钱　　麝香三分

骨碎补五钱　　　　　　　乌药六钱

归尾<sup>酒浸</sup>五钱　　　　　　火麻仁<sup>炒</sup>四钱

自然铜<sup>醋炙七次</sup>五钱　　　　芒硝三钱

共为细末，每服二钱，分二次烧酒送下。如吐血八分，妇人血崩五分，童便黄酒送下；骨折二钱、一钱均可，看病轻重三四服止，每日一次不可多服；妇人经血不通，一钱加麝香七厘，黄酒冲服。

## 12. 安命紫金丹

主治跌打损伤。

土鳖虫<sup>提入瓶中，饿透，喂以红花、当归养之数日，以酒浸死，瓦上炙干为末</sup>一两

归尾一两　　　　　　　　大黄<sup>炒</sup>一两

自然铜一两<sup>用醋火煅七次，研末</sup>　　猴姜<sup>酒浸，瓦上焙干，研末</sup>一两

硼砂<sup>炒</sup>一两　　　　　　　血竭一两

乳香<sup>去油</sup>一两　　　　　　没药<sup>去油</sup>一两

共药九味，研末拌匀入瓷瓶中收贮，遇重伤折骨、断筋脱节者，火酒服下，每服强壮者二分，瘦弱者分半。分贴八反骨膏于疼处，若内伤重者，瘀血先用煎药一服，再服末药理验。

### 13. 跌打伏月汤

主治跌打损伤。

羌活二钱　　　银花一钱半　　苏木一钱　　大黄一钱
刘寄奴一钱　　桃仁二钱　　　木通一钱　　归尾二钱
石斛一钱　　　五加皮二钱　　陈皮一钱　　红花一钱
甘草五分
上药用水、酒各一碗，煎一碗，加童便冲服。日服三次。

### 14. 跌打相月汤

主治跌打损伤。

当归三钱　　　官桂二钱　　　枳壳二钱　　五加皮二钱
苏木三钱　　　生地黄三钱　　红花二钱　　桃仁二钱
自然铜<sup>醋炙</sup>三钱　甘草二钱
上药酒浸，煎服。加童便冲服。日服三次。

### 15. 跌打壮月汤

主治跌打损伤。

归身<sup>炒</sup>三钱　　　桃仁<sup>去皮尖研</sup>二钱　五加皮<sup>炒</sup>三钱
枳壳二钱　　　红花二钱　　　甘草<sup>炙</sup>二钱
自然铜<sup>醋炙</sup>三钱　生地黄三钱　　桂枝二钱
苏木二钱
上药用酒煎服，伤重加童便一盅冲服。日服三次。

## 16. 跌打十面埋伏汤

主治跌打损伤。

当归尾二钱　　　红花二钱　　　桃仁二钱　　　骨碎补二钱

川乌二分　　　草乌二分　　　淮牛膝二钱　　　土鳖虫三钱

杏仁二钱　　　自然铜<sup>醋炙七次</sup>二钱

用陈酒碗半、白水碗半，煎好，日服三次。

## 17. 夺命安保丹

主治跌打损伤。

土鳖虫<sup>去头足</sup>五钱　　　大黄<sup>晒干酒拌</sup>一钱　　　乳香<sup>油净炙</sup>三钱

骨碎补<sup>酒拌，去毛</sup>二钱　　　雄黄三钱　　　　朱砂三钱

麝香五分　　　血竭二钱　　　　自然铜<sup>醋煅七次研末</sup>二钱

没药<sup>青油净炙</sup>三钱　　　儿茶三钱　　　火麻仁<sup>麻灰（炭）亦可</sup>三钱

红花一钱　　　归尾一钱　　　桃仁一钱

共为细末，每服一分二厘，用好酒将水送下，日服三次。重者连服即验。

## 18. 跌打玄月散

主治跌打损伤。

土鳖虫二钱　　　川乌<sup>姜汁拌炒</sup>三钱　　　草乌三钱

血竭一钱　　　硼砂一钱　　　骨碎补<sup>焙干研末</sup>四钱

甘草一钱　　　肉桂一钱

共为细末，每服三分，用酒冲下，将药搅匀服下，日服二次。盖被出汗立验。

### 19. 折伤阳春煎

主治跌打损伤。

归尾五钱　　　红花一钱　　　五加皮四钱　　　香附四钱

元胡四钱　　　三棱二钱　　　蓬莪术二钱　　　姜黄三钱

桃仁<sup>去皮尖</sup>三钱　　桂枝四钱　　　　　　赤石脂四钱

有风寒，加防风二钱　　荆芥二钱　　　羌活三钱

腹下痛，加青皮二钱　　泽兰二钱

背上痛，加海桐皮四钱

伤轻酒煎，伤重用童便煎，日服三次。服用胡桃过药。

### 20. 飞龙护命散

主治跌打损伤。

明雄黄一钱　　　朱砂一钱　　　蝉蜕一钱　　　轻粉五分

乳香一钱　　　没药一钱　　　麝香五分

共研细末，每服二分，用葱白头入药，陈酒送下，出汗。

### 21. 伤科通圣饮

主治跌打损伤。

自然铜三钱　　　通草一钱　　　苏木<sup>炒</sup>三钱　　甘草一钱

麦芽<sup>炒</sup>二钱　　红花<sup>炒</sup>二钱　　香附<sup>炒</sup>二钱　　山楂二钱

归尾<sup>酒炒</sup>二钱　　丹皮二钱　　　乌药二钱

穿山甲<sup>炙</sup>二钱　　胡桃肉二钱

上药用酒两盅，水两盅，煎至二盅，不拘时服，其重再

煎服。

## 22. 天庭川芎散

主治头部外伤。

| 川芎五钱 | 白芷三钱 | 防风三钱 | 当归五钱 |
| 陈皮三钱 | 蔓荆子四钱 | 五加皮三钱 | 赤芍四钱 |
| 生地黄四钱 | 羌活五钱 | 天花粉四钱 | 老姜三片 |

若喉伤加桔梗三钱。

上药用水、酒煎好，饭后服，日服三次。

## 23. 肩臂桂枝汤

主治伤手或伤肩臂。

| 桂枝五钱 | 枳壳三钱 | 陈皮三钱 | 红花二钱 |
| 香附四钱 | 生地黄四钱 | 当归五钱 | 赤芍五钱 |
| 防风五钱 | 独活五钱 | 姜黄三钱 | 羌活三钱 |
| 延胡索五钱 | 甘草二钱 | | |

用童便、酒煎，饭后服。日服三次。

## 24. 壮腰杜仲饮

主治跌打劳损腰痛。

| 杜仲五钱 | 肉桂二钱 | 乌药三钱 | 赤芍四钱 |
| 丹皮三钱 | 当归五钱 | 桃仁三钱 | 延胡五钱 |
| 续断五钱 | | | |

用童便、酒浸后加水煎，稍进食后服。日服三次。

### 25. 神阙杏仁汤

主治跌打肚腹作痛。
杏仁二钱　　桃仁二钱　　甘草三分　　生大黄五钱
用童便、酒煎服。日服三次。

### 26. 桃红通利汤

主治跌打大小便不通。
桃仁二十粒　　红花五钱　　桔梗二钱　　泽泻三钱
猪苓三钱　　苏木五钱　　煨大黄七钱　　芒硝五钱
归尾五钱　　姜三片
用童便、酒煎服。日服三次。便通停服。

### 27. 归经血竭汤

主治跌打血从口出。
血余炭二钱　　白茅根八钱　　血竭三钱　　韭根二钱
用童便、酒煎服。日服三次。血止停服。

### 28. 跌打宁血散

主治跌打损伤吐血。
麝香五分　　羌活二钱　　土鳖虫<sup>用火酒炒研</sup>三钱
防风二钱　　橘红三钱　　冰片三分
杜仲三钱　　杏仁三钱　　荆芥二钱
血竭三钱

共为细末，每服大人五分，小儿三分，用水、酒或童便冲服。日服三次。血止停服。

## 29. 跌打验灵汤

主治跌打损伤及重者难得药下者。

当归二钱　　　芍药一钱　　　厚朴三钱　　　红花二钱

枳壳二钱　　　韭菜子二钱　　蒲黄三钱

桃仁<sup>去皮尖</sup>二钱　　生大黄四钱

除二黄，仍七味用好酒二碗，煎一碗，再下大黄一烫就熟起渣，再下蒲黄将纸盖之，待沉下方服，候行五次，以冷粥补之。

## 30. 逐血归经汤

主治跌仆坠马内伤血气疼痛。

苏木二钱　　　红花一钱　　　归尾二钱　　　川芎二钱

蓬莪术<sup>醋炒</sup>一钱　三棱<sup>醋炒</sup>一钱　枳壳一钱　　　大黄三钱

先用诸药煎半，再入大黄煎之，煎沸再加芒硝三钱，滤去渣后磨血竭一钱同（药煎）服。日服三次。

## 31. 跌打圣仙散

主治跌打损伤。

土鳖虫<sup>酒炙</sup>十个　地鳝干焙十条　骨碎补<sup>去皮毛</sup>三钱

自然铜<sup>醋炙</sup>二钱　乳香<sup>去油</sup>三分　没药<sup>去油</sup>五分

共为细末，用苏木三钱，酒煎冲末服。日服三次。

### 32. 跌打复原汤

主治跌打损伤。

当归三钱　　　　红花二钱　　　苏木四钱　　　　枳壳三钱
自然铜<sup>醋炙</sup>二钱　　肉桂一钱　　　桃仁<sup>去皮尖</sup>二钱　白芷三钱
枳实三钱　　　　生地黄二钱　　熟地黄二钱

上药用水、酒各一碗，煎一碗，不拘时服。

### 33. 小神七厘散

主治跌打损伤。

土鳖虫三钱　　　大黄二钱　　　自然铜<sup>醋炙</sup>二钱
乳香二钱　　　　没药二钱　　　骨碎补二钱　　　血蝎二钱

上药共为末，每服七厘，老酒送下。

### 34. 大圣七厘散

主治跌打损伤。

土鳖虫二十四只　　血竭三钱　　　肉桂二钱
莪术<sup>醋炙</sup>二钱　　　巴霜二钱　　　麝香三分
自然铜<sup>醋炙</sup>五钱　　姜黄二钱

上药为末，醋糊为丸，每重七厘，陈酒送下。日服三次。

### 35. 救逆回生汤

主治跌扑损伤，自缢，伤气血凝欲死闷者。

白芷梢一钱　　当归二钱　　　大黄一钱　　　苏木二钱

红花一钱

加桃树上去寻干桃子十枚，同煎一盏，冲服麝香五厘，可以开窍醒神，活血通经。

### 36.骨伤通经活血散

主治跌打损伤骨折。

| | | | |
|---|---|---|---|
| 龙骨二钱 | 血竭二钱 | 自然铜<sup>醋炙</sup>三钱 | 当归二钱 |
| 桃仁二钱 | 茴香三钱 | 官桂一钱 | 古铜钱<sup>醋炙</sup>二钱 |
| 乳香二钱 | 没药二钱 | 杏仁二钱 | 麝香二分 |

土鳖虫<sup>去头足，用麝香烧酒制</sup>三钱

上药共为细末，每服三钱，老酒送下。打伤肿毒疼，无名异二钱为细末，酒送下，四服瘀血亦散。

### 37.打伤发热汤

主治跌扑杖伤发热。

| | | | | |
|---|---|---|---|---|
| 当归二钱 | 川芎二钱 | 芍药二钱 | 木瓜二钱 | 香附二钱 |
| 枳壳二钱 | 陈皮一钱 | 青皮一钱 | 红花一钱 | 甘草一钱 |

用水二碗，煎一碗，不拘时服。

### 38.浮萍丸

专治跌打内伤恶寒发热用，此表汗即愈。

浮萍晒干研为细末，水治为丸，每服二三钱热酒服。

### 39.利渎散

专治打伤后大小便不通。

大黄五钱　　当归五钱

各等分为末，每服二钱。日服三次。

## 40. 接骨止痛异效散

主治跌打损伤骨折。

半夏二钱　　　土鳖虫二钱　　乳香五钱　　　没药五钱

骨碎补七钱　　自然铜三钱　　古铜钱<sup>煅红，醋浸二三次</sup>三钱

共为细末，每服三分，用逍遥散二钱搅调热酒服，药行患处疼即止，次日再进一服，导滞五分，重者三服，轻者二服痛愈。

## 41. 舒筋通络灵便汤

主治跌打损伤后活动不灵便。

古铜钱三钱　　苏木三钱　　　归尾三钱　　　羌活三钱

续断三钱　　　土鳖虫三钱　　降香三钱　　　青皮三钱

乌药三钱　　　乳香三钱　　　骨碎补三钱　　川芎三钱

防风二钱　　　生地黄三钱　　丹皮二钱　　　自然铜三钱

红花三钱　　　桃仁三钱　　　半夏二钱　　　南星二钱

补骨脂三钱　　黄芩三钱　　　牛膝三钱　　　杜仲三钱

陈皮二钱　　　五灵脂二钱　　砂仁二钱　　　赤芍药三钱

香附三钱　　　木香二钱　　　延胡索三钱　　五加皮三钱

以上药用好酒二斤煎好，滤药渣取药汁，每次2～3钱。日服2～3次。

## 42. 东圣七厘散

主治跌打损伤骨痛。

土鳖虫二钱　　　乳香二钱　　　　没药二钱　　　当归六钱

巴霜二钱　　　　血竭<sup>姜汁炒</sup>二钱　　硼砂二钱

共为细末，用酒为丸，每服七厘或一分，好酒送下。日服2～3次。

### 43. 西神七厘散

主治跌打损伤。

巴豆霜一钱　　　硼砂一钱　　　半夏一钱　　　乳香<sup>去油</sup>一钱

血竭一钱　　　　土鳖虫<sup>焙干酒浸一夜</sup>一钱　　　　没药<sup>去油</sup>一钱

共为细末，每服七厘，热酒送下，日服2～3次。卧出汗即愈。

### 44. 南仙七厘散

主治跌打损伤。

土鳖虫<sup>酒浸</sup>五钱　　　大黄<sup>酒浸</sup>五钱　　　白硼砂三钱

归尾<sup>酒浸</sup>三钱　　　血竭四钱　　　　自然铜三钱

巴豆<sup>去油</sup>三钱　　　骨碎补<sup>酒浸</sup>三钱　　乳香<sup>去油</sup>三钱

没药三钱

上药共为细末，每服七厘，好酒送下。日服2～3次。

### 45. 北灵八厘散

主治跌打损伤。

土鳖虫<sup>炒干</sup>二钱　　　乳香<sup>去油</sup>一钱　　　没药<sup>去油</sup>一钱

生半夏一钱　　　雄黄五分　　　　巴豆霜五分

当归<sup>酒浸</sup>三钱　　　砂仁一钱　　　　甜香瓜子二钱

血竭二钱

共为细末，每服八厘，小儿服三厘，好酒送下，若能开口服下即愈。

## 46. 回春跌打汤

主治跌打损伤。

当归一两　　　乳香一钱　　　没药一钱　　　天花粉一钱

升麻一钱　　　白术一钱　　　苏木三钱　　　香附<sup>童便炒</sup>五钱

广皮一钱　　　生地黄三钱　　紫荆木五钱　　桃仁五钱

红花三钱　　　甘草一钱

上药以陈老酒七碗，加童便一碗，煎三碗，再将药煎二碗后浓缩熬成一碗，共四碗分四服，用胡桃肉过口，分四日饮服。

## 47. 夏还跌打汤

主治跌打损伤。

归尾二钱　　　枳壳一钱　　　红花二钱　　　苏木二钱

桔梗二钱　　　牡丹皮一钱　　韭菜子二钱　　厚朴二钱

枳实一钱　　　蒲黄二钱　　　大黄一钱

上药老酒、水各二盅，煎一盅服。如重伤速服即效。

## 48. 护体英雄丸

主治跌打损伤，护体抗痛。

| 硼砂三钱 | 苏木三钱 | 土鳖虫一两 | 乳香三钱 |
| 没药二钱 | 自然铜三钱 | 龙骨五钱 | 归尾三钱 |
| 无名异一两 | 地龙三两 | 血竭三钱 | 延胡索<sup>醋制</sup>一两 |

蜜炼成丸，每丸三钱，备用。临用时，黄酒一盅送服，有护体防伤抗打减痛功用。治跌打损伤疼痛，每服 1 丸，黄酒送服，日服 2～3 次。

## 49. 金天跌打汤

主治跌打损伤。

| 天冬三钱 | 当归一两 | 苏木三钱 | 香附三钱 |
| 白术一钱 | 紫荆皮五钱 | 没药一钱 | 升麻一钱 |
| 甘草一钱 | | | |

上药用水、酒二盅，煎一盅服。日服 3 次。

## 50. 三才跌打汤

主治跌打损伤。

### 上部天颜汤

| 丹参<sup>酒炒</sup>五钱 | 白芷三钱 | 葛根三钱 | 五加皮二钱 |
| 秦艽三钱 | 川芎<sup>炒</sup>三钱 | 续断<sup>炒</sup>三钱 | 归头五钱 |
| 延胡索五钱 | 肉桂二钱 | 辰砂一钱 | |

上药用水、酒二盅，煎一盅服。日服 3 次。

### 中部腰胁汤

| 杜仲<sup>盐水炒</sup>五钱 | 续断<sup>炒</sup>五钱 | 丹参<sup>酒炒</sup>四钱 | 秦艽三钱 |

归身三钱　　　五加皮二钱　　桑寄生四钱　　狗脊四钱

香附<sup>炙</sup>四钱　　肉桂<sup>切</sup>二钱　　辰砂一钱

上药用水、酒二盅，煎一盅服。日服 3 次。

**下部股膝汤**

川牛膝五钱　　丹参<sup>酒炒</sup>五钱　　五加皮三钱　　秦艽三钱

归尾三钱　　　桑枝四钱　　　木瓜三钱　　　续断<sup>炒</sup>三钱

肉桂<sup>切</sup>二钱　　乳香三钱　　　没药三钱　　　辰砂一钱

上药用水、酒二盅，煎一盅服。日服 3 次。

## 51. 元英伤力汤

主治跌打损伤。

紫金木五钱　　当归一两　　　白术三钱　　　香附三钱

升麻二钱　　　苏木三钱　　　乳香三钱　　　没药三钱

生甘草一钱

用老酒七碗，煎三碗，善饮者化三次服，不饮酒者随意空心服。

## 52. 青阳活血散

主治肩背心筋痛。

苏木二钱　　　　　　　　归尾二钱　　　香附二钱

自然铜<sup>醋煅七次</sup>三钱　　　　　乌药二钱　　　枳壳三钱

共为末，每服一钱，酒送下。日服 3 次。

## 53. 杜芪腰痛汤

主治跌打损伤，腰痛。

黄芪<sup>炒</sup>五钱　杜仲<sup>盐水拌炒</sup>三钱　桃仁<sup>去皮油</sup>五钱

加酒、水煎服。日服 3 次。

## 54. 补肾强腰方

主治跌打损伤，腰痛。

杜仲<sup>醋煅七次</sup>三钱　补骨脂三钱

共研为末，入猪腰子内绵扎，煨熟去渣，吃腰子三、四对即效。

## 55. 益肾壮腰汤

主治跌打损伤，腰痛。

归身五钱　　补骨脂五钱　　牛膝三钱　　　防风二钱
生地三钱　　羌活二钱　　　杜仲<sup>盐水炒</sup>五钱　甘草一钱

上药加生姜三片，酒、水各二盅，煎一盅。日服 3 次。

## 56. 三部活络饮

主治跌打损伤，筋骨疼痛。

### 上部活络饮

防风二钱　　杜仲<sup>去皮</sup>二钱　桃仁二钱　　桑皮三钱
乌药一钱　　丹皮二钱　　　红花二钱　　生地黄二钱
白芷二钱　　五加皮二钱　　赤芍二钱　　羌活<sup>炒</sup>三钱
枳实二钱　　柴胡一钱　　　乳香<sup>焙干</sup>二钱　没药<sup>去油</sup>二钱
川芎三钱　　当归<sup>酒炒</sup>三钱　甘草一钱

上药用酒、水煎服。日服 3 次。

**中部活络饮**

生地黄二钱　　杜仲三钱　　　厚朴<sup>姜炒</sup>二钱

桑皮<sup>面炒</sup>二钱　　枳实<sup>面炒</sup>二钱　　当归<sup>酒炒</sup>三钱

补骨脂<sup>炒</sup>三钱　　羌活二钱　　　独活二钱

乳香二钱　　　没药二钱　　　五加皮二钱

川芎二钱　　　桃仁<sup>去皮尖焙干</sup>二钱　　木香<sup>磨</sup>二钱

赤芍二钱　　　青皮二钱　　　红花二钱

上药用酒、水煎服。日服 3 次。

**下部活络饮**

川牛膝五钱　　青皮一钱　　　乌药一钱　　　赤芍二钱

当归二钱　　　杜仲三钱　　　五加皮三钱　　桃仁二钱

桑皮二钱　　　木瓜二钱　　　木通一钱　　　红花一钱

丹皮二钱　　　枳壳一钱　　　乳香二钱　　　没药二钱

续断三钱　　　甘草一钱

上药用酒、水煎服。日服 3 次。

## 57. 清和伤科饮

主治跌打损伤，筋骨疼痛。

归尾三钱　川芎二钱　乌药二钱　木香二钱　苏木三钱

生地三钱　木通一钱　乳香二钱　没药二钱　泽兰二钱

甘草一钱　桃仁十粒

加姜一片，水、酒煎服。如伤重者，加童便煎服。日服 3 次。

## 58. 外伤清瘀活血散

主治跌打损伤，筋骨疼痛，遍身青肿。

白芷一两　　甘松三钱　　三奈一钱　　麝香三分

共为细末，每服三钱，好酒送下，如微醺，多感遍身安适。

## 59. 跌打安痛活血汤

主治跌打损伤，筋骨疼痛。

| 制川乌五分 | 制草乌五分 | 当归二钱 | 杜仲二钱 |
|---|---|---|---|
| 桂枝二钱 | 牛膝二钱 | 藏红花一钱 | 乳香二钱 |
| 没药二钱 | 骨碎补二钱 | 自然铜二钱 | 大熟地黄二钱 |
| 续断二钱 | 陈皮一钱 | | |

上药十四味，用酒、水煎，又用生酒送下。日服 3 次。

## 60. 跌打归经止血汤

主治跌打损伤内伤吐血。

| 苎麻根一两 | 怀牛膝二钱 | 紫荆皮二钱 | 归尾二钱 |
|---|---|---|---|
| 无名异二钱 | 广木香二钱 | 桃仁二钱 | 泽兰二钱 |
| 威灵仙二钱 | 红花二钱 | 骨碎补二钱 | 三七三钱 |
| 柴胡二钱 | 蒲黄二钱 | 茜草三钱 | 防风二钱 |
| 秦艽二钱 | 川乌五分 | 川芎二钱 | 血竭二钱 |
| 穿山甲<sup>炮制</sup>二钱 | 生地黄二钱 | 黄芪三钱 | 麦冬二钱 |

上药总二十四味同煮二炷香，每服一小碗。日服 3 次。

### 61. 嘉平损伤接骨散

主治骨折正骨后接筋续骨。

无名異一两　甜瓜子一两　乳香三钱　没药三钱

共为细末，每服五钱，小儿三钱，热酒调服送下，服后以黄米粥汤涂纸上，掺在牡蛎末裹之竹篾夹住。

### 62. 保命八厘散

主治跌打损伤，伤势较重者。

硼砂一钱　　土鳖虫一钱　　巴豆霜一分　麝香一分

当归二钱　　血竭二钱　　乳香<sup>去油</sup>二钱　没药<sup>去油</sup>二钱

共为细末，好酒兑服八厘。日服 3 次。

## 三、内用方剂·妇儿科

### 1. 安胎玉圣饮

主治孕妇气血两虚，身倦乏力，食少纳呆。

人参五钱　　白术五钱　　熟地黄五钱　砂仁<sup>炒</sup>二钱

黄芪八钱　　川芎三钱　　当归五钱　　白芍<sup>炒</sup>五钱

续断三钱　　甘草<sup>炙</sup>三钱

上药水煎服，宜戒生冷酒醋，慎忌恼怒。日服 3 次。

### 2. 催生神应汤

主治生产无力，慢产难产。

车前子一两　　冬葵子三钱　　白芷三钱　　旧枳壳三钱

上药用白水煎服。

怀妊至十月足者，无痛胀亦可服，连日不产者，则加牛膝二钱；痛而急堕者，则加大腹皮八钱；欲产不产而无阵痛者，血虚则加白芍五钱、川芎五钱、川归尾五钱、红花五钱。又方单用黄蜀葵捣烂，用水、酒调服，即产。

### 3. 保生顺意汤

此方尚治妇人九个月胎欲产，然忽肚痛先行其水，婴儿不降，为因胎前误服热毒之物，胎不顺，难不降生，宜服此药。

益母草二两　　砂仁二钱　　　陈皮二钱　　益智仁<sup>去皮</sup>二钱

当归四钱　　　大枳壳一两　　白芍四钱　　甘草六分

白水煎服。

### 4. 胞衣不下方

芒硝二钱　　牛膝三钱

水煎，童便半盅冲服，顷刻可下。

### 5. 温经通乳方

治产妇乳少或无乳。

通草二钱　　王不留行三钱　　穿山甲<sup>炮制</sup>三钱　　何首乌四钱

研末填鸡腔内炖熟连汤吃。

### 6. 通脉催乳汤

治产妇乳少或无乳。

黄芪^生用一两　　当归五钱　　白芷五钱　　七孔猪蹄一对

将蹄煮汤吹去浮油，煎药一碗，频饮之。服 2～3 剂，无不效。如新产无乳不用猪蹄者，水、酒各半，壮体者加红花五钱以消恶露。

### 7. 产后理肺固气汤

主治产后肺虚咳嗽，痰饮气逆，尿频，尿急，尿痛，尿失禁。

炒苍术三钱　　化橘红三钱　　潞党参三钱　　淡黄芩三钱

云茯苓三钱　　云茯神二钱　　姜半夏三钱　　炒白术四钱

熟地黄五钱　　紫苏叶二钱　　炒杏仁二钱　　炒白芍二钱

瓜蒌仁三钱　　甘菊花二钱　　大麦冬二钱　　冬瓜子三钱

炙甘草二钱

水煎服。日服 3 次。

### 8. 小儿祛风定喘汤

主治小儿伤风发喘。

紫苏叶二钱　　荆芥穗二钱　　桑白皮二钱

杏仁泥^炒二钱　　川贝母一钱　　胖大海一枚

水煎，加冰糖少许饮之。日服 3 次。主治小儿伤风发喘。

# 四、内用方剂·五官科

### 1. 清火利咽丸

主治咽痛，吞咽困难，咽喉红肿。

槐花三钱　　牛膝一钱　　儿茶一钱　　黄连<sup>炒</sup>一钱

共为细末，用白蜜为丸如绿豆大，每服三丸，用西瓜、梨汁送下。

### 2. 消除牙痛饮

主治牙疼，牙龈红肿、出血、溢脓。

生石膏三钱　　胆南星二钱　　生地黄二钱　　山栀二钱

青皮一钱　　　丹皮一钱　　　柴胡一钱　　　羌活一钱

防风一钱　　　荆芥一钱　　　甘草一钱

上药用水煎服。日服 3 次。

### 3. 明目蔓荆汤

主治眼目红肿瘀血。

蔓荆子四钱　　白芷三钱　　生地黄五钱　　红花二钱

当归五钱　　　白术四钱　　川芎三钱　　　菟丝子四钱

沙苑子四钱　　甘草二钱

用酒、水煎服。日服 3 次。

### 4. 龙胆聪明散

主治目赤耳聋，肝胆火旺，胁痛口苦，小便赤涩。

龙胆草五钱　　柴胡五钱　　泽泻五钱　　磁石<sup>煅制</sup>五钱

当归三钱　　　黄芩四钱　　车前子三钱　生地黄三钱

山栀子三钱　　菟丝子三钱　白蒺藜三钱　菊花三钱

木通二钱

共研细末，每服三钱。日服 3 次。

# 五、外用方剂·外伤科

## 1. 清毒腿疮散

主治皮肤疥疮，乾癣，腿疮。

狼毒<sup>炒</sup>三钱　　白芷三钱　　花椒皮三钱　　硫黄八分

共为细末，香油调擦。每日 3～4 次。

## 2. 治癣土荆膏

川土荆皮四两　　白及四两　　槟榔二两

共药切碎，用白砂糖五钱、真米醋调之，放锅上蒸热。搽摩患处，多年者 5 次，新者 2～3 次见效。

## 3. 男子外阴洗浴方

主治睾丸表皮瘙痒、起皮、裂口。

川椒二钱　　苍术二钱　　银花五钱　　槐花二钱
苦参四钱　　芒硝三钱　　白矾一钱

共水煎，洗前，加山西食醋 2 羹匙，上等黄酒 1 羹匙，药液每日泡洗 3～4 次。

## 4. 断筋打伤圣洗方

主治跌打损伤，经筋瘀肿。

当归四钱　　青木香四钱　　红花一钱　　广皮二钱

甘草一钱　　樟木五钱　　刘寄奴二钱

上药用酒煎好，加山西食醋6羹匙，将伤浸洗，不可用手用布头揩湿伤处，听药水自干。

### 5.八反骨跌打膏药

跌打损伤外用膏药。

川芎五钱　　肉桂五钱　　丹参五钱　　全当归五钱

白芷五钱　　白及五钱　　白蔹五钱　　草乌五钱

两头尖五钱　　大黄五钱　　大戟五钱　　漏芦五钱

海藻五钱　　土鳖虫五钱　　甘草五分　　羌活五钱

乳香三钱半　　没药三钱　　百草霜五钱　　猴姜五钱

血余炭（灰）五钱　　川乌五钱

以上共药二十二样，约药一两入麻油二两浸三日，青紫火慢煮煎至药黑，去渣，熬至滴水成珠，再将飞过东丹收成膏，麻油一斤用丹四两。

### 6.跌打劳伤外用膏

主治跌打劳伤，皮无破损。

当归二两　　川芎二两　　苍术三两　　赤芍二钱

土鳖虫二两　　大黄二两　　草乌二两　　沥青八两

松香八两　　乳香四钱　　没药四钱

用香油四两，将上药入油内煎好去渣，再下沥青松香，看其老嫩冬软夏硬，然后再下乳香没药收贮推贴。

### 7. 骨伤麝香舒经膏

主治跌打骨折正骨后，舒经通络，疏筋复骨，皮破不可用。

| | | | |
|---|---|---|---|
| 红花五钱 | 白芷五钱 | 牛膝五钱 | 防风五钱 |
| 荆芥五钱 | 续断五钱 | 生地黄五钱 | 麻黄五钱 |
| 黄柏五钱 | 苦参五钱 | 桃仁五钱 | 丹皮五钱 |
| 肉桂五钱 | 独活五钱 | 当归五钱 | 紫荆皮五钱 |
| 血余炭五钱 | 骨碎补五钱 | 苏木三钱 | 五加皮三钱 |
| 威灵仙三钱 | 大黄一两 | | |

共药 22 味，麻油一斤，将大黄、红花等药浸内，夏天二日，冬天四日，铜锅煎熬候药枯黑，滤去渣，入姜汁二碗又熬再滤过，入片香二片又熬再滤过，入锅加黄占一两、净百草霜二两同熬，膏取起下油，药内片香即上好松香、真麝香一钱、乳香炙研一两、没药炙研一两、同麝香研末入膏摊贴。

### 8. 筋骨伤痛双香膏

主治跌打筋骨伤痛。

| | | | |
|---|---|---|---|
| 乳香二钱 | 没药二钱 | 麝香五分 | 真阿魏一钱 |
| 血竭一钱 | 儿茶五分 | 东丹五分 | 象皮五分 |
| 自然铜醋炙一钱 | | | |

加麻油、东丹，煎熬至滴水成珠，入膏摊贴。主治跌打筋骨伤痛。

### 9. 刀斧砍伤外用方

主治刀斧外伤，止血生肌。

熟石膏一两　　　东丹四两

水浸炒干，加冰片同研细末。撒布刀斧外伤伤口，包扎止血。

### 10. 三宝白霞散

主治疮毒清除后，生肌长肉，修复皮肤。

煅火石膏一两　　　朱砂五分　　　冰片三分

共研极细末，收瓷瓶内用，时逢疮毒脓水全清，用此药如神，脓水不清不可用，虽长平白，恐再发。

# 六、外用方剂·五官科

### 1. 金锁利喉散

主治咽痛喉肿、单双蛾喉毒等症。

雄黄三分　　　冰片二分　　　牛黄二分　　　硼砂一钱

天竺黄一钱　　　山豆根一钱　　　黄连一钱　　　儿茶一钱

赤芍一钱　　　乳香<sup>去油</sup>一钱　　　血竭一钱　　　没药<sup>去油</sup>一钱

共研细末收好，勿令泄气，候有此症，用三、四厘吹入喉内。每日 3 次。

### 2. 清咽紫袍散

主治咽喉十八症。

射干二钱　　　山豆根二钱　　　青黛一钱　　　胆矾一钱

冰片一钱　　　延胡粉三钱　　　生石膏二钱

共研细末，用磁瓶装之，黄蜡封口，用三、四厘吹入喉内，即愈。

### 3. 祛风喉痹散

主治咽痛咽肿，咽痒胀紧不适。

龙骨一钱　　　冰片一钱　　　儿茶一钱　　　朱砂一钱

共为细末，每次用三厘吹之咽部。每日 3 次。

### 4. 牙宣灵效散

主治牙痛，牙宣。牙龈红肿，龈齿溢脓。

雄黄一钱　　　朱砂一钱　　　川椒一钱　　　细辛一钱

共为细末，搽之患处。每日 3 次。

### 5. 耳聋聪明外用方

主治突聋，耳聋，耳鸣。

巴豆一粒　　　斑蝥三个　　　冰片一钱　　　麝香五分

共为末，以葱蜜和研如麦形，新棉花裹入耳中，响音如雷，勿得惊骇，三七日取出。主治突聋，耳聋，耳鸣。

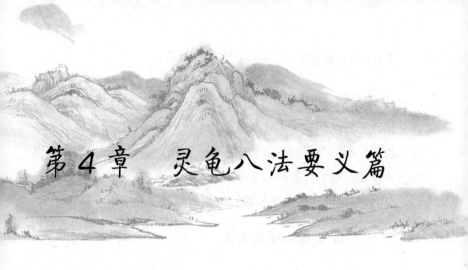

# 第4章 灵龟八法要义篇

## 一、灵龟八法概论

据《尔雅·释鱼》记载，龟有神龟、灵龟、摄龟、宝龟、文龟、筮龟、山龟、泽龟、水龟、火龟等10种。《本草纲目·四十五卷》云："在山曰灵龟。在水曰神龟。皆龟之圣者也。"灵龟八法冠以"灵龟"，寓意取其神灵变化之义。

灵龟八法所用的八穴与奇经八脉相通，以八脉八穴配属九宫八卦开穴施治，故名灵龟八法。

灵龟八法的理论，是在人与自然相适应的整体观念下指导产生的，它的精神实质着重强调人体本身的统一性、完整性以其与自然界密切相关的联系。灵龟八法根据阴阳，八卦，五行生成，天干地支，五运化合等理论，并运用数学计算，推演了经络腧穴、气血开阖的变化规律，它比较广泛而灵活地运用了古代哲学和中医理论，经过千百年的临床实践和近代科学的验证，都说明灵龟八法不仅包涵着深刻的哲理，而且具有较高的临床疗效和一定的科学价值。

灵龟八法是着重于奇经八脉取穴的一种古老针灸法。它和子午流注用于十二经有着同样的意义，二种针法相辅相成，比较完整地揭示了人体气血循行流注的规律；同时也提示了脏腑组织器官与时间相应的内在变化联系，如能掌握运用这个规律来按时取穴，就较易迅速取得疗效，正如《针灸大成》所说："用如船推舵，应如弩发机；气聚时间散，身疼指下移"。

## （一）灵龟八法的定义

灵龟八法又名"奇经纳卦法"，它是运用古代哲学的九宫八卦学说结合人体奇经八脉气血的会合，取其与奇经相通的8个经穴为基础，按照日时干支的数字变易，采用数学演绎，推算人体气血的盛衰，采取按时开穴施治的一种传统针刺方法。狭义的定义，亦可理解为灵龟八法是以八脉交会穴为主的一种按时配穴法。

## （二）灵龟八法的渊源

灵龟八法继承了我国最古老的传统文化。传说伏羲画八卦，开创了我国文字的雏形；《易经》阐发了八卦理论。《易经》原有三种版本，夏代的《连山》和殷代的《归藏》惜已失传，现存的《周易》是周代的易学，相传为周文王演绎。《易经》是我国最古老的经典，亘古及今被学者推崇为"群经之首"。灵龟八法运用了《周易》理论，结合医理，在《内经》中奠定了理论基础，经历代医家不断完善，灵龟八法渐趋成熟。金元时代著名针灸学家窦汉卿所著《标幽赋》中曾言简意赅的指出："但用八法五门，分主客而针无不效。"至明朝，灵龟八法的应用已相当普遍和盛行，徐凤的《针灸大全》、杨继洲的《针灸大成》等书，均有较为详尽的记叙。

随着现代时间生物医学的兴起，对中医时间医学的研究也逐步深入。灵龟八法作为中医时间医学的代表之一，亦获得长足的发展。灵龟八法是在中医理论的指导下，研究人体与宇宙时空相应的自身生命活动的周期性及变化规律，从而指导人们养生，预防疾病，以及指导医生临床诊断、治疗疾病的一门科学。人体是一个包括复杂的空间结构和复杂的时间结构的复杂巨系统。人体时间结构包括人体生理过程、生化过程、生物学过程及人的行为中所表现出的各种非随机的节律性或周期变化的总和。灵龟八法则是在时间经络理论的基础上，充分运用了经络的时间特征，形成的系统的时辰针法。随着近代"生物钟学说""生物节奏理论"，以及"天文医学""气象医学"等新的边缘学科的形成，灵龟八法理论将得到不断的充实与完善，通过理论及临床的深入研究，灵龟八法必将发展成一门时间属性占优势的人之生命科学。

# 二、灵龟八法的理论基础

## （一）奇经八脉

奇经八脉是经络系统中的重要组成部分。奇经八脉即指督脉、任脉、冲脉、带脉、阴维脉、阳维脉、阴跷脉、阳跷脉八条经脉。

奇经八脉的主要特点是：不拘于正经，不属络脏腑，无表里关系，主要起调节气血，溢蓄正经脉气的作用，故《难经》把正经比作沟渠，奇经比作湖泽，正经之气隆盛则溢入奇经。八脉中除任、督二脉有本经所属腧穴外，其他六脉的腧穴都附丽于正经。奇经八脉通过十二经脉与脏腑联系，但它们有自己的循行路线与特定功能和所主病证。

"奇"有"离奇""单""不偶"，"另外""寄""异"之含义，因在其特点和功能上均有别于十二经脉，故称为奇经。

"督"有"督率""总督""督促""总""都"之含义，亦做"背缝"，"中"字解。督脉总督一身之阳气，为阳脉之督纲；手足三阳经经气皆会于督脉，是阳经经气之海。

它的主要功能：①统摄全身阳气；②维系人体元阳。

"任"有"担任""妊养""妊""容任""抱"的含义，亦做"衽"字解。总任一身之阴经，为阴脉之海。又具有妊养之作用，为生养之本。

它的主要功能：①总调人身之阴气；②荣养少腹，主妇、产等症。

"冲"有"冲要""要道""隧道""街道"之含义，亦做"通"字解。冲脉上行至头，下至于足，通受十二经之气血，是总领诸经气血之要冲，为十二经脉之海。

它的主要功能：①密切联系先后天之气，涵蓄人身之真气；②为血之海，主诸血症。

"带"有"束""缚"之含义，亦做"绅"字解。带脉回绕，横围于腰，犹如束带，总约阴阳诸脉，它的主要功能：①约束与升提诸脉，不使妄行及下陷；②调节脉气，使之通畅。

阴跷、阳跷：跷与跻通用，有"举足行高"，"轻健跷捷"的含义。亦做"草履"，"强盛"解。

它的主要功能：①阴跷主左右一身之阴；阳跷主左右一身之阳；对阴经、阳经起协调作用；②司理人体运动功能及目的开阖。

阴维、阳维："维"有"维系""连结""网维""维持"的含义。亦有人做"隅""区域"解。阴维维系三阴经行于营分，主一身之里；阳维维系三阳经，行于卫分，主一身之表。

它的主要功能：①同主宰一身之表里；②阴阳经气转相灌溉，有联系、统率十二经的作用。

归纳简言之，督主一身之阳，任主一身之阴。带脉横束人体诸脉，冲脉涵蓄周身气血。阳维行卫分，主一身之表；阴维行营分，主一身之里。阴阳跷共主一身左右之阴阳。

### 1. 奇经八脉的分布路线

奇经八脉的循行分布路线，在古代中医文献中记载比较分散，缺乏系统的论述，现根据《素问》《灵枢》《难经》以及后世医家的有关记述，加以整理，综合叙述如下。

#### (1) 督脉

▷ 循行路线（图 4-1）

①《素问·骨空论篇》："督脉者，起于少腹以下骨中央，女子入系廷孔。其孔，溺孔之端也。其男子循茎下至篡，与女子等。其络循阴器，合篡间，绕篡后，别绕臀，至少阴，与巨

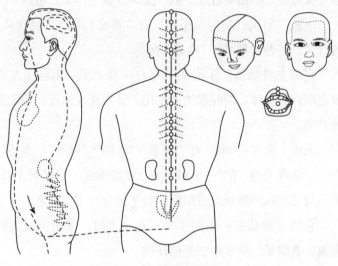

图 4-1 督脉循行示意图

阳中络者合。少阴上股内后廉，贯脊属肾。与太阳起于目内眦，上额交巅上，入络脑，还出别下项，循肩膊内，侠脊抵腰中，入循膂络肾。其少腹直上者，贯脐中央，上贯心，入喉，上颐，环唇，上系两目之下中央。"②《难经·二十八难》："督脉者，起于下极之俞，并于脊里，上至风府，入属于脑。"

▷ **特点分析**

督脉的分布路线共有四条。

①起于少腹下的会阴部，循着脊柱向上分布，至项后风府穴处，入脑，上行巅顶，沿头额下达鼻柱。经素髎、水沟、会手足阳明，至兑端，入龈交。

②起于少腹胞中，下抵阴器，到会阴部，经尾间骨端，

由尾闾骨端分出，斜绕臀部，与足少阴从股内后廉上行的脉及足太阳的经脉相会合，再回过来贯脊深入，属于肾脏。

③ 与足太阳经脉同起于目内眦处，上额交会于头顶部，入络于脑，再分别下颈项，沿脊柱两旁下行至腰中，同肾脏联系。

④ 从少腹部直上，通过肚脐，向上连贯心脏，进入喉部，向上到达面颊，环绕嘴唇，抵达目下的中央部位。

▷ 所属腧穴

长强，腰俞，阳关，命门，悬枢，脊中，中枢，筋缩，至阳，灵台，神道，身柱，陶道，大椎，哑门，风府，脑户，强间，后顶，百会，前顶，囟会，上星，神庭，素髎，人中，兑端，龈交。共28穴。

## (2) 任脉

▷ 循行路线（图4-2）

①《素问·骨空论篇》："任脉者，起于中极之下，以上毛际，循腹里，上关元，至咽喉，上颐循面入目。"②《灵枢·五音五味》："冲脉、任脉皆起于胞中，上循背里，为经络之海；其浮而外者，循腹右上行，会于咽喉，别而络唇口。"③《难经·二十八难》："任脉者，起于中极之下，以上毛际，循腹里，上关元，至喉咽。"④《奇经八脉考》："任为阴脉之海，起于中极之下，少腹之内，会阴之分，上行而外出，循曲骨，上毛际，至中极，同足厥阴、太阴、少阴并行腹里，循关元……会足少阳、冲脉于阴交……会足太阴于下脘……会手太阳、少阳、足阳明于中脘……上喉咙，会阴维于天突、廉泉，

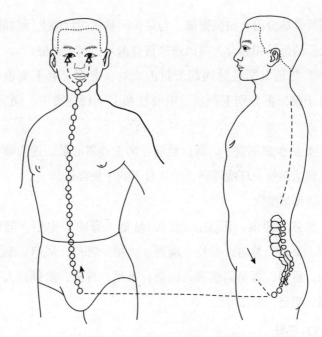

图 4-2　任脉循行示意图

上颐，循承浆，与手足阳明、督脉会，环唇上，至下龈交，复出分行，循面，系两目之下中央，至承泣而终。"

▷ **特点分析**

任脉的分布路线有两条。

① 起于少腹部中极穴的下面，下出会阴，沿腹和胸部正中线直上抵达咽喉，再上至颏部，经过面部进入眼目。

② 由胞中贯脊，向上循行于背部。

▷ **所属腧穴**

会阴，曲骨，中极，关元，石门，气海，阴交，神阙，水分，下脘，建里，中脘，上脘，巨阙，鸠尾，中庭，膻中，玉堂，紫宫，华盖，璇玑，天突，廉泉，承浆。共24穴。

### (3) 冲脉

▷ 循行路线

①《灵枢·动输》："冲脉者，十二经脉之海也，与少阴之大络起于肾下，出于气街，循股阴内廉，邪入腘中，循胫骨内廉，并少阴之经，下入内踝之后，入足下；其别者，邪入踝，出属跗上，入大指之间，注诸络以温足胫。"

②《灵枢·逆顺肥瘦》："夫冲脉者，五脏六腑之海也，五脏六腑皆禀焉。其上者，出于颃颡，渗诸阳，灌诸精；其下者，注少阴之大络，出于气街，循阴股内廉，入腘中，伏行骭骨内，下至内踝之后属而别。其下者，并于少阴之经，渗三阴；其前者，伏行出跗属，下循跗，入大指间，渗诸络而温肌肉。"

③《灵枢·海论》："冲脉者，为十二经之海，其输上在于大杼，下出于巨虚之上下廉。"

④《灵枢·五音五味》："冲脉、任脉皆起于胞中，上循背里，为经络之海；其浮而外者，循腹右上行，会于咽喉，别而络唇口。"

⑤《素问·骨空论篇》："冲脉者，起于气街，并少阴之经，夹脐上行，至胸中而散也。"

⑥《奇经八脉考》："冲为经脉之海，又曰血海，其脉与任脉皆起于少腹之内胞中，其浮而外者，起于气冲，并足阳明、少阴二经之间，循腹上行，至横骨，挟脐左右各五分上行，历

大赫……至胸中而散。"

⑦《难经·二十八难》:"冲脉者,起于气冲,并足阳明之经,夹脐上行,至胸中而散也。"

▷ 特点分析

冲脉的分布路线有五条(图 4-3)。

① 从少腹内部浅出气街部,与足少阴肾经相并上行,经过脐旁,抵达胸中后而弥漫散布。

② 冲脉自胸中分散后,又向上散布到鼻之后窍"颃颡"部(腭骨上窍)。

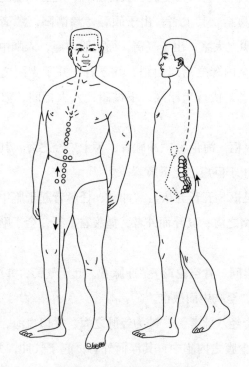

图 4-3 冲脉循行示意图

③ 脉气从少腹输注于肾下，浅出气街，沿阴股内侧进入腘窝中，经过胫骨内缘，行到内踝后面，到达足底。

④ 胫骨内缘斜向外缘，再入足踝，到足跗上，分布于足大趾。

⑤ 少腹的胞中分出，向上贯脊，循行于背部。

▷ **本经脉与十四经脉的交会穴**

会阴（任脉），气冲（足阳明），横骨，大赫，气穴，四满，中注，肓俞，商曲，石关，阴都，通谷，幽门（以上均为足少阴），阴交（任脉）。急脉（足厥阴），委中，昆仑（足太阳），阴谷，筑宾，太溪，然谷（足少阴），三阴交（足太阴），太冲（足厥阴），大杼（足太阳），足三里，上巨虚，下巨虚（足阳明），廉泉，承浆（任脉）等穴。

以下六脉均无本经腧穴。

**(4) 带脉**

▷ **循行路线（图4-4）**

①《灵枢·经别》："足少阴之正，至腘中，别走太阳而合，上至肾，当十四椎，出属带脉。"②《素问·痿论篇》："阳明、冲脉……皆属于带脉，而络于督脉。"③《难经·二十八难》："带脉者，起于季胁，回身一周。"④《奇经八脉考》："带脉者，起于季胁足厥阴之章门穴，同足少阳循带脉穴，围身一周，如束带然。又与足少阳会于五枢、维道，凡八穴。"

▷ **特点分析**

带脉的分布路线：带脉起于十四椎，当季胁部的下面，横绕于身体周围，环行在腰腹间。

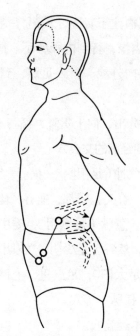

图 4-4　带脉循行示意图

▷ **本经脉与十四经脉的交会穴**

带脉，五枢，维道（以上为足少阳），章门（足厥阴）。

**(5) 阳跷脉**

▷ **循行路线**（图 4-5）

①《灵枢·寒热病》："足太阳有通项入于脑者，正属目本，名曰眼系……在项中两筋间。入脑乃别阴跷、阳跷，阴阳相交，阳入阴，阴出阳，交于目内眦。"②《难经·二十八难》："阳跷脉者，起于跟中，循外踝上行，入风池。"③《奇经八脉考》："阳跷者，足太阳之别脉，其脉起于跟中，出于

外踝下足太阳申脉穴，当踝后绕跟，以仆参为本，上外踝上三寸，以跗阳为郄，直上循股外廉，循胁后髀，上会手太阳、阳维于臑俞，上行肩髆外廉，会手阳明于巨骨，会手阳明、少阳于肩髃，上人迎，挟口吻，会手足阳明、任脉于地仓，同足阳明上而行巨髎，复会任脉于承泣，至目内眦，与手足太阳、足阳明、阴跷五脉会于睛明穴，从睛明上行入发际，下耳后，入风池而终。"

▷ **特点分析**

阳跷脉的分布路线：阳跷脉起于跟中，出足外踝下足太

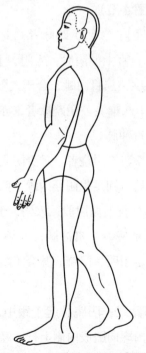

图 4-5 阳跷脉循行示意图

阳经的申脉穴，沿外踝后上行，经过股外侧，分布于胁肋，循行于肩膊外侧，沿颈上抵口吻旁，到达目内眦，与太阳、阴跷脉相并上行，入发际，循行至耳后，到达风池穴，当项后两筋间风府穴处入脑。

▷ **本经脉与十四经脉的交会穴**

申脉，仆参，跗阳（以上为足太阳），居髎（足少阳），臑俞（手太阳），巨骨，肩髃（手阳明），地仓，巨髎，承泣（以上为足阳明），睛明（足太阳），风池（足少阳），风府（督脉）。

**(6) 阴跷脉**

▷ **循行路线（图4-6）**

①《灵枢·脉度》："（阴）跷脉者，少阴之别，起于然骨之后，上内踝之上，直上循阴股，入阴，上循胸里，入缺盆，上出人迎之前，入颅，属目内眦，合于太阳、阳跷而上行。"

②《难经·二十八难》："阴跷脉者，亦起于跟中，循内踝上行，至咽喉，交贯冲脉。"

③《奇经八脉考》："阴跷者，足少阴之别脉，其脉起于跟中足少阴然谷穴之后，同足少阴循内踝下照海穴，上内踝之上二寸，以交信为郄，直上循阴股，入阴，上循胸里，入缺盆，上出人迎之前，至喉咙，交贯冲脉，入颅内廉，上行属目内眦，与手足太阳、足阳明、阳跷五脉会于睛明而上行。"

▷ **特点分析**

阴跷脉的分布路线：阴跷脉起于跟中，出足少阴肾经内踝下的照海穴，循内踝向腿股内侧上行，经过阴部，循行到胸内，进入锁骨上窝，沿喉咙出人迎的前面，交贯冲脉，经过颧

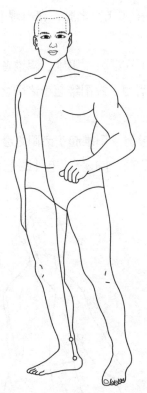

图 4-6　阴跷脉循行示意图

部内侧，到达目内眦，和手足太阳、阳跷脉相会，再相并上行
至脑。

▷ **本经脉与十四经脉的交会穴**

照海，交信（以上为足少阴），睛明（足太阳）。

(7) 阳维脉

▷ **循行路线（图 4-7）**

①《素问·刺腰痛论篇》："刺阳维之脉，脉与太阳合腨下

间，去地一尺所……刺飞阳之脉，在内踝上五寸，少阴之前，与阴维之会。"

②《难经·二十八难》："阳维、阴维者，维络于身，溢畜不能环流灌溉诸经者也。故阳维起于诸阳会也，阴维起于诸阴交也。"

③《奇经八脉考》："阳维起于诸阳之会，其脉发于足太阳金门穴，在足外踝下一寸五分，上外踝七寸，会足少阳于阳

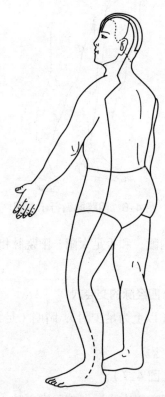

图 4-7　阳维脉循行示意图

交，为阳维之郄，循膝外廉，上髀厌，抵少腹侧，会足少阳于巨髎，循胁肋，斜上肘上，会手阳明、手足太阳于臂臑，过肩前，与手少阳会于臑会、天髎，却会手足少阳、足阳明于肩井，入肩后，会手太阳、阳跷于臑俞，上循耳后，会手足少阳于风池，上脑空、承灵、正营、目窗、临泣，下额，与手足少阳、阳明五脉会于阳白，循头入耳，上至本神而止。"

▷ **特点分析**

阳维脉的分布路线：阳维脉起于诸阳经的交会处，其脉气发于足太阳经金门穴部位，向上沿着腿膝的外侧，抵达髀部，到少腹部外侧，沿胁肋斜向上行，斜走上臂的上部近肩胛处，经过肩前，行入肩的后面，向上分布于耳的后方，到头额部后，再循行抵达耳的上方，直到项后与督脉交会于风府、哑门穴处。

▷ **本经脉与十四经脉的交会穴**

金门（足太阳），阳交（足少阳），天髎（手少阳），臑俞（手太阳），肩井（足少阳），风池（足少阳），哑门，风府（均督脉），脑空，承灵，正营，目窗，头临泣，阳白，本神（均足少阳）。

**(8) 阴维脉**

▷ **循行路线（图4-8）**

①《难经·二十八难》："阴维起于诸阴交也。"

②《奇经八脉考》："阴维起于诸阴之交，其脉发于足少阴筑宾穴，为阴维之郄，在内踝上五寸腨肉分中，上循股内廉，上行入小腹，会足太阴、厥阴、少阴、阳明于府舍，上会足太阴于大横、腹哀，循胁肋会足厥阴于期门，上胸膈，挟咽，与

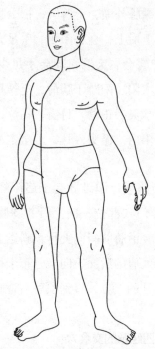

图 4-8　阴维脉循行示意图

任脉会于天突、廉泉，上至顶前而终。"

▷ **特点分析**

　　阴维脉的分布路线：阴维脉起于诸阴经的交会处。它的脉气发于足少阴肾经的筑宾穴，上沿腿、股内侧，进入少腹部，再从胁肋部循行，向上连贯胸膈，到达咽峡部的两旁，与任脉会于天突、廉泉。

▷ **本经脉与十四经脉的交会穴**

　　筑宾（足少阴），冲门（足太阴），府舍，大横，腹哀（均足太阴），期门（足厥阴），天突，廉泉（均任脉）。

奇经八脉的主要功能是起溢蓄调节气血的作用。这种调节作用表现为维持十二经气血正常生理条件下的动态平衡，但是奇经也有它的循行通路和经气的运行与循环。奇经经气上下、相互流转，加强了十二经脉和周身组织的联系。

## 2. 奇经八脉的病候

奇经八脉的病候，在古代中医文献中缺乏系统的论述，现根据《素问》《灵枢》《难经》《奇经八脉考》《针灸大全》等有关记述，加以整理，综合叙述如下。

(1) 督脉病候

《素问·骨空论篇》："督脉为病，脊强反折。"

《灵枢·经脉》：其络脉病："实则脊强，虚则头重。"

《脉经·平奇经八脉病》："尺寸俱浮，直上直下，此为督脉。腰背强痛，不得俯仰，大人癫病，小儿风痫疾。"

《难经·二十九难》："督之为病，脊强而厥。"

主治病候：腰脊强痛，头重头痛，神志病，眩晕耳鸣，目无所见，懈怠嗜睡。脊柱强直，角弓反张，由少腹上冲而痛，令人不得前后溲之"冲疝"，癃闭，痔疾，遗尿，嗌干，女子不孕。手足拘挛，震颤，抽搐，中风不语，瘫痪，痫疾，癫、狂，目赤肿痛，流泪，腿膝腰背疼痛，颈项强直，伤寒，咽喉及齿牙肿痛，手足发麻，盗汗，小儿惊厥等。

(2) 任脉病候

《素问·骨空论篇》："任脉为病，男子内结、七疝，女子带下，瘕聚。"

《灵枢·经脉》：其络脉病："实则腹皮痛，虚则痒搔。"

《脉经·平奇经八脉病》："脉来紧细实长至关者，任脉也。动苦少腹绕脐，下引横骨，阴中切痛，取脐下三寸。"

《难经·二十九难》："任之为病，其内苦结，男子为七疝，女子为瘕聚。"

主治病候：男子生"七疝"，女子赤白带下，及腹中各种肿块（瘕聚），月经不调，流产，不孕，少腹拘急。痔疾，泄泻，痢疾，疟疾，咳嗽，吐血，溺血，牙痛，咽肿，小便不利，胸脘腹部疼痛，皮肤瘙痒，噎膈，产后中风，腰痛，死胎不下，脐腹有寒冷感，呕吐，呃逆，乳痛，崩漏下血。阳痿，早泄，遗精，遗尿。

(3) 冲脉病候

《素问·骨空论篇》："冲脉为病，逆气、里急。"

《灵枢·五音五味》："宦者去其宗筋，伤其冲脉，血泻不复，皮肤内结，唇口不荣，故须不生。""天宦者……其冲任不盛，宗筋不成，有气无血，唇口不荣，故须不生。"

《脉经·平奇经八脉病》："苦少腹痛，上抢心，有瘕疝、绝孕、遗失溺、胁支满烦也。"

《难经·二十九难》："冲之为病，逆气而里急。"

主治病候：逆气上冲，心痛，心烦，胸闷胁胀，腹痛里急，不育不孕，月经不调，经闭，崩漏，乳少，脱发，遗尿。气从少腹上冲咽喉，喘而不得平卧，腹中动气，胀急疼痛，漏胎，胃脘疼痛，结胸，反胃，积聚，肠鸣，大便溏泄，噎膈，肠风便血，疟疾，胞衣不下，产后晕厥等。

(4) 带脉病候

《素问·痿论篇》："阳明虚则宗筋纵，带脉不引，故足痿不用也。"

《难经·二十九难》："带之为病，腹满、腰溶溶若坐水中。"

《脉经·平奇经八脉病》："左右绕脐，腹腰脊痛，冲阴股也。"

《脉经·手检图》："苦少腹痛引命门，女子月水不来，绝经复下止，阴辟寒，令人无子；男子苦少腹拘急或失精也。"

主治病候：腰部酸软，腹痛引腰脊，阳痿，遗精，月经不调，少腹拘急，疝气。腹中胀满，腰部无力而畏寒，有似坐水中之状。崩漏，带下，子宫下垂，手足中风瘫痪，肢体痛麻拘挛，发热，头风痛，颈项腮颊肿，目赤痛，齿痛，咽肿，头眩，耳聋，皮肤风疹瘙痒，筋脉挛引不舒，腿痛，足痿不用，胁肋疼痛等。

(5) 阴跷脉病候

《灵枢·大惑论》："病目而不得视者，何气使然……卫气留于阴，不得行于阳，留于阴则阴气盛，阴气盛则阴跷满，不得入于阳则阳气虚，故目闭也。"

《难经·二十九难》："阴跷为病，阳缓而阴急。"

主治病候：癫痫，瘛疭，瘫痪，足内翻，嗜睡，目内眦赤痛，男子阴疝，女子漏下。咽喉疼痛，小便淋漓，膀胱气痛，肠鸣，肠风下血，吐泻，反胃，大便艰难，难产，昏迷，腹中积块，胸膈嗳气，梅核气，黄疸等。

(6) 阳跷脉病候

《灵枢·大惑论》："病而不得卧者，何气使然……卫气不得入于阴，常留于阳，留于阳则阳气满，阳气满则阳跷盛，不得入于阴则阴气虚，故目不瞑矣。"

《难经·二十九难》："阳跷为病，阴缓而阳急。"

主治病候：癫痫狂，痫疭，瘫痪，足外翻，不眠。腰背强直，腿肿，恶风，自汗，头痛，雷头风，头汗出，目赤痛，眉棱骨痛，骨节疼痛，手足麻痹，拘挛，厥逆，吹乳，耳聋，鼻衄，遍身肿胀等。

(7) 阴维脉病候

《难经·二十九难》："阴维为病苦心痛。"

《脉经·平奇经八脉病》："诊得阴维脉沉大而实者，苦胸中痛，胁下支满，心痛。"

主治病候：阴维脉如果不能维系诸阴经，就会发生失去意识，或精神不宁的状态，甚者心痛。阴气内结，可见胸中痛，胁下支满，腰痛，阴中痛等。亦可有：肠鸣泄泻，脱肛，反胃噎膈，腹中痞块坚横，伤寒，疟疾等症。

(8) 阳维脉病候

《素问·刺腰痛篇》："阳维之脉令人腰痛，痛上怫然肿，刺阳维之脉。"

《难经·二十九难》："阳维维于阳，阴维维于阴，阴阳不能自相维则怅然失志，溶溶不能自收持……阳维为病苦寒热。"

《脉经·平奇经八脉病》："诊得阳维脉浮者，暂起目眩，阳盛实者，苦肩息，洒洒如寒。"

主治病候：阳维脉如果不能维系诸阳经，就会发生肢体乏力，懒于行动，不能言语，恶寒发热。阳盛可见：头目眩晕，舌强不语，气喘抬肩，肌肤痹痛。亦可有：伤寒发热汗出，肢节肿痛，头项疼痛，暴喑，眉棱骨痛，手足热，发麻，腰痛，背胯筋骨疼痛，四肢不遂，盗汗，破伤风，膝部有寒冷感，脚跟肿痛，目赤痛等症。

### 3. 奇经八脉的作用

奇经八脉既不同于十二正经的性质，也有别于十五络脉的性质；它们既表现了经脉和络脉双重性质的特点，同时在人体经络系统中，又有独具的作用，下面从四个方面加以论述。

(1) 联系作用：奇经八脉具有联系十二经脉的作用，它们紧密地沟通了各条经脉之间的相互联系，例如，督脉联系手三阳经及足三阳经，全身阳经经气都交会于督脉的大椎穴；任脉是三阴经脉气的总汇，足三阴经脉气都交会于任脉的中极、关元等穴。再如冲脉联系着五脏六腑，为十二经之海；带脉联系着纵行于躯干的各条经脉；阳维和阴维有联系网维阴经和阳经的作用；阴跷和阳跷有联系和交会各条经脉的作用。这些都说明奇经八脉对十二经脉和有关脏腑起着各种不同性质的联系作用。

(2) 调节作用：奇经八脉错综分布和循行于十二经脉之间，当十二经脉和脏腑气血旺盛时，奇经能加以涵蓄，而当人体生理功能活动需要时，奇经又能渗灌和供应，所以古代医家将十二经脉比做江河，奇经譬如湖泽，来比喻奇经对十二经脉气血的调节作用。

(3) 组合作用：十二经脉的主要功能，虽然各具特点，有它相对的特异性；但其中也有某些经脉的性质是基本相同和比较相近的，奇经将其性质相近或者功能上有类似的经脉，加以系统地分类，对十二经脉来说，起着"求同存异"的组织功能。例如十二经脉中的阳经和阴经通过阳维和阴维把它们组合起来，阴跷脉和阳跷脉区别和组合了人体左右（内外侧）的阴阳，带脉组合与约束躯干部各条经脉，使循行下肢的各条经脉，加强了整体的联系。因此，奇经对十二经脉中不同性质的经脉起着分类作用，对类同性质的经脉起到组合的作用。

(4) 主导作用：奇经八脉在全身经脉中不仅有联系、调节和组合等作用，最重要的还在于它对十二经脉通过系统分类以后起着统率和主导的作用。如督脉是人体诸阳经脉的总汇，同时和肾、脑也有密切联系，对足厥阴肝经亦有一定影响，它起到了督率阳气和统摄中元作用。任脉具有妊养和总调阴经脉气的功能，人身以气为阳，血为阴，妇女的胎、产、带诸病，与阴血的关系最大。陈自明称"任主胞胎"（《妇人良方》），也说明了任脉对诸阴经的主导和统率作用。冲脉起于胞中，故称为"血海"（《妇人良方》），同时又因它对十二经脉，五脏六腑有较大影响，所以又称它为"十二经脉之海""五脏六腑之海"

（《妇人良方》）。带脉统束了诸经气血，调节和畅通了经气的运行；以及跷脉和维脉主宰人体左右、表里的阴经和阳经等。这些亦都说明奇经对十二经脉起到主导作用。

所以从气血分布循行的主干路线方面来说，十二经脉是全部经络的主体，若从经脉的性质和作用的重要性方面来说，奇经八脉则是十二经脉的主导者和统率者。故十二经脉和奇经八脉在经络学说中具有同等重要的意义。

## （二）《易经》八卦

### 1.《易经》简介

《易经》是中国文化最古老的典籍。《易经》原是我国上古时期卜筮的学术著作，但到了商、周之际，经过文王周公等人的整理和注述，使它由卜筮的范围，升华进入"天人之际"的哲学领域，由此《易经》一书，便成为中国人文文化的基础，被历代推崇为"群经之首"。

《易经》"易"字的含义，根据道家易学者的解释，经东汉魏伯阳考证认为"日月之谓易"（见《参同契》一书），意思是："易"字，是上日下月的象形，含有变易的含义；同时，又具有"不易"和"简易"的意义。蕴涵着一切事物都在变化，但变化是有规律可循的，找到不变的规律，即可执简驭繁，预测结果。《易经》学术思想的内涵，是力图阐明天地之间、日月系统以内人生与事物变化的大法则。

《易经》的作者，秦汉以后，儒家学者的共同认定是，开始画八卦的是伏羲氏；演绎八卦的是周文王，发扬易学精义并传述者，是孔子。所谓"易更三圣"者，是指易学经过三位圣人学者的整理，才得到发扬光大。《易经》学术思想的建立，是经过伏羲、文王、孔子等众多学者的研究和著述才逐步系统和完善的。

易学的内涵，主要包括"理、象、数"三个要点。用现代的观点来解释，"理"属于哲学的思想范畴，它是探讨宇宙人生形上、形下的能变、所变与不变之原理。"象"是从现实世界万有现象中，探求其变化的内在规律和演变的法则。"数"是归纳自然界变化的规律，运用数理原理，推衍演绎它的变化过程，由此探知人事与万物的前因后果；了解形而上的原始之本能。综合这三个要点的内涵，可知《易》"理"之学，是属于哲学范畴；"象""数"之学则是属于自然科学范畴的。完整的《易》学，就是由"象""数"的科学基础，上升升华到哲学的最高境界。

## 2.《易经》的主要内容

《易经》包括正文和解说两部分，正文的部分，称作"经"；解说的部分称作"传"。

正文的"经"，由六十四个用象征符号组成的"卦"，以及所附说的"卦辞""爻辞"构成。

六十四卦，是由（—）与（——）两种称作"爻"的符号，由下而上，顺序以六画构成。（—）与（——）的属性相反，（—）

代表阳、刚、男、君、强、奇数等，象征积极的事物；（－－）代表阴、柔、女、臣、弱、偶数等，象征消极的事物。

在解说的"传"中，多使用概括性的用语"刚"与"柔"，或"阳"与"阴"，所以，（一）称作"刚爻"或"阳爻"；（－－）称作"柔爻"或"阴爻"。

（一）具有阳刚、积极、独立的性格，用奇数一、三、五、七、九中最大的九代表；又称作"九"。（－－）具有阴柔、消极、依附的性格，用成对的偶数二、四、六、八、十中的六数代表；又称作"六"。

卦的构成，是由下而上，最下方的位置，称作"初"，顺序而上，为"二""三""四""五"，最上方的位置，称作"上"。

例如《周易上经》第一卦的乾卦▤，全部是刚爻，由下而上的六爻，称作"初九""九二""九三""九四""九五""上九"。又如第二卦的坤卦▤，全部是柔爻，由下而上的六爻，称作"初六""六二""六三""六四""六五""上六"。

在乾、坤两卦中，除了有形的六爻之外，还有无形的"用九""用六"，在其他各卦，都只有"初"到"上"的六爻。

如《周易下经》六十四卦"未济"▤，离上坎下，分别称为"初六""九二""六三""九四""六五""上九"。再如六十三卦"既济"▤，坎上离下，别称为"初九"、"六二""九三""六四""九五""上六"。

由六爻构成的六十四卦，以上下各三爻为一组，上方的三爻称作"上卦"或"外卦"，下方的三爻，称为"下卦"或

"内卦"。

在六十四卦的后面，附有解说全卦的"卦辞"，也称为"彖辞"，"彖"是一种有利牙的兽名，是断的意思；"卦辞"是每一卦的占断。传说"卦辞"是周文王撰写的。主要的文字依据是《史记》，在《史记》自序中说："西伯（周文王没有称王时的爵位）囚羑里，演周易"。记载了这段史实。

卦辞的后面是"爻辞"，解说六爻的每一爻的含义。一说"爻辞"也是周文王写的；不过，"爻辞"中引述了许多文王以后发生的事件，不像文王的手笔。据考证，"爻辞"主要是文王的儿子，即创造周代文化黄金时代的周公，假借文王之名撰写完成的。

正文的"经"，又分为上下两篇，"上经"三十卦，"下经"三十四卦。

解说部分的"传"，共有十篇，称为"十翼"，"翼"是协助之义，就是辅助阐明"经"的意思。"十翼"是："彖传"上下，"象传"上下，"系辞传"上下，"文言传"，"说卦传"，"序卦传"，"杂卦传"共十篇。

"十翼"被认为是孔子的著作，《史记·孔子世家》中说："孔子晚喜易，序彖、象、说卦、文言，读易韦三绝"。《史记》这一记述，是依据《论语·述而篇》中孔子说"加我数年，五十以学易，可以无大过矣"。不过，"十翼"的论点，前后多有出入，甚至有抵触的部分，不可能出自孔子一人的手笔，可能还包含孔子的弟子或后世的著作在内。

"象传"上下，是"卦辞"的解释，由六爻的全体形象，说明卦的意义。(䷿ 未济，上火，下水 )。

"象传"上下，分为"大象"与"小象"。"大象"是卦的全体说明，但与"象传"不同，是将六爻还原成三爻的八卦，以八卦所象征的事物，说明全卦。"小象"与"象传"近似，以爻的位置为主，说明每一"爻辞"。

"系辞传"是《易》的整体概论，使《易》不仅止于占卜，更提升成为高度的哲学，在我国哲学史上，是一篇极重要的论文。"系辞"本来是指文王、周公，系在卦、爻后面的"卦辞""爻辞"。但现行版本，则是"系"在《易经》整体后面的"辞"。据说，这是孔子的著述，分为上下两篇。也称作"大传"。现比较流传的是依据朱子《易本义》的分章方法，分为《系辞上传》十二章；《系辞下传》十二章。

"文言传"是对六十四卦中最重要的"乾""坤"两卦，特别详细的说明。"文"是修饰，"文言"是指颂扬"乾""坤"两卦的伟大，必须用刻意修饰的文词的意思。( 按：现行版本多将此节文字放在正文卦后的解说词中。)

"说卦传"："说"是解说的意思。说明将八卦重叠，推演成六十四道卦的道理，与八卦所象征的物象。

"序卦传"说明六十四卦的排列顺序与意义。

"杂卦传"是将六十四卦，以性格相反的综卦（反卦），或性格交错的错卦（旁通卦），两卦并列，简明扼要地解释，含义深远，可以说是各卦的精义。因为不按照"序卦传"的次序，称为"杂卦传"。

如：比卦 ䷇ 与师卦 ䷆ 是上下相反的"综卦"（反卦）。"比"，是亲近，所以乐；"师"，是战争，所以忧。乾卦 ䷀ 与坤卦 ䷁ 是阴阳爻相反的"错卦"（旁通卦）。乾卦全部是阳爻，所以刚健；坤卦全部是阴爻，所以柔顺。

由以上本文的"经"与解说的"传"，构成全部的《易经》。在最古老的图书目录《汉书艺文志》中说："易道深，人更三圣，世历三古"。这是说：易经阐述的道理是很深奥的，由"八卦"到"十翼"，源远流长，经过悠久漫长的时间，积累了多位圣贤的心血而成。"三圣"是指上古的伏羲，中古的文王、周公，与近古的孔子，他们是众多学者的代表。

### 3. 八卦的由来

(1) 源于《易经》的宇宙观：《周易·系辞上传》第十一章："是故，易有大极，是生两仪，两仪生四象，四象生八卦，八卦定吉凶，吉凶生大业"。"大极"也称"太极"，是阴阳未分，天地混沌的时期，宇宙万物由此创始，称作"太极"，是大到极点的意思。由"太极"阴阳分离，形成天地，称作"两仪"；仪是仪容的意思。由"两仪"产生"四象"；"四象"的注释，说法不一，一说是四时；又说是金、木、水、火；也有说是指阴、阳、刚、柔。较有代表性的注释是：①老阴、老阳、少阴、少阳称为"四象"；②春、夏、秋、冬，四时为"四象"。由"四象"产生象征天、地、水、火、风、雷、山、泽的"八卦"，涵盖宇宙万象，由此断定吉凶。趋吉避凶，伟大的事业，就由此产生。

这一节阐述了《易经》的宇宙观，八卦源出于《易经》宇宙观的理论。

(2) 源于河图与洛书：河图与洛书是中华文化中易学关于八卦来源的传说。《周易·系辞上传》第十一章："是故，天生神物，圣人则之。天地变化，圣人效之，天垂象，见吉凶，圣人象之。河出图，洛出书，圣人则之"。所以，天生神奇的蓍草、龟甲，圣人用来建立占卜的法则。天地产生各种变化，圣人效法建立《易经》的原理，天显示风雨、干旱、日蚀、月蚀、彗星等天象，为吉凶的前兆，圣人取法用来占断吉凶。古时，黄河出现背上有图形的龙马，洛水出现背上有图形的神龟，是祥瑞的征兆，伏羲依据"河图"，画出八卦，大禹依据"洛书"制订"九畴"，亦即治理天下的九类大法。据此，后世儒者，认为八卦是根据"河图"而制作的，如孔安国《尚书·孔氏传》曰："伏羲氏王天下，龙马出河，遂则其文，以画八卦，谓之河图。""天与禹，洛出书，神龟伏文而出，列于背，有数至于九，禹遂因而第之，以成九类"。

现存文献中，河图最早见于文字记载的是《尚书·顾命》："大玉、夷玉、天球、河图，在东序。"《汉书·五行志》[注5]："伏羲氏继天而王，受河图则而画之"。

河图的图式，如西汉杨雄在《太玄·玄数》所说"一六为水，为北方，为冬日；二七为火，为南方，为夏日；三八为木，为东方，为春日；四九为金，为西方，为秋日；五五为土，为中央，为四维日。"因其计数表达从一至十，又称"十数图"。

洛书的图式，如《黄帝九宫经》所说："戴九履一，左三右七，二四为肩，六八为足，五居中宫，总御得失。"因其计数表达一至九，又称"九数图"。

河图、洛书的图式如下（图4-9和图4-10）。

河图的十数相加合计五十五，称为天地数。《周易·系辞上传》说"天一、地二、天三、地四、天五、地六、天七、地八、天九、地十。天数五，地数五，五位相得，而各有合，天数二十有五，地数三十，凡天地之数五十有五，此所以成变化而行鬼神也"。此数之奇数为阳，偶数为阴，五个奇数之和为二十五是天数；五个偶数之和三十为地数，总和为五十五称天地之数。天地数，即五行生成数。张景岳《类经图翼》："五行之理，原出自然，天地生成，莫不有数，圣人查河图而推定

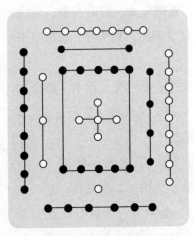

图4-9　河图示意图

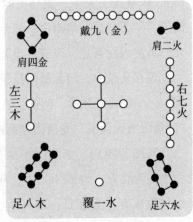

图4-10　洛书示意图

之。其序曰：天一生水，地六成之；地二生火，天七成之；天三生木，地八成之；地四生金，天九成之；天五生土，地十成之"。其中的一、二、三、四、五，分别表示五行中水、火、木、金、土的生数；六、七、八、九、十，是为五行中水、火、木、金、土的成数。河图的天地之数，又以五十为"大衍数"。大衍数的"大"，指大禹，"衍"，原意为延长、展开；这里是指行水。即言大禹运用这一数理作治水的测量计算。生成数是以阴阳合五行，大衍数以天地合五方，用五基数定五方之位，故以河图的天地生成之数五十五，只用大衍数五十。《内经》理论中的五十营之气，即是合大衍数者。

洛书，又称"九数图"。其时序和方位全合后天八卦，又称文王八卦。

如《灵枢·九宫八风》所示：东方为震卦，主春分，其数为三；东南为巽卦，主立夏，其数为四；南方为离卦，主夏至，其数为九；西南为坤卦，主立秋，其数为二；西方为兑卦，主秋分，其数为七；西北为乾卦，主立冬，其数六；北方为坎卦，主冬至，其数一；东北为艮卦，主立春，其数为八；中央数五。1977年阜阳西汉汝阴侯墓，出土了太乙九宫占盘，其卦序与《周易·说卦传》："帝出乎震，齐乎巽，相见乎离，致役乎坤，说言乎兑，战乎乾，劳乎坎，成言乎艮。"完全一致，验证了洛书和八卦的关系。

(3) 八卦是对自然界万物现象抽象的归纳：《周易·系辞下传》曰："古者包牺氏之王天下也，仰则观象于天，俯则观法于地，观鸟兽之文，与地之宜，近取诸身，远取诸物，于是始作八卦，以通神明之德，以类万物之情。"

太古时代，包牺氏君临统治天下，向上观察天体变化的现象，向下观察地上万物的演变法则，观察鸟兽的斑纹，以及适宜于草木金石的地利，近处取法人体的形象，远处模仿万物的形象，于是制作八卦，以融会贯通神的明智造化德行，以分类比拟万物的情况。

这段论述可以看出，八卦是古人通过对自然界的长期观察，按取类比象的方法，将自然界的一些变化规律，用抽象思维方式，加以归纳概括而绘制的。

### 4.先天八卦与后天八卦

《周易·说卦传》："天地定位，山泽通气，雷风相薄，水火不相射，八卦相错，数往者顺，知来者逆；是故，《易》逆数也。"

乾卦象征天，坤卦象征地，天在上，地在下，先将乾坤两卦的位置确定。艮卦象征山，兑卦象征泽，山上的水，往下流成泽，泽中的水，蒸发上升成为云，交互影响，使上下的空气流通。震卦象征雷，巽卦象征风，风被雷激荡，使风速增大，雷被风逼迫，使雷激发。"薄"，有迫近，相搏的意思。坎卦象征水，离卦象征火，两者性质相反，但相互为用，彼此不厌恶。天、地、山、泽、雷、风、水、火，并非隔绝孤立，而是相互影响，互通声息；同样的，八卦也不孤立，交互重叠成六十四卦，以象征天下万物。

八卦所以能够相互变通，是因为乾☰与坤☷，艮☶与兑☱，震☳与巽☴，坎☵与离☲，在卦形上各爻阴阳恰好相反，相互成为"错卦"，亦即"旁通"的关系。因而，天地雷风等现象，相互交错，使森罗万象，都具备在六十四卦中，可以用来了解过去，预知未来。了解过去，可以依发展顺序往后顺推，所以说"顺"；判断未来，是由已知逆测未知，向前倒算，所以说"逆"。过去人人都能知道，但预测未来，则只有依靠《易》的卦爻来判断；所以说《易》是逆数，亦即追溯以往推测未来的意思。

后来，宋代的学者依据这一章，画了"先天八卦图"，亦称"伏羲八卦图"。相对的各卦，阴阳爻恰好相反。宋代的邵雍，这样说明："乾南坤北，离东坎西，震东北，巽西南，兑东南，艮西北。自震至乾为顺，自巽至坤为逆。"宇宙现象，周而

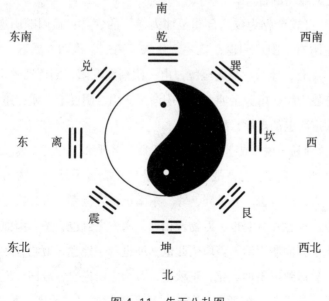

图 4-11　先天八卦图

复始，循环不已，所以，八卦图画成圆形（图4-11和表4-1）。

表4-1　先天八卦次序

| | 一 | 二 | 三 | 四 | 五 | 六 | 七 | 八 |
|---|---|---|---|---|---|---|---|---|
| 八卦 | 乾 | 兑 | 离 | 震 | 巽 | 坎 | 艮 | 坤 |
| 四象 | 太九老阳 | | 少八阳 | | 少七阴 | | 太六老阴 | |
| 两仪 | 阳 | | | | | 阴 | | |
| 太极 | | | | | | | | |

先天八卦次序诠释了《周易·系辞上传》："是故，易有大极，是生两仪，两仪生四象，四象生八卦，八卦定吉凶，吉凶生大业"的含义。

"自震至乾为顺，自巽至坤为逆"的含义：盖阳顺阴逆，阳左阴右，阳进阴退；乾一、兑二、离三、震四、巽五、坎六、艮七、坤八。自震至乾，由一阳渐至三阳，阳逐渐强盛，阳进故为顺；由巽至坤，从一阴渐至三阴，阴逐渐旺盛，违背了阳进阴退的规律，故为逆。

《周易·说卦传》曰："帝出乎震，齐乎巽，相见乎离，致役乎坤，说言乎兑，战乎乾，劳乎坎，成言乎艮。万物出乎震，震，东方也。齐乎巽，巽，东南也，齐也者，言万物之洁齐也。离也者，明也，万物皆相见，南方之卦也，圣人南面而听天下，向明而治，盖取诸此也。坤也者，地也，万物皆致养焉，故曰致役乎坤。兑，正秋也，万物之所说也，故曰：说言乎兑。战乎乾，乾西北之卦也，言阴阳相搏也。坎者，水也，正北方之卦也，劳卦也，万物之所归也，故曰劳乎坎。艮，东北之卦也，万物之所成，终而所成始也，故曰：成言乎艮。"

帝即天帝，造物主，由震卦开始，创造万物，因为震卦代表东方，太阳从东方升起，照耀万物；以季节而言，相当于春天。到巽卦，使万物整齐，因为巽卦代表东南方，这时太阳已经升起，普照大地，使万物鲜明，齐一生长；以季节来说，相当于春夏之间。离卦象征光明，日当中而照，使大地万物显明，是代表南方的卦；以季节来说，相当于夏天；圣人成为帝王，坐在北方，面对南方听取天下的政务，象征面对光明，治理天下，就是取法这一卦。坤卦象征地，养育万物，所以，造物主将这一使命，交付给地，以方位说，代表西南；以季节说，相当于夏秋之间。兑卦象征秋天，正是结实累累，万物喜悦的季节；以方位来说，相当于西方。在乾卦的时刻，代表发生斗争的现象，因为乾卦位于西北方，太阳在这一方位西沉，明与暗，阴与阳，正在挣扎交替；以季节来说，相当于秋冬之间。坎卦象征水，水不停地流动，是劳苦的形象；坎卦代表正北方，太阳在这一方向时，已经完全沉没，一片黑暗，正是万物已经劳累，该是晏息的时刻；以季节来说，相当于冬天。艮卦代表东北方，在这一方位，正当黎明，黑暗即将过去，光明就要到来，一天结束，万物复苏，新的一天，将重新开始，所以说，在艮卦完成一切；以季节来说，相当于冬春之间。

以上内容以方位及季节，说明八卦的象征，宋代学者，依据这一章绘制了"后天八卦图"，亦称"文王八卦图"（图4-12）。

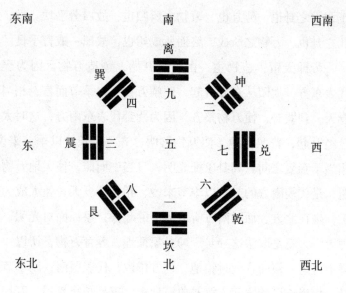

图 4-12　后天八卦图

《周易·说卦传》曰："乾天也，故称乎父，坤地也，故称乎母；震一索而得男，故谓之长男；巽一索而得女，故谓之长女；坎再索而得男，故谓之中男；离再索而得女，故谓之中女；艮三索而得男，故谓之少男；兑三索而得女，故谓之少女。"

乾卦代表天，坤代表地，天地创生万物，所以相当于父母。坤卦 ☷ 的母亲，向父亲的乾卦 ☰ 索取阳，生下男孩，最先得到一阳的震卦 ☳ 是长男，其次得到一阳的坎卦 ☵ 是中男，最后得到一阳的艮卦 ☶ 是少男。父亲向母亲索取阴，生下女孩，最先得到一阴的巽卦 ☴ 是长女，其次得到一阴的离卦 ☲ 是中女，最后得到一阴的兑卦 ☱ 是少女。后天八卦次序，说明八卦象征的人伦（表 4-2）。

**表4-2　后天八卦次序图**

| 坤<br>母<br>☷ | | | 乾<br>父<br>☰ | | |
|---|---|---|---|---|---|
| 兑<br>少<br>女 | 离<br>中<br>女 | 巽<br>长<br>女 | 艮<br>少<br>男 | 坎<br>中<br>男 | 震<br>长<br>男 |
| ☱ | ☲ | ☴ | ☶ | ☵ | ☳ |
| 得<br>坤<br>上<br>爻 | 得<br>坤<br>中<br>爻 | 得<br>坤<br>初<br>爻 | 得<br>乾<br>上<br>爻 | 得<br>乾<br>中<br>爻 | 得<br>乾<br>初<br>爻 |

### 5. 伏羲八卦与文王八卦内涵的区别

先天八卦又称伏羲八卦，分阴阳之体用，言六合之象；依天、地、山、泽、雷、风、水、火，相互交错的自然现象排列，是主体。后天八卦又称文王八卦，阐五行之精微，明气候之详；文王八卦按顺时针方向，依方位与季节排列，是应用。

伏羲八卦蕴含了阴阳属性是宇宙间构成万物的两大因素，阴阳的对立、互根、消长、转化是宇宙万物一切变化现象的基本规律。《周易·系辞上传》曰："一阴一阳之谓道"。即说明阴阳变化无穷的法则，正是宇宙的法则，人生的要谛；就是天理，就是人道。伏羲八卦蕴含了天地四方变化的现象和宏观规律。

《周易·系辞上传》阐述了：由"太极"阴阳分离，形成天地，称作"两仪"，由两仪产生"四象"，由"四象"产生象征天、地、水、火、风、雷、山、泽的八卦，涵盖宇宙万象，由此断定吉凶。趋吉避凶，伟大的事业，就由此产生。伏羲八卦蕴含并表达了《易》的宇宙论，所以，伏羲八卦是主体。

《周易·系辞上传》说："天一、地二、天三、地四、天五、地六、天七、地八、天九、地十。天数五，地数五，五位相得，而各有合，天数二十有五，地数三十，凡天地之数，五十有五，此所以成变化而行鬼神也"。此数之奇数为阳，偶数为阴，五个奇数之和为二十五是天数；五个偶数之和三十为地数，总和为五十五称天地之数。天地数，即五行生成数。张景岳《类经图翼》："五行之理，原出自然，天地生成，莫不有数，圣人查河图而推定之。其序曰：天一生水，地六成之；地二生火，天七成之；天三生木，地八成之；地四生金，天九成之；天五生土，地十成之"。其中的一、二、三、四、五，分别表示五行中水、火、木、金、土的生数；六、七、八、九、十，是为五行中水、火、木、金、土的成数。河图的天地之数，蕴含了五行的生成由来。

洛书，又称"九数图"。其时序和方位全合后天八卦，文王八卦包含了河图与洛书内涵，抽象概括了五行生克乘侮的推演变化，故云："阐五行之精微"。文王八卦如下（图4-13）。

文王八卦的位置排列，蕴含五行的属性与变化，如坎卦属水，位居北方；离卦属火，位居南方，震卦属木，位居东方，巽卦亦属木，位居东南方；兑卦属金，位居西方；乾卦亦属金，位于西北方；坤、艮二卦，同属于土，位于西南与东北

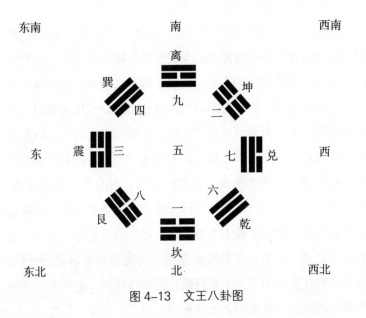

图 4-13　文王八卦图

方。象征木、火在土地之上；金、水在大地之下。

　　根据八卦的阴阳五行属性，各卦代表不同的节气：震卦在东方应春分，巽卦在东南应立夏，离卦在南方应夏至，坤卦在西南应立秋，兑卦在西方应秋分，乾卦在西北应立冬，坎卦在北方应冬至，艮卦在东北应立春；象征四季节令的变化。

　　图中的九宫，每一宫各有一个数字，称为洛书九宫数，代表了四季气候的变化和每天光热的强弱。数字排列顺序，是按东南西北的方位顺时针方向环转的。这些数字的根据是：阳爻（—）代表阳数一，阴爻（——）代表阴数二，阴阳相合，一加二等于三，东方日出，象征一天的开始，故东方的震宫是三；三三得九，南方的离宫即为九数；三九二十七，西方的兑宫即为七数；三七二十一，北方的坎宫即为一数；一三得三，由北方返至东方的震宫仍为三数。这些分居在正方的都是单数，称为奇数，亦称为阳数，象征着白昼的日出于东，而没于西的现象。这些数字的多寡，代表了四季气候寒温的变化和一天中光热的强弱。如东方震宫为春分，东方的三代表春温，温则生万物；阳气由始温发展到热极，转至南方离宫的九数是夏至，即为夏热，热则长万物；热极变为凉爽，再转到西方兑宫的七数是秋分，即为秋凉，凉则收万物；由凉爽发展到冷极，再转到北方坎宫一数是冬至，即为冬寒，寒则杀万物；由寒极又变为温和，再回复到东方震宫的三数，仍为春分。如以一天的温度来说，东方的三数代表黎明，为光热逐渐增强的时候；由此转到九数是中午，光热最强；再顺序环转，七是下午，光热逐渐减弱；一是夜间，光热最弱。

图中的四角，亦称四隅，都是双数，即为偶数，亦称为阴数，它的环转方向，适与阳数相反，象征着阳进阴退；天左转、地右转。阴数以二为起点，也就是从西南角的坤宫开始，二二得四，转到东南角的巽宫就是四；二四得八，转到东北角的艮宫就是八；二八一十六，再转到西北角的乾宫就是六；二六一十二，回复到西南角的坤宫仍是二。阴数的多寡与其转向的先后，也可以代表四季和一天中温度的强弱，以说明寒往则暑来，昼往则夜来。

图中的五数，位居中央，作为一切数字演变的根源，如以阴阳的起点二乘五等于十，所以图中四方和交叉的数字相加都是十，例如上九下一是十，左三右七是十，四与六交叉相加是十，二与八交叉相加也是十。再以阳数的三乘五等于十五，所以图中的数字纵横相加都是十五，纵的东侧直线四、三、八相加是十五，正中的九、五、一相加是十五，西侧的二、七、六相加也是十五。横的上面的横线二、九、四相加等于十五，当中的横线七、五、三相加等于十五，下面的横线六、一、八相加也等于十五。同时如将二、四、六、八各阴数相加的和数乘五，等于一百；各阳数相加，即一、三、七、九的和乘五也等于一百。可见九宫的数字，虽分列在四面八方，却有着内在的关联；有着一个统一性。这些数字的多寡，代表了四季的气候和一天中光热的强弱；并说明阴阳的进退、动静、盛衰、升降、屈伸、生死等的演变，成为阴阳变化的规律。古人将这些规律，广泛地应用在医学各个方面，如《灵枢·九宫八风》，即依此来分述八方风向对于人体健康的影响。又如《灵枢·九针论》指出：左足应立春（艮宫东北方），左胁应春分（震宫正东方），左手应立夏（巽宫东南方），膺喉首头应夏至（离宫正南方），右手应立秋（坤宫西南方），右胁应秋分（兑宫正西方），右足应立冬（乾宫西北方），腰尻下窍应冬至（坎宫正北方），六府膈下三藏应中州（即中宫）等等。这种以身形的上下左右来配合节令和八卦，与八卦代表阴阳升降的意义是相同的。此外，还有运用于眼科的"五轮八廓"学说，运用于小儿推拿的"运八卦"等。

所以说，文王八卦，阐五行之精微，明气候之详，是应用。

另外，宋代邵康节创制了"实用八卦"，到明朝初年刘基增添了二十四山向，从那时起，占卜（批八字，算卦），预测者，都以此图为根据，"实用八卦"实际上是将"先天八卦数"和"后天八卦图"，与二十四山向组合而成的。

## 6. 卦象与卦位

### (1) 卦象

易经六十四卦，皆由八卦两两相重组成。古称八卦为经卦，六十四卦为别卦。八经卦乃象八类现物。重为六十四卦，其同卦相重，仍象一种事物或含有重复之意义；其异卦相重，则象两各事物之联系。故六十四卦之卦象均由八卦所构成。

易传分八卦为阴阳两类。

阳卦——乾（☰）  震（☳）  坎（☵）  艮（☶）

阴卦——坤（☷）  巽（☴）  离（☲）  兑（☱）

宇宙之物（包括人）分为阴阳两类，阳物之性是刚，阴物之性是柔。阳卦象征阳物，具刚性之物；阴卦象征阴物，其性柔。

### (2) 八经卦之卦象特征

① 乾（☰）

"乾为天"，此为乾之基本卦象；

乾为天而以天比朝廷；视朝廷如天廷；

乾为天而以天比其他；

乾为君，君在一国之中，至高无上如天也；

乾为君子（指才德刚健之人），此因君子之才德刚健，犹天道刚健也；

乾为阳气，此因阳气属于天也；

乾为刚健，此因天道刚健，运行有规律而不息也；

乾为衣，此因衣在人身上部，如天在宇宙之上部；

乾为金（包括金属之刀），此因金属坚刚之物也，在脏属肺。

② 坤卦（☷）

"坤为地"此为坤之基本卦象；

坤为地而以地比人；

坤为臣民，臣民位在君下，位低如地也；

坤为"小人"（指才德柔弱之人）此因"小人"才德柔弱，犹地道柔弱也；

坤为阴气，此因阴气属于地也；

坤为柔顺，此因地生养万物，随天时而变化，地道柔弱，顺承天道也。

坤为裳，此因裳在人身之下部，如地在宇宙之下部；

坤为土，在脏属脾。

③ 震卦（☳）

"震为雷"，此是震的基本卦象。

震为雷而以雷比刑，刑为君之威力，犹雷是天之威力；

"震为鹄"此因鹄飞于天空而能鸣，犹雷行于天空而能鸣也；

震为刚，震属阳卦，阳卦之性刚；

"震，动也"，此因雷在天空行动，又能震动万物也。

"震为长男"，震为阳卦，第一爻为阳爻，男为阳性，长男是父母第一子也；

震为车，此因震行于天空有声，车行于地上而有声也；

震属甲木，木脏属肝。

④巽卦（☴）

巽为风，此是巽的基本卦象；

巽为风而以风比君上之教令，此因教令鼓动万民，犹风能吹动万物也；

"巽为木"此因风吹则木动，木动则知风也；

巽为木而以木比人之美德，此因木有花叶之美，其材有利于人，人之美德可与之相比也；

巽为柔，此因巽为阴卦，阴卦性柔也；

巽，逊也，巽字读为逊，谦逊也。此因风力大能折木毁屋，而一般风力遇坚强之物则曲回而退让也；

"巽，入也"，此因风之吹物无孔不入也；

巽为乙木，在腑为胆。

⑤坎卦（☵）

"坎为水"，此是坎的基本卦象；

坎为群众，此因群众各地皆有，犹水各地皆有也；

坎为美德，此因美德有利于人，犹水有利于物；

坎为水，而以水比其他；

坎为雨，此因雨是水之类也；

坎为水，而以雨比恩赏，此因恩赏施于人，犹雨水润于百谷草木也；

坎为云，而以云比未降之恩赏，此因云是未降之雨也；

坎为刚，坎为阳卦，其性刚；

坎，险也，此因江河之水形成险阻也；

坎在脏为肾。

⑥ 离卦（☲）

离为火，此是离之基本卦象；

离为火，而以火比人之明察，此因明察于事物，犹火照见万物也；

离为火，而以火比其他；

"离为日"，而以日比人之明德，此因日为最大光明之物也。

"离为电"，而以电比人之明察，此因电亦光明之物与火同也。

"离为女"，此因离为阴卦，女为阴性也；

离为柔，离属阴卦，阴卦性柔；

离为文，又为文明，此因日与光照见万物，始能显宇宙之文章也；

"离，丽也"，依附也，此因火必依附于物，始能存在也；

离为绳，此因古人常燃草绳以保存火种也；

离在脏属心。

⑦ 艮卦（☶）

"艮为山"，此是艮之基本卦象；

艮为山，而以山比贵族，此因贵族高居民上，犹山高居地上也；

艮为山，而以山比贤人，此因贤人才德崇高坚实可比于山也；

艮为山，而以山比其他；

"艮为男"，此因艮为阳卦，男为阳性也；

艮为阳气，此因艮为阳卦也；

艮为刚，艮卦属阳，阳性刚；

"艮，止也"，此因山是静止不动之物也；

艮为榖实，此因榖实坚刚，其性可比于山也；

艮土在脏属胃。

⑧ 兑卦（☱）

"兑为泽"，此是兑的基本卦象；

兑为民，民在社会上处于最低下之地位，犹泽在自然界处于最低下之地位也；

兑为泽，而以泽比其他；

"兑为女"，因兑为阴卦，女为阴性也；

兑为阴气，因兑为阴卦也；

兑为柔，此因兑为阴卦，阴卦性柔；

"兑，说也"，说读悦，此因鱼生于泽，鸟飞于泽，人取养于泽，泽为万物之所悦也；

兑为畜牲，此因畜牲为人家最卑下之物，犹泽为自然界最卑下之物也；

兑为竹，此竹多生于泽边也；

兑金在脏属大肠。

由上可知，八卦乃系古人对自然界的粗浅观察，以某些事物、自然现象联系到人类社会、生活实践、人体脏腑、组织机能等特点概括而成。用八卦以象事物，含有分析事物性质之意，具有朴素唯物主义观点。

(3) 卦位

八卦之象为六十四别卦之象的基础。每两卦之形相重而构成六十四别卦之形，从每两经卦之象联系，构成六十四卦之象。相联系之情况决定于卦位。卦位者，为别卦所重两经卦之位置。两经卦重为一别卦，总是一经卦在上，一经卦在下，故六十四卦本皆是上下之位。易传将卦位组成归纳为六种。

① 异卦相重是上下位：如蒙（䷃），上卦为艮，下卦为坎，艮为山，坎为水，泉亦为水，蒙卦之意为山下出泉水，说明此两种事物有上下之位。

② 异卦相重是内外之位：如明夷（䷣），以下卦为内，上卦为外，则内卦为离，外卦为坤，明夷则有内文明而柔顺。将上下两卦视为内外之位。

③ 异卦相重是前后位：上卦为前卦，下卦为后卦，将两经卦上下位视为前后位。如需（䷄），前卦为坎，后卦为乾，坎者险也，乾则健也。此卦则是有险在前，健者处于后，不冒险，故未陷于险也，故象传释曰："需，须也，险在前也。刚健而不陷。"

④ 异卦相重是平行之位：将上下两卦视为平列之位。如屯（䷂），上卦为坎，下卦为震，震为雷，坎为水，雨亦水也。屯之卦象是雷行雨降，雷雨并动乃为平列关系。

⑤ 同卦相重是重复之位：相同两经卦之重复位，象一事

物，此事物有重复关系，同卦相重只有乾、坤、震、巽、坎、离、兑、艮、八卦，如巽（☴）、坎（☵）。

⑥同卦相重而不分其位：一别卦是相同两经卦相重，象一种事物，此事物仍为一体，不含重复之含义，如只释（☰），乾为天，只释（☷），坤为地。

前四种为五十六卦，后二种只有八卦，合之则为六十四别卦。

(4) 爻象与爻数

爻象为易卦之爻，所象之事物，只有阴阳两种。

易卦的基本符号是（—）与（--）、八经卦六十四别卦均由此两种符号组成。

（—）象阳、象天，谓阳爻，古人睹天体混然为一，苍苍无二色，故以一整画象之。

（--）象阴、象地，谓之阴爻。地体分水陆两部分，故以两断画象之。

易经将天下事物分为阴阳两种，认为阴阳两性矛盾对立是事物的普遍规律。故以阴爻（--）或阴卦、阳爻（—）或阳卦两种符号象阴阳两种事物，为易经之普遍法则。并以阳爻象阳性之物，其性刚，阴爻象阴性之物，其性柔。其划分阴阳刚柔，或属于自然性，或属于社会性。从八卦之象可知。

爻数者，易卦所居之位位次，即爻位也。

六十四卦，每卦六爻，六爻位次之顺序乃自下而上，易经之爻题，第一爻标以"初"字，第二爻标以"二"字，第三爻标以"三"，第四爻标以"四"，第五爻标以"五"，第六爻标以"上"字。

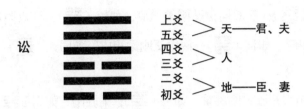

据易传爻位可归纳如下四种。

①天、地、人：以"五"为天位，"二"为地位，"三"为人位。以六爻象征天地人三才，"上""五"两爻象天，人处于天之下，故五爻为天位；"二""初"两爻象地，人所处者为地的上面，故"二"为地位，"三""四"两爻象人位，人生于地上，故"三"爻为人位。

②上位、中位、下位：上爻为上位，上卦之中爻与下爻为中位，以初爻为下位。

③阳位、阴位：以第一爻（初爻）、第三爻、第五爻皆为阳位，因其爻位之序数为奇数，奇数属阳，故其爻位为阳。第二爻、第四爻、第六爻（上爻）皆为阴位，因其爻位之序数为偶数，偶属阴也。

④同位：六十四卦上下两卦皆有上中下三爻，初爻居下卦之下位，四爻居上卦之下位是为同位，同在下位，同理"二""五"为同居中位，"三""上"同在上位。

六十四卦，每卦六爻，每爻各有其象，各有其位，爻象与爻位相结合而不可分也，据其爻象与爻位结合而释其卦名，卦义或卦辞，一般有六种。

①刚柔相应：有五柔应一刚，如比（䷇）；五刚应一柔，如小畜（䷈）；三双同位爻刚柔相应，如恒（䷟）；三双同位爻刚柔相应，如艮（䷳）；两中爻刚柔相应，如同人（䷌）五种不同表现。

②刚柔相胜：刚胜柔，如夬（䷪）；柔胜刚，如剥（䷖）。

③刚柔位当与位不当：刚柔位当，如既济（䷾）；刚柔位不当，如未济（䷿）。

④刚柔得中：一刚得中，如渐（䷴）；一柔得中，如同人（䷌）；双柔得中，如中孚（䷼），双刚得中，如小过（䷽）；刚柔分中，如观（䷓）；为刚不中，如颐（䷚）亦是。

⑤刚柔居尊位或居上位或居下位：刚柔居尊位，如需（䷄）；刚柔居上位，如履（䷝）；刚柔居下位，如乾（䷀）。

⑥柔从刚与柔乘刚：柔从刚（柔顺刚）如巽（䷸）；柔乘刚（柔凌刚），如噬嗑（䷔）。

总言之，以爻象与爻位结合，按其阳爻性刚，阴爻性柔，所处不同爻而分析说明卦名、卦义和卦辞。简言之，象有两种；一为卦象，包括卦位，即八经卦与六十四别卦所象事物及其位置关系。二为爻象，即阴阳两爻所象之事物。数有两种：一曰阴阳数如奇数为阳数，偶数为阴数；二曰爻数，即爻位，以爻之位次表明事物之位置关系。掌握以上内容，对于进一步探讨《易经》和深入理解灵龟八法内涵，有所裨益和帮助。

(5) 六十四卦图

《易经》取八卦中的两卦重叠配合演为六十四卦，以象征自然现象和社会现象的发展变化，具有朴素的辩证法因素。现将《易经》六十四卦，依序排列如下（图 4-14），始于乾坤终于未济。

以上乾卦至离卦共三十卦属于《上经》。咸卦至未济卦共三十四卦属于《下经》。总共六十四卦，三百八十四爻；加上卦辞、爻辞，称为《易经》。另有《易传》是注释和论述卦辞、爻辞的。《易经》和《易传》这两部分合起来就是《周易》。

| 乾 | 坤 | 屯 | 蒙 | 需 | 讼 | 师 | 比 |
|---|---|---|---|---|---|---|---|
| 小畜 | 履 | 泰 | 否 | 同人 | 大有 | 谦 | 豫 |
| 随 | 蛊 | 临 | 观 | 噬嗑 | 贲 | 剥 | 复 |
| 无妄 | 大畜 | 颐 | 大过 | 坎 | 离 | 咸 | 恒 |
| 遁 | 大壮 | 晋 | 明夷 | 家人 | 睽 | 蹇 | 解 |
| 损 | 益 | 夬 | 姤 | 萃 | 升 | 困 | 井 |
| 革 | 鼎 | 震 | 艮 | 渐 | 归妹 | 丰 | 旅 |
| 巽 | 兑 | 涣 | 节 | 中孚 | 小过 | 既济 | 未济 |

图 4-14　六十四卦图

六十四卦排列的次序，古今学者普遍认为是有寓意的。任继愈编的《中国哲学史》说："《序卦传》认为，六十四卦的次序是'二二相耦，非覆则变'。相反的卦常在一起。两卦双双对立，例如：'泰者，通也，物不可以终通，故受之以否。'泰卦之后，继之以否卦，《序卦传》提出了对立物向它的反面转化的思想。泰是通顺，否是不顺。泰与否是相反的，而泰以后继之以否，是对立物转化到它的反面。"尚秉和编撰的《周易尚氏学》也认为"上经始乾坤，终坎离，而以否泰为枢纽；下经始咸恒，终未济，而以损益为枢纽，其间次序，皆有深意"。八卦演成六十四卦，卦名和卦序的含义等都是《周易》的重要内容，其内涵及学术价值，仍在继续研究中。

## 三、灵龟八法的组成

### （一）八脉交会穴

奇经八脉有统率和调整十二经脉气血的作用，而十二经脉本身又有上下循行，交错相会的特性，所以在四肢部的十二经脉上有八个穴位相通于八脉。

(1) 后溪：属手太阳小肠经，与手少阴心经相表里，通于督脉。

(2) 列缺：属手太阴肺经，与手阳明大肠经相表里，通于任脉。

(3) 公孙：属足太阴脾经，与足阳明胃经相表里，通于冲脉。

(4) 临泣：属足少阳胆经，与足厥阴肝经相表里，通于带脉。

(5) 照海：属足少阴肾经，与足太阳膀胱经相表里，通于阴跷脉。

(6) 申脉：属于足太阳膀胱经，与足少阴肾经相表里，通于阳跷脉。

(7) 内关：属手厥阴心包经，与手少阳三焦经相表里，通于阴维脉。

(8) 外关：属手少阳三焦经，与手厥阴心包经相表里，通于阳维脉。

以上八穴与奇经八脉相通，其经脉循行交会关系如下。

督脉起于下极之俞，并于脊里，上行风府，过脑，循额，至鼻，入龈交，通手太阳小肠经"后溪"。

任脉起于中极之下，循腹上至咽喉，通手太阴肺经"列缺"。

冲脉起于气冲，并足少阴肾经挟脐上行，至胸中而散，通足太阴脾经"公孙"。

带脉起于季胁，绕身一周，通足少阳胆经"临泣"。

阴跷脉起于跟中（照海穴），循内踝上行，至咽喉，交冲脉，通足少阴肾经"照海"。

阳跷脉起于足跟中（申脉穴），循外踝，上入风池，通足太阳膀胱经"申脉"。

阴维脉维系诸阴之交，通手厥阴心包经"内关"。

阳维脉维系诸阳之会，通手少阳三焦经"外关"。

奇经八脉配合的八穴，是取十二经脉的四脏四腑，任、督、冲、带四条奇经配合的穴位，是在肝、心、脾、肺的表里经脉上配取一穴，惟肾与膀胱，心包与三焦则多配两个穴（即这四条经脉每经配一穴），这是因为它们有特别重要的作用：肾为先天之本，膀胱为州都之官，心包为阴血之母，三焦为诸阳之父；同时还由于它们所通的阴阳跷、阴阳维是左右、内外对称循行分布的四条经脉，所以每经分配一穴。

八穴交会八脉，还分为四组，有着一致的交合部位和主治范围，称之为"父母""夫妻""男女""主客"。列表说明如下（表4-3）。

表4-3　八法交会八脉表

| 八穴名称 | 通于八脉 | 相互关系 | 合于部位（主治范围） |
|---|---|---|---|
| 公孙 | 冲脉 | 父 | 心、胸、胃 |
| 内关 | 阴维 | 母 | |
| 后溪 | 督脉 | 夫 | 目内眦、颈项、耳、肩膊、小肠、膀胱 |
| 申脉 | 阳跷 | 妻 | |
| 临泣 | 带脉 | 男 | 目锐眦、耳后、颈、颊、肩 |
| 外关 | 阳维 | 女 | |
| 列缺 | 任脉 | 主 | 肺系、咽喉、胸膈 |
| 照海 | 阴跷 | 客 | |

八穴交会八脉相互关系的名称，是根据八卦、阴阳等理论称谓的：冲脉与阴维脉相交会，两脉通于公孙与内关。因为

公孙属乾卦，为天，称父；内关为心包经，是阴血之母，称母，所以二穴为父母。

督脉与阳跷脉相交会，两脉通于后溪与申脉。因为督脉为一身之阳，通于督脉的是后溪穴，属小肠丙火；通于阳跷的是申脉穴，属膀胱壬水。火为阳，水为阴，故称为夫妻。

带脉与阳维脉相交会，两脉通于临泣与外头。因为震卦为阳称男；巽卦为阴称女，所以二穴称为男女。

任脉与阴跷脉相交会，两脉通于列缺与照海。因为列缺主行肺系，肺朝百脉，以充养全身，配属离卦居正南方，故为主；照海配属坤卦，又寄取中宫，故为客，所以二穴称为主客。

## （二）八脉八穴与九宫八卦的配属关系

八卦配合各个方位，称谓九宫。每宫配一个会穴和一条奇经。灵龟八法开穴即根据配属的九宫数推演计算。现将八穴配属九宫关系列表说明如下（表4-4）。

表4-4　八穴配属九宫表

| 八卦 | 乾 | 艮 | 兑 | 坎 | 巽 | 震 | 离 | 坤 |
|---|---|---|---|---|---|---|---|---|
| 方位 | 西北 | 东北 | 西 | 北 | 东南 | 东 | 南 | 西南、中 |
| 九宫数 | 六 | 八 | 七 | 一 | 四 | 三 | 九 | 二、五 |
| 八穴 | 公孙 | 内关 | 后溪 | 申脉 | 临泣 | 外关 | 列缺 | 照海 |
| 八脉 | 冲脉 | 阴维 | 督脉 | 阳跷 | 带脉 | 阳维 | 任脉 | 阴跷 |

将八穴与九宫八卦的配属关系，按文王八卦作图，即称谓《奇经纳卦图》（图4-15）。

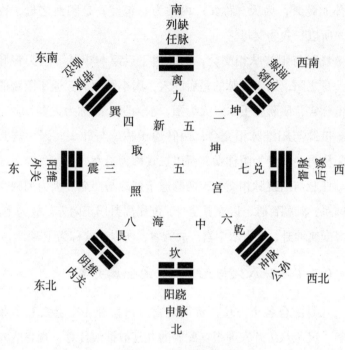

图 4-15 奇经纳卦图

《八法歌》简明概括了八卦配合八穴的关系，运用灵龟八法必须记住。现录于下。

《八法歌》

坎一联申脉，照海坤二五，震三属外关，巽四临泣数，
乾六是公孙，兑七后溪府，艮八系内关，离九列缺主。

### （三）八法逐日干支代数

灵龟八法的组成，除了八脉、八穴、八卦外，尚有日时

的干支数字作为八法取穴的依据。干支的数字，分代日数字和代时数字两种。

代日数天干以甲、己为十，乙、庚为九，丁、壬为八，戊、癸、丙、辛为七；地支则以辰、戌、丑、未为十，申、酉为九，寅、卯为八，巳、午、亥、子为七。现做表（表4-5）附歌于此。

**表4-5　八法逐日干支表**

| 十 | | 九 | | 八 | | 七 | |
|---|---|---|---|---|---|---|---|
| 天干 | 地支 | 天干 | 地支 | 天干 | 地支 | 天干 | 地支 |
| 甲己 | 辰、戌、丑、未 | 乙庚 | 申酉 | 丁壬 | 寅卯 | 戊丙癸辛 | 巳亥午子 |

《八法逐日干支歌》

甲己辰戌丑未十，乙庚申酉九为期，丁壬寅卯八成数，
戊癸巳午七相宜，丙辛亥子亦七数，逐日干支即得知。

八法日干支数字的由来，是根据五行生成数和干支顺序的阴阳而定的。八法逐日干支数字释义。

《周易·系辞上传》说"天一、地二、天三、地四、天五、地六、天七、地八、天九、地十。天数五，地数五，五位相得，而各有合，天数二十有五，地数三十，凡天地之数五十有五，此所以成变化而行鬼神也"。此数之奇数为阳，偶数为阴，五个奇数之和为二十五是天数；五个偶数之和三十为地数，总和为五十五称天地之数。天地数，即五行生成数。张景岳《类经图翼》："五行之理，原出自然，天地生成，莫不有

数，圣人查河图而推定之。其序曰：天一生水，地六成之；地二生火，天七成之；天三生木，地八成之；地四生金，天九成之；天五生土，地十成之"。其中的一、二、三、四、五，分别表示五行中水、火、木、金、土的生数；六、七、八、九、十，是为五行中水、火、木、金、土的成数。八法代表逐日干支的数字，就是用了五行的成数。天干以相合所化的五行，地支以其原来所属的五行，用来和五行的成数相配。如天干的甲、己合而化土，地支的辰、戌、丑、未属于中央之土，土的成数是十，十就代表了甲、己、辰、戌、丑、未六个字，故在歌中说："甲己辰戌丑未十"。"乙庚申酉九为期"的意思，因为天干的乙、庚合而化金，地支的申酉属于西方之金，金的成数是九，所以九就代表了乙、庚、申、酉四个字。而天干的丁、壬合而化木，地支的寅、卯属于东方之木，木的成数是八，所以八就代表了丁、壬、寅、卯四个字，故在歌中说："丁壬寅卯八成数"。"戊癸巳午七相宜"的意思，因为天干的戊、癸合而化火，地支的巳、午属于南方之火，火的成数是七，七就代表了戊、癸、巳、午四个字。至于天干的丙、辛合而化水，地支的亥、子属于北方之水，水的成数是六，丙、辛、亥、子四个字，原应用六去代表，但由于水火被称为同属先天始生之物，八卦中属于火的离卦，名为离中虚，中虚即火中藏有真水、日中有月精之意，所以例外地丙、辛、亥、子并不用水六的成数，而仍用火七的成数，以七代表了丙、辛、亥、子四个字，故在歌中说："丙辛亥子亦七数"。

## （四）八法临时干支代数

代时数天干甲、己为九，乙、庚为八，丙、辛为七，丁、壬为六，戊、癸为五；地支则以子、午为九，丑、未为八，寅、申为七，卯、酉为六，辰、戌为五，巳、亥为四。现做表（表4-6）附歌于下。

表4-6　八法临时干支表

| 九 | | 八 | | 七 | | 六 | | 五 | | 四 |
|---|---|---|---|---|---|---|---|---|---|---|
| 天干 | 地支 | 天干 | 地支 | 天干 | 地支 | 天干 | 地支 | 天干 | 地支 | 巳亥 |
| 甲己 | 子午 | 乙庚 | 丑未 | 丙辛 | 寅申 | 丁壬 | 卯酉 | 戊癸 | 辰戌 | |

《八法临时干支歌》

甲己子午九宜用，乙庚丑未八无疑，

丙辛寅申七作数，丁壬卯酉六须知，

戊癸辰戌各有五，巳亥单加四共齐，

阳日除九阴除六，不尽零余穴下推。

八法临时干支数字释义：八法代时干支数，是按照天干顺序的阴阳而定的。《素问·三部九候论》说："天地之至数始于一，终于九焉"。天干以甲为第一数，甲乙丙丁戊己庚辛壬，从甲到壬，壬是第九数。地支以子为第一数，子丑寅卯辰巳午未申，申是地支中的第九数。因此，干支中的"壬""申"两字，就作为往来推算的基础。

代表时辰的干支数，是以相合之天干和相冲的地支，并在一起，以表示干支阴阳的变化。天干以甲为首，甲己逢五相合甲，自甲按天干的顺序，数到壬是九数。地支以子为首，子午逢六相冲，自子按地支的次序，顺数到申是九数。所以甲、己和子、午四个字都是九数。故曰："甲己子午九宜用"。天干乙庚相合，从乙到壬是八，地支丑未相冲，从丑到申也是八，故曰："乙庚丑未八无疑"。天干丙辛相合，从丙到壬是七，地支寅申相冲，从寅到申是七，故曰："丙辛寅申七作数"。天干丁壬相合，从丁到壬是六，地支卯酉相冲，从卯到申是六，故曰："丁壬卯酉六顺知"。天干戊癸相合，从戊到壬是五，地支辰戌相冲，从辰到申是五，故曰："戊癸辰戌各有五"。地支巳亥相冲，从巳到申是四，四单独代表巳亥，故曰："巳亥单加四共齐"。

# 四、灵龟八法的开穴方法

## （一）灵龟八法的基本开穴程序

灵龟八法开穴方法的基本程序如下。

(1) 求出当天的日干支。

(2) 根据"五虎建元"定出当时的时辰干支。

(3) 根据"逐日干支"和"临时干支"得出这四个干支的代表数字，然后求出四个干支代数和。

(4) 按"阳日除九，阴日除六"的规律去除这个和数，所得余数，就是应开穴位的代表数；用穴位代表数查对"奇经纳卦图"，便可知当开穴位。

(5) 凡能除尽而没有余数的，阳日为九，都是列缺穴；阴日为六，都是公孙穴。

## （二）日干支查对表

临证时，只要知道阳历的月日，即可在当年逐月日干支表中查出当天的日干支（表4-7至表4-9）。

**表4-7　2020年逐月日干支表**

| 日期 月份 | 1<br>11<br>21/31 | 2<br>12<br>22 | 3<br>13<br>23 | 4<br>14<br>24 | 5<br>15<br>25 | 6<br>16<br>26 | 7<br>17<br>27 | 8<br>18<br>28 | 9<br>19<br>29 | 10<br>20<br>30 |
|---|---|---|---|---|---|---|---|---|---|---|
| 一月 | 癸（卯丑亥酉） | 甲（辰寅子） | 乙（巳卯丑） | 丙（午辰寅） | 丁（未巳卯） | 戊（申午辰） | 己（酉未巳） | 庚（戌申午） | 辛（亥酉未） | 壬（子戌申） |
| 二月 | 甲（戌申午） | 乙（亥酉未） | 丙（子戌申） | 丁（丑亥酉） | 戊（寅子戌） | 己（卯丑亥） | 庚（辰寅子） | 辛（巳卯丑） | 壬（午辰寅） | 癸（未巳） |
| 三月 | 癸（卯丑亥酉） | 甲（辰寅子） | 乙（巳卯丑） | 丙（午辰寅） | 丁（未巳卯） | 戊（申午辰） | 己（酉未巳） | 庚（戌申午） | 辛（亥酉未） | 壬（子戌申） |
| 四月 | 甲（戌申午） | 乙（亥酉未） | 丙（子戌申） | 丁（丑亥酉） | 戊（寅子戌） | 己（卯丑亥） | 庚（辰寅子） | 辛（巳卯丑） | 壬（午辰寅） | 癸（未巳卯） |
| 五月 | 甲（辰寅子戌） | 乙（巳卯丑） | 丙（午辰寅） | 丁（未巳卯） | 戊（申午辰） | 己（酉未巳） | 庚（戌申午） | 辛（亥酉未） | 壬（子戌申） | 癸（丑亥酉） |
| 六月 | 乙（亥酉未） | 丙（子戌申） | 丁（丑亥酉） | 戊（寅子戌） | 己（卯丑亥） | 庚（辰寅子） | 辛（巳卯丑） | 壬（午辰寅） | 癸（未巳卯） | 甲（申午辰） |
| 七月 | 乙（巳卯丑亥） | 丙（午辰寅） | 丁（未巳卯） | 戊（申午辰） | 己（酉未巳） | 庚（戌申午） | 辛（亥酉未） | 壬（子戌申） | 癸（丑亥酉） | 甲（寅子戌） |

（续表）

| 日期<br>月份 | 1<br>11<br>21/31 | 2<br>12<br>22 | 3<br>13<br>23 | 4<br>14<br>24 | 5<br>15<br>25 | 6<br>16<br>26 | 7<br>17<br>27 | 8<br>18<br>28 | 9<br>19<br>29 | 10<br>20<br>30 |
|---|---|---|---|---|---|---|---|---|---|---|
| 八月 | 丙(子戌申午) | 丁(丑亥酉) | 戊(寅子戌) | 己(卯丑亥) | 庚(辰寅子) | 辛(巳卯丑) | 壬(午辰寅) | 癸(未巳卯) | 甲(申午辰) | 乙(酉未巳) |
| 九月 | 丁(未巳卯) | 戊(申午辰) | 己(酉未巳) | 庚(戌申午) | 辛(亥酉未) | 壬(子戌申) | 癸(丑亥酉) | 甲(寅子戌) | 乙(卯丑亥) | 丙(辰寅子) |
| 十月 | 丁(丑亥酉未) | 戊(寅子戌) | 己(卯丑亥) | 庚(辰寅子) | 辛(巳卯丑) | 壬(午辰寅) | 癸(未巳卯) | 甲(申午辰) | 乙(酉未巳) | 丙(戌申午) |
| 十一月 | 戊(申午辰) | 己(酉未巳) | 庚(戌申午) | 辛(亥酉未) | 壬(子戌申) | 癸(丑亥酉) | 甲(寅子戌) | 乙(卯丑亥) | 丙(辰寅子) | 丁(巳卯丑) |
| 十二月 | 戊(寅子戌申) | 己(卯丑亥) | 庚(辰寅子) | 辛(巳卯丑) | 壬(午辰寅) | 癸(未巳卯) | 甲(申午辰) | 乙(酉未巳) | 丙(戌申午) | 丁(亥酉未) |

### 表4-8 2021年逐月日干支表

| 日期<br>月份 | 1<br>11<br>21/31 | 2<br>12<br>22 | 3<br>13<br>23 | 4<br>14<br>24 | 5<br>15<br>25 | 6<br>16<br>26 | 7<br>17<br>27 | 8<br>18<br>28 | 9<br>19<br>29 | 10<br>20<br>30 |
|---|---|---|---|---|---|---|---|---|---|---|
| 一月 | 己(酉未巳卯) | 庚(戌申午) | 辛(亥酉未) | 壬(子戌申) | 癸(丑亥酉) | 甲(寅子戌) | 乙(卯丑亥) | 丙(辰寅子) | 丁(巳卯丑) | 戊(午辰寅) |
| 二月 | 庚(辰寅子) | 辛(巳卯丑) | 壬(午辰寅) | 癸(未巳卯) | 甲(申午辰) | 乙(酉未巳) | 丙(戌申午) | 丁(亥酉未) | 戊(子戌) | 己(丑亥) |
| 三月 | 戊(申午辰寅) | 己(酉未巳) | 庚(戌申午) | 辛(亥酉未) | 壬(子戌申) | 癸(丑亥酉) | 甲(寅子戌) | 乙(卯丑亥) | 丙(辰寅子) | 丁(巳卯丑) |
| 四月 | 己(卯丑亥) | 庚(辰寅子) | 辛(巳卯丑) | 壬(午辰寅) | 癸(未巳卯) | 甲(申午辰) | 乙(酉未巳) | 丙(戌申午) | 丁(亥酉未) | 戊(子戌申) |

（续表）

| 日期<br>月份 | 1<br>11<br>21/31 | 2<br>12<br>22 | 3<br>13<br>23 | 4<br>14<br>24 | 5<br>15<br>25 | 6<br>16<br>26 | 7<br>17<br>27 | 8<br>18<br>28 | 9<br>19<br>29 | 10<br>20<br>30 |
|---|---|---|---|---|---|---|---|---|---|---|
| 五月 | 己(酉<br>未巳卯) | 庚(戌<br>申午) | 辛(亥<br>酉未) | 壬(子<br>戌申) | 癸(丑<br>亥酉) | 甲(寅<br>子戌) | 乙(卯<br>丑亥) | 丙(辰<br>寅子) | 丁(巳<br>卯丑) | 戊(午<br>辰寅) |
| 六月 | 庚(辰<br>寅子) | 辛(巳<br>卯丑) | 壬(午<br>辰寅) | 癸(未<br>巳卯) | 甲(申<br>午辰) | 乙(酉<br>未巳) | 丙(戌<br>申午) | 丁(亥<br>酉未) | 戊(子<br>戌申) | 己(丑<br>亥酉) |
| 七月 | 庚(戌<br>申午辰) | 辛(亥<br>酉未) | 壬(子<br>戌申) | 癸(丑<br>亥酉) | 甲(寅<br>子戌) | 乙(卯<br>丑亥) | 丙(辰<br>寅子) | 丁(巳<br>卯丑) | 戊(午<br>辰寅) | 己(未<br>巳卯) |
| 八月 | 辛(巳<br>卯亥) | 壬(午<br>辰寅) | 癸(未<br>巳卯) | 甲(申<br>午辰) | 乙(酉<br>未巳) | 丙(戌<br>申午) | 丁(亥<br>酉未) | 戊(子<br>戌申) | 己(丑<br>亥酉) | 庚(寅<br>子戌) |
| 九月 | 壬(子<br>戌申) | 癸(丑<br>亥酉) | 甲(寅<br>子戌) | 乙(卯<br>丑亥) | 丙(辰<br>寅子) | 丁(巳<br>卯丑) | 戊(午<br>辰寅) | 己(未<br>巳卯) | 庚(申<br>午辰) | 辛(酉<br>未巳) |
| 十月 | 壬(午<br>辰寅子) | 癸(未<br>巳卯) | 甲(申<br>午辰) | 乙(酉<br>未巳) | 丙(戌<br>申午) | 丁(亥<br>酉未) | 戊(子<br>戌申) | 己(丑<br>亥酉) | 庚(寅<br>子戌) | 辛(卯<br>丑亥) |
| 十一月 | 癸(丑<br>亥酉) | 甲(寅<br>子戌) | 乙(卯<br>丑亥) | 丙(辰<br>寅子) | 丁(巳<br>卯丑) | 戊(午<br>辰寅) | 己(未<br>巳卯) | 庚(申<br>午辰) | 辛(酉<br>未巳) | 壬(戌<br>申午) |
| 十二月 | 癸(未<br>巳卯丑) | 甲(申<br>午辰) | 乙(酉<br>未巳) | 丙(戌<br>申午) | 丁(亥<br>酉未) | 戊(子<br>戌申) | 己(丑<br>亥酉) | 庚(寅<br>子戌) | 辛(卯<br>丑亥) | 壬(辰<br>寅子) |

**表4-9　2022年逐月日干支表**

| 日期<br>月份 | 1<br>11<br>21/31 | 2<br>12<br>22 | 3<br>13<br>23 | 4<br>14<br>24 | 5<br>15<br>25 | 6<br>16<br>26 | 7<br>17<br>27 | 8<br>18<br>28 | 9<br>19<br>29 | 10<br>20<br>30 |
|---|---|---|---|---|---|---|---|---|---|---|
| 一月 | 甲(寅<br>子戌申) | 乙(卯<br>丑亥) | 丙(辰<br>寅子) | 丁(巳<br>卯丑) | 戊(午<br>辰寅) | 己(未<br>巳卯) | 庚(申<br>午辰) | 辛(酉<br>未巳) | 壬(戌<br>申午) | 癸(亥<br>酉未) |

（续表）

| 日期 月份 | 1 / 11 / 21/31 | 2 / 12 / 22 | 3 / 13 / 23 | 4 / 14 / 24 | 5 / 15 / 25 | 6 / 16 / 26 | 7 / 17 / 27 | 8 / 18 / 28 | 9 / 19 / 29 | 10 / 20 / 30 |
|---|---|---|---|---|---|---|---|---|---|---|
| 二月 | 乙(酉未巳) | 丙(戌申午) | 丁(亥酉未) | 戊(子戌申) | 己(丑亥酉) | 庚(寅子戌) | 辛(卯丑亥) | 壬(辰寅子) | 癸(巳卯丑) | 甲(午辰寅) |
| 三月 | 癸(丑亥酉未) | 甲(寅子戌) | 乙(卯丑亥) | 丙(辰寅子) | 丁(巳卯丑) | 戊(午辰寅) | 己(未巳卯) | 庚(申午辰) | 辛(酉未巳) | 壬(戌申午) |
| 四月 | 甲(申午辰) | 乙(酉未巳) | 丙(戌申午) | 丁(亥酉未) | 戊(子戌申) | 己(丑亥酉) | 庚(寅子戌) | 辛(卯丑亥) | 壬(辰寅子) | 癸(巳卯丑) |
| 五月 | 甲(寅子戌申) | 乙(卯丑亥) | 丙(辰寅子) | 丁(巳卯丑) | 戊(午辰寅) | 己(未巳卯) | 庚(申午辰) | 辛(酉未巳) | 壬(戌申午) | 癸(亥酉未) |
| 六月 | 乙(酉未巳) | 丙(戌申午) | 丁(亥酉未) | 戊(子戌申) | 己(丑亥酉) | 庚(寅子戌) | 辛(卯丑亥) | 壬(辰寅子) | 癸(巳卯丑) | 甲(午辰寅) |
| 七月 | 乙(卯丑亥酉) | 丙(辰寅子) | 丁(巳卯丑) | 戊(午辰寅) | 己(未巳卯) | 庚(申午辰) | 辛(酉未巳) | 壬(戌申午) | 癸(亥酉未) | 甲(子戌申) |
| 八月 | 丙(戌申午辰) | 丁(亥酉未) | 戊(子戌申) | 己(丑亥酉) | 庚(寅子戌) | 辛(卯丑亥) | 壬(辰寅子) | 癸(巳卯丑) | 甲(午辰寅) | 乙(未巳卯) |
| 九月 | 丁(巳卯丑) | 戊(午辰寅) | 己(未巳卯) | 庚(申午辰) | 辛(酉未巳) | 壬(戌申午) | 癸(亥酉未) | 甲(子戌申) | 乙(丑亥酉) | 丙(寅子戌) |
| 十月 | 丁(亥酉未巳) | 戊(子戌申) | 己(丑亥酉) | 庚(寅子戌) | 辛(卯丑亥) | 壬(辰寅子) | 癸(巳卯丑) | 甲(午辰寅) | 乙(未巳卯) | 丙(申午辰) |
| 十一月 | 戊(午辰寅) | 己(未巳卯) | 庚(申午辰) | 辛(酉未巳) | 壬(戌申午) | 癸(亥酉未) | 甲(子戌申) | 乙(丑亥酉) | 丙(寅子戌) | 丁(卯丑亥) |
| 十二月 | 戊(子戌申午) | 己(丑亥酉) | 庚(寅子戌) | 辛(卯丑亥) | 壬(辰寅子) | 癸(巳卯丑) | 甲(午辰寅) | 乙(未巳卯) | 丙(申午辰) | 丁(酉未巳) |

## （三）时干支查对表

一天二十四小时，分为十二个时辰，五日计六十个时辰，正合六十甲子之数，所以逐日时辰的干支，每隔五天，正好轮转一周。只要记住每天所属的天干，记住日上起时歌，便可推算当天各时的干支。从子时起推算，称为"五子建元法"。

《五子建元日时歌》

甲己还生甲，乙庚丙作初，丙辛生戊子，

丁壬庚子居，戊癸起壬子，顺时干支求。

按"五子建元"日上起时推算的方法，排列出《时干支查对表》如下（表4-10）。

表4-10　时干支查对表

| 日干支 | 时　干　支 | | | | | | | | | | | |
|---|---|---|---|---|---|---|---|---|---|---|---|---|
| | 23—1 | 1—3 | 3—5 | 5—7 | 7—9 | 9—11 | 11—13 | 13—15 | 15—17 | 17—19 | 19—21 | 21—23 |
| 甲己 | 甲子 | 乙丑 | 丙寅 | 丁卯 | 戊辰 | 己巳 | 庚午 | 辛未 | 壬申 | 癸酉 | 甲戌 | 乙亥 |
| 乙庚 | 丙子 | 丁丑 | 戊寅 | 己卯 | 庚辰 | 辛巳 | 壬午 | 癸未 | 甲申 | 乙酉 | 丙戌 | 丁亥 |
| 丙辛 | 戊子 | 己丑 | 庚寅 | 辛卯 | 壬辰 | 癸巳 | 甲午 | 乙未 | 丙申 | 丁酉 | 戊戌 | 己亥 |
| 丁壬 | 庚子 | 辛丑 | 壬寅 | 癸卯 | 甲辰 | 乙巳 | 丙午 | 丁未 | 戊申 | 己酉 | 庚戌 | 辛亥 |
| 戊癸 | 壬子 | 癸丑 | 甲寅 | 乙卯 | 丙辰 | 丁巳 | 戊午 | 己未 | 庚申 | 辛酉 | 壬戌 | 癸亥 |

## （四）管氏灵龟八法六十甲子逐时开穴表

管家岱先生设计了"管氏灵龟八法六十甲子逐时开穴表"

（表4-11）。临证时，只要推算出日干支和时干支，即可查对
"灵龟八法六十甲子逐时开穴表"，按时取穴治疗。省略了传统
灵龟八法计算开穴法，使灵龟八法开穴简捷迅速。

## 1.管氏灵龟八法查表开穴法

"管氏灵龟八法六十甲子逐时开穴表"，是按照"干支配合
六十环周表"逐日按时排列的，

60天内，每日每时均可按灵龟八法开穴查表（表4-11）
治疗。

### 表4-11 管氏灵龟八法六十甲子逐时开穴表

| 时辰 | 子 | 丑 | 寅 | 卯 | 辰 | 巳 | 午 | 未 | 申 | 酉 | 戌 | 亥 |
|---|---|---|---|---|---|---|---|---|---|---|---|---|
| 日干支 | 23—1 | 1—3 | 3—5 | 5—7 | 7—9 | 9—11 | 11—13 | 13—15 | 15—17 | 17—19 | 19—21 | 21—23 |
| 甲子 | 内关 | 公孙 | 足临泣 | 照海 | 列缺 | 外关 | 后溪 | 照海 | 外关 | 申脉 | 足临泣 | 照海 |
| 乙丑 | 照海 | 外关 | 申脉 | 足临泣 | 照海 | 公孙 | 足临泣 | 照海 | 照海 | 外关 | 申脉 | 照海 |
| 丙寅 | 照海 | 照海 | 外关 | 申脉 | 内关 | 公孙 | 公孙 | 足临泣 | 照海 | 列缺 | 后溪 | 申脉 |
| 丁卯 | 外关 | 申脉 | 照海 | 外关 | 公孙 | 足临泣 | 照海 | 公孙 | 足临泣 | 申脉 | 照海 | 外关 |
| 戊辰 | 照海 | 外关 | 公孙 | 足临泣 | 照海 | 列缺 | 足临泣 | 后溪 | 照海 | 外关 | 申脉 | 内关 |
| 己巳 | 照海 | 外关 | 申脉 | 照海 | 外关 | 公孙 | 足临泣 | 照海 | 公孙 | 足临泣 | 申脉 | 照海 |
| 庚午 | 照海 | 外关 | 申脉 | 足临泣 | 照海 | 列缺 | 足临泣 | 照海 | 照海 | 外关 | 申脉 | 内关 |
| 辛未 | 申脉 | 足临泣 | 照海 | 公孙 | 足临泣 | 照海 | 照海 | 外关 | 申脉 | 照海 | 外关 | 公孙 |
| 壬申 | 后溪 | 照海 | 外关 | 申脉 | 足临泣 | 照海 | 公孙 | 足临泣 | 照海 | 照海 | 外关 | 申脉 |
| 癸酉 | 申脉 | 照海 | 照海 | 公孙 | 足临泣 | 照海 | 公孙 | 外关 | 申脉 | 照海 | 外关 | 申脉 |
| 甲戌 | 照海 | 列缺 | 后溪 | 照海 | 外关 | 公孙 | 申脉 | 内关 | 公孙 | 足临泣 | 后溪 | 照海 |

（续表）

| 时辰 | 子 | 丑 | 寅 | 卯 | 辰 | 巳 | 午 | 未 | 申 | 酉 | 戌 | 亥 |
|---|---|---|---|---|---|---|---|---|---|---|---|---|
| 日干支 | 23—1 | 1—3 | 3—5 | 5—7 | 7—9 | 9—11 | 11—13 | 13—15 | 15—17 | 17—19 | 19—21 | 21—23 |
| 乙亥 | 照海 | 公孙 | 足临泣 | 申脉 | 照海 | 外关 | 申脉 | 照海 | 照海 | 公孙 | 足临泣 | 照海 |
| 丙子 | 申脉 | 足临泣 | 照海 | 列缺 | 后溪 | 照海 | 照海 | 外关 | 申脉 | 内关 | 公孙 | 列缺 |
| 丁丑 | 照海 | 外关 | 申脉 | 照海 | 照海 | 公孙 | 足临泣 | 照海 | 公孙 | 外关 | 申脉 | 照海 |
| 戊寅 | 外关 | 申脉 | 足临泣 | 照海 | 列缺 | 后溪 | 照海 | 照海 | 外关 | 申脉 | 内关 | 公孙 |
| 己卯 | 公孙 | 足临泣 | 照海 | 公孙 | 足临泣 | 申脉 | 照海 | 外关 | 申脉 | 照海 | 照海 | 公孙 |
| 庚辰 | 内关 | 公孙 | 足临泣 | 后溪 | 照海 | 外关 | 后溪 | 照海 | 内关 | 公孙 | 足临泣 | 照海 |
| 辛巳 | 足临泣 | 申脉 | 照海 | 外关 | 申脉 | 照海 | 照海 | 公孙 | 足临泣 | 照海 | 公孙 | 外关 |
| 壬午 | 照海 | 外关 | 申脉 | 内关 | 照海 | 列缺 | 足临泣 | 照海 | 列缺 | 外关 | 申脉 | 内关 |
| 癸未 | 照海 | 公孙 | 外关 | 申脉 | 照海 | 外关 | 申脉 | 足临泣 | 照海 | 公孙 | 足临泣 | 照海 |
| 甲申 | 申脉 | 内关 | 公孙 | 足临泣 | 照海 | 照海 | 列缺 | 后溪 | 照海 | 外关 | 公孙 | 足临泣 |
| 乙酉 | 足临泣 | 照海 | 公孙 | 外关 | 申脉 | 照海 | 外关 | 申脉 | 足临泣 | 照海 | 公孙 | 足临泣 |
| 丙戌 | 足临泣 | 后溪 | 照海 | 外关 | 申脉 | 内关 | 内关 | 公孙 | 足临泣 | 照海 | 列缺 | 外关 |
| 丁亥 | 照海 | 公孙 | 足临泣 | 照海 | 照海 | 外关 | 申脉 | 照海 | 外关 | 公孙 | 足临泣 | 照海 |
| 戊子 | 照海 | 列缺 | 外关 | 申脉 | 内关 | 公孙 | 申脉 | 足临泣 | 照海 | 列缺 | 后溪 | 照海 |
| 己丑 | 照海 | 公孙 | 足临泣 | 照海 | 公孙 | 外关 | 申脉 | 照海 | 外关 | 申脉 | 足临泣 | 照海 |
| 庚寅 | 公孙 | 足临泣 | 照海 | 照海 | 外关 | 申脉 | 照海 | 外关 | 公孙 | 足临泣 | 照海 | 列缺 |
| 辛卯 | 照海 | 照海 | 公孙 | 足临泣 | 照海 | 公孙 | 外关 | 申脉 | 照海 | 外关 | 申脉 | 足临泣 |
| 壬辰 | 内关 | 公孙 | 足临泣 | 照海 | 照海 | 外关 | 后溪 | 照海 | 外关 | 公孙 | 足临泣 | 照海 |
| 癸巳 | 照海 | 外关 | 公孙 | 足临泣 | 照海 | 外关 | 足临泣 | 申脉 | 照海 | 外关 | 申脉 | 照海 |
| 甲午 | 内关 | 公孙 | 足临泣 | 照海 | 照海 | 列缺 | 外关 | 后溪 | 照海 | 外关 | 申脉 | 照海 |
| 乙未 | 照海 | 外关 | 申脉 | 足临泣 | 照海 | 照海 | 公孙 | 足临泣 | 照海 | 外关 | 申脉 | 照海 |

（续表）

| 时辰 | 子 | 丑 | 寅 | 卯 | 辰 | 巳 | 午 | 未 | 申 | 酉 | 戌 | 亥 |
|---|---|---|---|---|---|---|---|---|---|---|---|---|
| 日干支 | 23—1 | 1—3 | 3—5 | 5—7 | 7—9 | 9—11 | 11—13 | 13—15 | 15—17 | 17—19 | 19—21 | 21—23 |
| 丙申 | 外关 | 公孙 | 足临泣 | 照海 | 列缺 | 后溪 | 后溪 | 照海 | 外关 | 申脉 | 内关 | 照海 |
| 丁酉 | 足临泣 | 照海 | 公孙 | 足临泣 | 申脉 | 照海 | 外关 | 申脉 | 照海 | 照海 | 公孙 | 足临泣 |
| 戊戌 | 照海 | 外关 | 公孙 | 足临泣 | 照海 | 列缺 | 足临泣 | 后溪 | 照海 | 外关 | 申脉 | 内关 |
| 己亥 | 照海 | 外关 | 申脉 | 照海 | 外关 | 公孙 | 足临泣 | 照海 | 公孙 | 足临泣 | 申脉 | 照海 |
| 庚子 | 照海 | 外关 | 申脉 | 足临泣 | 照海 | 列缺 | 足临泣 | 照海 | 照海 | 外关 | 申脉 | 内关 |
| 辛丑 | 申脉 | 足临泣 | 照海 | 公孙 | 足临泣 | 照海 | 照海 | 外关 | 申脉 | 照海 | 外关 | 公孙 |
| 壬寅 | 公孙 | 足临泣 | 照海 | 列缺 | 外关 | 申脉 | 照海 | 外关 | 申脉 | 足临泣 | 照海 | 列缺 |
| 癸卯 | 公孙 | 足临泣 | 申脉 | 照海 | 外关 | 申脉 | 照海 | 照海 | 公孙 | 足临泣 | 照海 | 公孙 |
| 甲辰 | 照海 | 列缺 | 后溪 | 照海 | 外关 | 公孙 | 申脉 | 内关 | 公孙 | 足临泣 | 后溪 | 照海 |
| 乙巳 | 照海 | 公孙 | 足临泣 | 申脉 | 照海 | 外关 | 申脉 | 照海 | 照海 | 公孙 | 足临泣 | 照海 |
| 丙午 | 申脉 | 足临泣 | 照海 | 列缺 | 后溪 | 照海 | 照海 | 外关 | 申脉 | 内关 | 公孙 | 列缺 |
| 丁未 | 照海 | 外关 | 申脉 | 照海 | 照海 | 公孙 | 足临泣 | 照海 | 公孙 | 外关 | 申脉 | 照海 |
| 戊申 | 足临泣 | 照海 | 照海 | 外关 | 申脉 | 内关 | 外关 | 公孙 | 足临泣 | 照海 | 列缺 | 后溪 |
| 己酉 | 申脉 | 照海 | 外关 | 申脉 | 照海 | 照海 | 公孙 | 足临泣 | 照海 | 公孙 | 外关 | 申脉 |
| 庚戌 | 内关 | 公孙 | 足临泣 | 后溪 | 照海 | 外关 | 后溪 | 照海 | 内关 | 公孙 | 足临泣 | 照海 |
| 辛亥 | 足临泣 | 申脉 | 照海 | 外关 | 申脉 | 照海 | 照海 | 公孙 | 足临泣 | 照海 | 公孙 | 外关 |
| 壬子 | 照海 | 外关 | 申脉 | 内关 | 照海 | 列缺 | 足临泣 | 照海 | 列缺 | 外关 | 申脉 | 内关 |
| 癸丑 | 照海 | 公孙 | 外关 | 申脉 | 照海 | 外关 | 申脉 | 足临泣 | 照海 | 公孙 | 足临泣 | 照海 |
| 甲寅 | 列缺 | 后溪 | 照海 | 外关 | 申脉 | 足临泣 | 内关 | 公孙 | 足临泣 | 照海 | 照海 | 外关 |
| 乙卯 | 外关 | 申脉 | 照海 | 照海 | 公孙 | 足临泣 | 照海 | 公孙 | 外关 | 申脉 | 照海 | 外关 |
| 丙辰 | 足临泣 | 后溪 | 照海 | 外关 | 申脉 | 内关 | 内关 | 公孙 | 足临泣 | 照海 | 列缺 | 外关 |

（续表）

| 时辰 | 子 | 丑 | 寅 | 卯 | 辰 | 巳 | 午 | 未 | 申 | 酉 | 戌 | 亥 |
|---|---|---|---|---|---|---|---|---|---|---|---|---|
| 日干支 | 23—1 | 1—3 | 3—5 | 5—7 | 7—9 | 9—11 | 11—13 | 13—15 | 15—17 | 17—19 | 19—21 | 21—23 |
| 丁巳 | 照海 | 公孙 | 足临泣 | 照海 | 照海 | 外关 | 申脉 | 照海 | 外关 | 公孙 | 足临泣 | 照海 |
| 戊午 | 照海 | 列缺 | 外关 | 申脉 | 内关 | 公孙 | 申脉 | 足临泣 | 照海 | 列缺 | 后溪 | 照海 |
| 己未 | 照海 | 公孙 | 足临泣 | 照海 | 公孙 | 外关 | 申脉 | 照海 | 外关 | 申脉 | 足临泣 | 照海 |
| 庚申 | 后溪 | 照海 | 外关 | 公孙 | 足临泣 | 照海 | 公孙 | 足临泣 | 后溪 | 照海 | 外关 | 申脉 |
| 辛酉 | 公孙 | 外关 | 申脉 | 照海 | 外关 | 申脉 | 足临泣 | 照海 | 公孙 | 足临泣 | 照海 | 照海 |
| 壬戌 | 内关 | 公孙 | 足临泣 | 照海 | 照海 | 外关 | 后溪 | 照海 | 外关 | 公孙 | 足临泣 | 照海 |
| 癸亥 | 照海 | 外关 | 公孙 | 足临泣 | 照海 | 公孙 | 足临泣 | 申脉 | 照海 | 外关 | 申脉 | 照海 |

## 2. 灵龟八法查表开穴法举例

**例 1** 2020 年 7 月 24 日上午 8 点 30 分，一位声音嘶哑、咽干、唇燥、眩晕、耳鸣、盗汗、潮热、脉细数、舌红少苔，辨证为肾阴虚的患者，按灵龟八法应如何开穴？

解：2020 年 7 月 24 日，查表 4-7 2020 年逐月日干支表，知为戊辰日。上午 8 点 30 分，查表 4-10 时干支查对表，得知是丙辰时。查表 4-11 管氏灵龟八法六十甲子逐时开穴表，知戊辰日辰时，当开照海穴。

**例 2** 2021 年 7 月 28 日上午 10 时，胃脘痛患者就诊，灵龟八法应如何开穴？

解：查表 4-8，知 2021 年 7 月 28 日的日干支是丁丑。查表 4-10，知丁日上午 10 时的时干支是乙巳。查表 4-11，丁丑日巳时应开公孙穴，公孙属足太阴脾经络穴，通于冲脉，为乾卦，为天，称父，"父母"相合，主治心、胸、胃之病证。可配取手厥阴心包络经之内关穴，内关通于阴维脉，为艮卦，是阴血之母，称母。故丁丑日上午巳时，胃脘痛患者当开公孙，配取内关穴。

**例3** 一位诊断为头风（血管神经性头痛）的患者，辨证为风寒束表的外感头痛。预计在2020年12月上旬来诊，按灵龟八法，应预约在何日何时开穴治疗？

解：根据患者的症状、辨证和诊断，当取震卦外关和巽卦足临泣穴，按"男女"相合，主治目锐眦、耳后、颈、颊、肩部位的病症，与本患者的病症基本相符。查表4-7，2020年12月1日是戊寅日，查表4-11，戊寅日申时（下午3—5时）当开外关穴，可按时开穴施治。查表4-7，预约患者于次日（己卯日）辰时（上午7—9时）开穴足临泣治疗；或在未时（下午13—15时）开外关穴施治。三诊可预约在12月3日（庚辰日）巳时（上午9—11时）开穴外关；配取足临泣穴治疗。

## （五）飞腾八法开穴法

飞腾八法也是以八脉八穴为基础，按时开穴的一种方法，它的运用与灵龟八法略有不同。本法不论日干支和时干支，均以天干为主，不用零余方法。

"飞腾"的含义，源于《楚辞·离骚》："吾令凤鸟飞腾兮"。借此语，喻用之得当，可收效"疾速"，故名"飞腾八法"。

飞腾八法的临床应用，一般是以明·徐凤的《针灸大全》所载《飞腾八法歌》为依据的。

《飞腾八法歌》

壬甲公孙即是乾，丙居艮上内关然，
戊为临泣生坎水，庚属外关震相连，
辛上后溪装巽卦，乙癸申脉到坤传，
己土列缺南离上，丁居照海兑金全。

按《飞腾八法歌》，将天干八穴与八卦的配属表解如下（表4-12）。

表4-12 飞腾八法天干八穴与八卦配属表

| 时辰天干 | 壬甲 | 丙 | 戊 | 艮 | 辛 | 乙癸 | 己 | 丁 |
|---|---|---|---|---|---|---|---|---|
| 八穴 | 公孙 | 内关 | 足临泣 | 外关 | 后溪 | 申脉 | 列缺 | 照海 |
| 八卦 | 乾 | 艮 | 坎 | 震 | 巽 | 坤 | 离 | 兑 |

### 1.《飞腾八法歌》释义

"壬甲公孙即是乾"的意思是，在干支六十环周表中，凡属六壬时（即壬子时、壬寅时、壬辰时、壬午时、壬申时、壬戌时），和六甲时（即甲子时、甲寅时、甲辰时、甲午时、甲申时、甲戌时）均隶属于乾卦而开公孙穴。

"丙居艮上内关然"，是说，每逢六丙时，即丙子时、丙寅时、丙辰时、丙午时、丙申时、丙戌时；皆开通于艮卦的内关穴。

"戊为临泣生坎水"：凡戊字当头的时辰，即戊子时、戊寅时、戊辰时、戊午时、戊申时、戊戌时；皆开通于坎卦的足临泣穴。

"庚属外关震相连"：即凡逢六庚时，即庚子时、庚寅时、庚辰时、庚午时、庚申时、庚戌时；皆开通于震卦的外关穴。

"辛上后溪装巽卦"的意思是：凡遇六辛时，即辛丑时、辛卯时、辛巳时、辛未时、辛酉时、辛亥时；均纳巽卦开后溪穴。

"乙癸申脉到坤传"：即凡逢六乙时和六癸时，即乙丑时、乙卯时、乙巳时、乙未时、乙酉时、乙亥时；和癸丑时、癸卯时、癸巳时、癸未时、癸酉时、癸亥时；均纳坤卦开申脉穴。

"己土列缺南离上"：凡遇六己时，即己丑时、己卯时、己巳时、己未时、己酉时、己亥时；均开通于南方离卦之列缺穴。

"丁居照海兑金全"：即凡逢六丁时，即丁丑时、丁卯时、丁巳时、丁未时、丁酉时、丁亥时；均纳兑卦开照海穴。照海通于兑卦，后天八卦中，乾卦位于西北方属于偏金，兑卦位于正西方，属全金，故称"兑金全"。

根据徐凤《飞腾八法歌》，整理归纳飞腾八法开穴表如下（表4–13）。

表4-13 飞腾八法开穴表

| 时辰干支 | 开穴 | 八卦 |
|---|---|---|
| 甲（甲子、甲寅，甲辰、甲午、甲申、甲戌）<br>壬（壬子、壬寅，壬辰、壬午、壬申、壬戌） | 公孙 | 乾 |
| 丙（丙子、丙寅，丙辰、丙午、丙申、丙戌） | 内关 | 艮 |
| 戊（戊子、戊寅，戊辰、戊午、戊申、戊戌） | 足临泣 | 坎 |
| 庚（庚子、庚寅，庚辰、庚午、庚申、庚戌） | 外关 | 震 |
| 辛（辛丑、辛卯、辛巳、辛未、辛酉、辛亥） | 后溪 | 巽 |
| 乙（乙丑、乙卯、乙巳、乙未、乙酉、乙亥）<br>癸（癸丑、癸卯、癸巳、癸未、癸酉、癸亥） | 申脉 | 坤 |
| 己（己丑、己卯、己巳、己未、己酉、己亥） | 列缺 | 离 |
| 丁（丁丑、丁卯、丁巳、丁未、丁酉、丁亥） | 照海 | 兑 |

**2. 飞腾八法开穴法举例**

**例1** 2020年11月5日上午10点30分，按飞腾八法应开何穴？

解：查2020年逐月日干支表（表4-7），知2020年11月5日为壬子日；查时干支查对表（表4-10），知上午10点30分是乙巳时；查飞腾八法开穴表（表4-13），应开申脉。

**例2** 2021年3月11日上午11点15分，按飞腾八法应开何穴？

解：查2021年逐月日干支表（表4-8），2021年3月11日为戊午日；查时干支查对表（表4-10），知上午11点15分是戊午时；查飞腾八法开穴表（表4-13），应开足临泣。

**例3** 贾某，男，58岁。2020年7月10日上午9点30分初诊。

主诉：咳嗽加重1周。患者夙患"慢性支气管炎"。10天前受凉感冒，咳嗽逐渐加重，甚则呼吸急促而喘，痰白黏稠，鼻塞流涕，低热，无汗，头痛身疼；舌苔白，脉浮紧。

经络辨证：《灵枢·经脉》："肺手太阴之脉，是动则病，肺胀满，膨膨而喘咳……是主肺所生病者，咳，上气，喘咳"。证属：风寒束肺，肺失宣降；病位：手太阴经。

治则：宣肺止咳，疏风散寒。

治法：时值己巳时，适逢离卦肺经当令，按飞腾八法，即开列缺穴，以宣肺化痰，配取尺泽、合谷，针刺泻法，疏散风寒。针灸2次，咳嗽明显减轻。

按：2020年7月10日是甲寅日，上午9点30分为己巳时，查飞腾八法开穴表（表4-13），当开列缺穴。符合"穴与病证相宜"的开穴原则，故首开其穴；患者辨证为风寒束肺，肺失宣降的实证，按《难经·六十九难》："实者泻其子"的治则，故泻肺经子穴尺泽，配取合谷是原络配穴法。按飞腾八法开穴，配穴精当，辨证施治，故收效速捷。

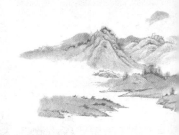

# 管氏针灸第三代

# 管正斋《杏轩针灸经》

## （节选）

**管氏针灸学术流派第三代代表性传承人**

管正斋（1901—1980），主任医师，教授，著名针灸学家。出身中医世家，北京大学毕业，留学日本。20世纪30年代曾为"中国针灸学研究社"创建人之一。从50年代初，先后担任昆明市各种针灸培训班和云南省各种中医及"西医学习中医研究班"的教师。1960年受聘于云南中医学院，担任《内经》及《针灸学》教学，兼任学院医经教研组顾问。对经络辨证、针刺手法、舌针、耳针、过梁针、子午流注、灵龟八法等均有创见与发展，奠定了管氏针灸学术流派的理论基础。主要学术著作有《杏轩针灸经》等。主要学术传承人有管遵惠、管遵信、管遵宽、管遵和等。

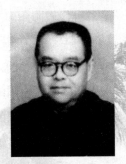

管正斋

# 第5章 子午流注针法要义篇

## 一、子午流注的含义

子午是指时间而言，子是地支的第一数，午是地支的第七数。子午是我国古代人们用来记述年、月、日、时的符号。子午也代表阴阳对立的两个名词，徐凤在《针灸大全》中说："子时一刻，乃一阳之生；至午时一刻，乃一阴之生，故以子午分之而得乎中也。"子为阳之始，午为阴之始，子午含有阳极生阴，阴极生阳的意义。概言之，子午有两个含义：①代表时间；②代表阴阳的起点和分界线。

流注的含义：流指水流，注指转输。《针灸大全》曰："流者往也，注者住也。"流注的含义是将人体的气血运行比做江河水流，以井、荥、输、经、合比喻脉气的由小到大的运行汇合过程。《灵枢·九针十二原》说："所出为井，所溜为荥，所注为输，所行为经，所入为合"。简言之，流注包含了气血运行的过程。

子午流注是我国古代医学理论中的一种学说，它基于"天人合一"的整体观点，认为人身气血是按一定的循行次序，有规律地如潮涨落，出现周期性的变化。依据子午流注理论，遵循经络气血盛衰与穴位开阖的规律，配合阴阳五行、天干、地支按时开穴的治疗方法，称为子午流注针法。

## 二、子午流注针法的源流

子午流注针法是一种注重时机条件，运用特定的五输穴开穴治疗的古典针法。它是我国古代医家在《内经》中"人与天地相应"的整体恒动观点及阴阳五行学说基础上，结合天文、地理、律历、物候学说等知识，探求人体经脉气血循行周期的规律，并选择十二经脉的五输穴，通过推理引申，从实践中逐渐完善和发展起来的独特针法。

子午流注源远流长，历史悠久，据现存文献考证，其理论源于《内经》。《灵枢·卫气行》载："岁有十二月，日有十二辰，子午为经，卯酉为纬。"《素问·藏气法时论篇》曰："合人形以法四时五行而治。"《灵枢·九针十二原》说："五脏五俞，五五二十五俞；六腑六俞，六六三十六俞。经脉十二，络脉十五，凡二十七气以上下。所出为井，所溜为荥，所注为输，所行为经，所入为合。二十七气所行，皆在五俞也。"检视《内经》全书，其中《灵枢·本输》《灵枢·官针》《灵枢·邪客》及《素问·阴阳应象大论篇》《素问·八正神明论篇》等，对人体经脉气血循行流注的周期性规律和五输穴的含义、作用皆有详尽的记载。《内经》中总结的这些成就，其后《难经》《针灸甲乙经》均有发挥，从而为子午流注针法的形成和发展奠定了深厚的理论基础。

关于子午流注针法的创始年代问题，说法不一。有说为战国时期扁鹊所传，至东汉已有流行。可惜当时流传下来的文献很少，目前尚无确切考证。现存专论子午流注针法的文献，首推金·何若愚著的《子午流注针法》为最早。据考证，何若愚，字公务，长于针灸，务法上古，首用子午流注针法。何若愚当是子午流注针法较早的倡导人之一，与何若愚同时代阎明广著有《流注经络井荥图歌诀》（公元1153年）。窦汉卿（公元1186—1280）著有《针经指南》。元代王国瑞著有《扁鹊神应针灸玉龙经》（公元1329年），都对子午流注针法作过详细论述，可见子午流注针法在金元时期已很盛行。循此继进子午流注针法代代相传，发展至明代，更是盛极一时，除专门著作增多外，在明代的一些主要著作中，如朱棣著的《普济方》，高武著的《针灸聚英》，杨继洲著的《针灸大成》，汪机著的《针灸问对》等，也都列有专章，分别对子午流注针法作了系统的记载。特别是明代徐凤撰的《论子午流注之法》（公元1439年），对"还原化本之理，气并所纳之穴"进一步作了理论阐述。同时，简明扼要地"将流注按时定穴，编成歌括一十首"，这便是著名的"徐氏子午流注逐日按时定穴歌"（后者简称"徐氏定穴歌"）。"徐氏定穴歌"使后之学者易为记诵，临用之时，不待思忖，拈之即来。直到如今，仍为初学者入门之阶梯，足见徐凤的著作对后世子午流注针法的流传具有深远的影响。

近代主要的子午流注著作有 1936 年管正斋的《子午流注环周图诠注》（中国针灸学研究社出版），1956 年承淡安的《子午流注针法》，1957 年吴棹仙的《子午流注说难》等。近年来，随着电子计算机技术在针灸学科的推广运用，为研究和使用子午流注新辟蹊径，如以刘冠军编著的《子午流注易通》一书为依据，编制了《子午流注取穴新法计算机程序》，使临证取穴更为快捷准确。

## 三、子午流注学说的基本观点

子午流注学说的核心理论是强调人体是一个有机的整体；人与自然界的周期变化密切相关；人体经络气血存在着与时间相关的节律性的盛衰变化。子午流注学说有 8 个基本观点。

### （一）自然界周期变化的观点

《素问·四气调神大论》云：春三月，此为发陈。夏三月，此为蕃秀。秋三月，此为容平。冬三月，此为闭藏。"故阴阳四时者，万物之终始也，死生之本也"。自然界按四时节气，遵循生长收藏的规律。呈现着周期的变化，如能顺应这个规律就能不生疾病，延年益寿；如违背了阴阳之道，必然病灾丛生。故《素问·宝命全形论篇》说："人以天地之气生，四时之法成。"

## （二）人与天地相参、与日月相应的观点

《灵枢·岁露论》："人与天地相参也，与日月相应也。"明确地提出了人与自然是有密切联系的。如人的脉象以四时相应，呈现春弦、夏钩、秋浮、冬营的变化，即是人体气血与天地变化相应的表现。

## （三）经络气血周期变化的观点

《灵枢·营卫生会》指出："营在脉中，卫在脉外。"《灵枢·营气》说："营气之道，内谷为宝……故气从太阴出注手阳明，上注于足阳明……上行至肝，从肝上注肺。"说明营气行于经脉之中，按照十二经的走向，从肺、大肠、胃、脾、心、小肠、膀胱、肾、心包、三焦、胆、肝、顺序循经流注，周而复始，如环无端。

## （四）生理、病理昼夜变化的观点

《灵枢·顺气一日分为四时》说："夫百病者，多以旦慧昼安，夕加夜甚，何也？岐伯曰：朝则人气始生，病气衰，故旦慧；日中人气长，长则胜邪，故安；夕则人气始衰，邪气始生，故加；夜半人气入脏，邪气独居于身，故甚也。"说明人体的阳气随着昼夜的变化，存在着生、长、衰、藏的规律，病情亦随之有慧、安、加、甚的变化。

## （五）气血拟水，如潮涨落的观点

《灵枢·九针十二原》："五脏五俞，所出为井，所溜为荥，所注为俞，所行为经，所入为合。"《灵枢·经水》说："凡此五脏六腑十二经水者，外有源泉，而内有所禀，此皆内外相贯、如环无端，人经亦然。"《奇经八脉考》云："盖正经犹夫沟渠，奇经犹夫湖泽，正经之脉隆盛则溢于奇经。"这说明人体气血犹如江河水流，有着盛衰、涨落的特点。

## （六）气血按时循经流注的观点

子午流注理论认为，经脉气血流注，始于肺而终于肝，而气血运行是按时循经流注的，气血运行的时序，始自寅而止于丑，如此循行往复，环注不息。十二经脉脏腑气血流注的时序是：肺寅大卯胃辰宫，脾巳心午小未中，申膀酉肾心包戌，亥焦子胆丑肝通。

## （七）脏腑、经络、腧穴相互制约生化的观点

《灵枢·本输》说，肺出于少商，为井木，大肠上合于手阳明，出于商阳、为井金。《难经·六十四难》曰："阴井木，阳井金……阴阳皆不同，其意何也？""然：是刚柔之事也。阴井乙木，阳井庚金。阳井庚，庚者，乙之刚也；阴井乙、乙者，庚之柔也。乙为木，故言阴井木也，庚为金，故言阳井金也。"提出了阳柔相济，制约生化的观点。

### （八）经络气血盛衰开阖的观点

经络气血，如潮涨落，按时流注，有盛有衰，腧穴经气，有开有阖，开时隆盛，阖时渐弱。《标幽赋》曰："推于十干十变，知孔穴之开阖，论其五行五脏，察日时之旺衰。"遵循气血盛衰，穴位开阖的规律，按时开穴针灸，就能够"伏如横弩，应若发机"，获得穴少效捷的治疗效果。

## 四、子午流注针法的组成内容

子午流注针法的基本组成有 10 项内容，简称"子午流注内容十法"。现分述如下。

### （一）天干地支

天干：甲、乙、丙、丁、戊、己、庚、辛、壬、癸。为十天干。

地支：子、丑、寅、卯、辰、巳、午、未、申、酉、戌、亥。为十二地支。

干支相传为黄帝的大臣大桡所创，《吕氏春秋·劝学》："黄帝师大桡……大桡作甲子。"《帝王世纪》："黄帝命大桡作甲子"。天干、地支是我国古代用以记录年、月、日、时的符号；在中医理论中，也用以作为代表脏腑、阴阳、五行、五运化合等术语的代名词。

## 1. 天干地支的含义

天干地支的每个字的命名，都有其特殊的含义，主要意义是表示万物由萌发、成长、衰老、死亡、更生的终始生长过程及事物多层次变化发展的先后顺序和规律。现依据《史记·律书》和《汉书·律历志》的记述，将天干的字义诠释如下。

**甲**：凡草木五谷之种皮皆称"甲"。每当春雨洒灌，阳气萌动，则果种蠢蠢萌发，破甲夺壳而出。其根先入于土，然后戴孚甲而出于土，其貌似像"甲"形，自此幼苗始能苗壮生长。为物种生发之端，又因时值初春，为一年之首，故甲位居十干之首。

**乙**：屈也，轧也。继种子剖甲萌出之后，幼弱无瑕的嫩苗，奋轧于裂缝之间，势图屈曲而出，其状像"乙"故称为乙。

**丙**：炳也，有光明、显明之意，言其物已炳炳然显而易见。

**丁**：壮也，盛也，强也。言万物已丁壮成长。

**戊**：茂也。指万物茂盛蕃芜，枝叶丰茂。

**己**：诎也，起也。有收敛包藏、屈曲再起的含义，蕴育着新的生机，标志着新一代的复起。

**庚**：更也，有变更之意。指万物皆蕃然变更，即由枝叶繁茂渐变至庚庚（累累貌）硕果。

**辛**：新也。万物至此业已成熟，新生命已成长待收获。

**壬**：妊也。万物凋谢，生机内藏。阳气任养物隐于下。

癸：揆也。新的生命，时时都在揆测时机，以图东山再起，繁衍后代。癸亦有"极"和"归"的含义，即事物发展至此已到极点，理应转归。故癸列十干之末。

十二地支字义诠释如下：

子：滋也，孳也。大地回春，阳气滋而勃动，万物萌而孳生。

丑：纽也，幼苗纽曲攀附而上。

寅：演也，强也。万物始生，似蚯蚓在土中蠕曲而行，或喻娇小柔嫩的幼苗扭曲穿地而上。

卯：冒也，万物冒地而出，所谓"夺天门而出"。

辰：震也，伸也。阳气震动，生机蒸蒸日上，万物舒展挺拔，一派蜃楼风貌。

巳：极也，终也。阳气旺盛已极，开始回复，有"终"的含义。指万物生长，其丰满程度已至极限，

午：逆也，交也，阴阳至交，阳气始逆，阴气渐长，万物转入收敛。

未：味也，木重也，木老则枝叶重叠，像其形。表示万物已生长成熟，结出丰硕的果实，具有甜美的滋味。

申：伸也。阴气伸展，阳气收敛。入秋以后，阴寒之气渐盛，万物卷束而不扬。

酉：老也，熟也。表示万物已至衰老，物种皆已成熟。

戌：灭也。言阳下入地，万物尽灭。

亥：荄也。为草根，阳气根于下，春风吹又生。核也。孕朋含粹于核，蕴藏新的生机。

地支由子到亥，标志着生物由始生到壮大，由繁茂到结果，孕育着新的一代生命。如此就构成了循环往复、终而复始的生物链接模式。

## 2. 干支分配阴阳法

日有单日、双日之分；干支亦分阴阳，在干支的配合上，有天干的阳，与地支的阳相配；天干的阴和地支的阴相配的规定。天干地支的配合规定见表5–1。

表5–1　天干地支配合表

| 天干 | 甲 | 乙 | 丙 | 丁 | 戊 | 己 | 庚 | 辛 | 壬 | 癸 | 甲 | 乙 |
|---|---|---|---|---|---|---|---|---|---|---|---|---|
| 地支 | 子 | 丑 | 寅 | 卯 | 辰 | 巳 | 午 | 未 | 申 | 酉 | 戌 | 亥 |
| 代数 | 1 | 2 | 3 | 4 | 5 | 6 | 7 | 8 | 9 | 10 | 11 | 12 |

奇数（单数）为阳。干支的1、3、5、7、9、11为阳，代表着甲、丙、戊、庚、壬五阳干和子、寅、辰、午、申、戌六阳支；偶数（双数）为阴。干支的2、4、6、8、10、12为阴，代表着乙、丁、己、辛、癸五阴干和丑、卯、巳、未、酉、亥六阴支。子午流注纳甲法开穴规律，即阳日阳时开阳经之穴；阴日阴时开阴经之穴。故需记住天干、地支的阴阳属性，以利推算开穴。

## 3. 天干地支与五行的配属关系

干支与五行的配属，在《易经》中已有阐述。《内经》中则结合中医理论，将其深化，衍生出一些特定的规律。天干与五行、方位、季节的配属关系见表5-2。

**表5-2　天干分属五行表**

| 天干 | 甲乙 | 丙丁 | 戊己 | 庚辛 | 壬癸 |
|------|------|------|------|------|------|
| 五行 | 木 | 火 | 土 | 金 | 水 |
| 方位 | 东 | 南 | 中央 | 西 | 北 |
| 季节 | 春 | 夏 | 长夏 | 秋 | 冬 |

地支与五行的配属关系见表5-3。

**表5-3　地支分属五行表**

| 地支 | 寅卯 | 巳午 | 辰未戌丑 | 申酉 | 亥子 |
|------|------|------|----------|------|------|
| 五行 | 木 | 火 | 土 | 金 | 水 |

### 4. 天干与五运的化合关系

五运即土运、金运、水运、木运、火运的合称。木、火、土、金、水在地为五行；五行之气运化在天，故称五运。古人认为自然气候的转变是由于阴阳五运轮转、往来不息、周而复始的结果。祖国古医书中，将天干运用于针灸治疗中，还有一种"五门十变"的规定。根据五门十变理论，天干与五运的化合关系是：甲与己合化土，乙与庚合化金，丙与辛合化火，丁与壬合化木，戊与癸合化水。天干与五运的化合关系见表5-4。

**表5-4　天干与五运的化合表**

| 天干 | 甲、己 | 乙、庚 | 丙、辛 | 丁、壬 | 戊、癸 |
|------|--------|--------|--------|--------|--------|
| 化合五运 | 土 | 金 | 火 | 木 | 水 |

## （二）干支配合六十环周计算法

天干与地支相配，起于甲子，轮回到重见甲子，恰巧是60个数，这就是六十环周法，它是计算年、月、日、时的基础，见表5-5。

表5-5　干支六十环周表

| 甲子 | 乙丑 | 丙寅 | 丁卯 | 戊辰 | 己巳 | 庚午 | 辛未 | 壬申 | 癸酉 |
|------|------|------|------|------|------|------|------|------|------|
| 甲戌 | 乙亥 | 丙子 | 丁丑 | 戊寅 | 己卯 | 庚辰 | 辛巳 | 壬午 | 癸未 |
| 甲申 | 乙酉 | 丙戌 | 丁亥 | 戊子 | 己丑 | 庚寅 | 辛卯 | 壬辰 | 癸巳 |
| 甲午 | 乙未 | 丙申 | 丁酉 | 戊戌 | 己亥 | 庚子 | 辛丑 | 壬寅 | 癸卯 |
| 甲辰 | 乙巳 | 丙午 | 丁未 | 戊申 | 己酉 | 庚戌 | 辛亥 | 壬子 | 癸丑 |
| 甲寅 | 乙卯 | 丙辰 | 丁巳 | 戊午 | 己未 | 庚申 | 辛酉 | 壬戌 | 癸亥 |

## （三）十二时辰定时法（即"一日二十四小时十二时辰分配法"）

一般记忆方法是：夜间子时23-1点；日中午时11-13点；日出卯时是5-7点；日落酉时为17-19点。其余时间可迅速推出。时辰、时间对照见表5-6。

表5-6　时辰、时间对照表

| 时间 | 23—1 | 1—3 | 3—5 | 5—7 | 7—9 | 9—11 | 11—13 | 13—13 | 15—17 | 17—19 | 19—21 | 21—23 |
|------|------|-----|-----|-----|-----|------|-------|-------|-------|-------|-------|-------|
| 时辰 | 子 | 丑 | 寅 | 卯 | 辰 | 巳 | 午 | 未 | 申 | 酉 | 戌 | 亥 |

## （四）年干支推算法

### 1. 公元后年干支推算公式

$$\frac{x-3}{60}=商\cdots\cdots余数（d）$$

用 d（余数）查对 60 环周表，d 的代数即是所求年份的干支。

例如：求 2012 年的年干支。

解：$\frac{2012-3}{60}=33\cdots\cdots29（d）$

查 60 环周表，知 2012 年年干支是壬辰年。

### 2. 公元前年干支（纪年）推算公式

(1) $\frac{（公元前年纪）x+2}{60}=商\cdots\cdots余数（D）$

(2) 60−D ＝欲求年干支的代数。

例如：孔子出生于公元前 551 年，求当年的年干支。

解：$\frac{551+2}{60}=9\cdots\cdots13（D）$

60−13 ＝ 47

查 60 环周表，47 是庚戌。

孔子出生于公元前 551 年，当年的年干支是庚戌。

## （五）月干支推算法

一年 12 个月，以农历计算，月干支中的地支是固定不变的，每年的 11 月是"子"，5 月是"午"，1 月都是"寅"。所以推算月干支，实际只须推算月天干。只要知道当年的年天干，记住《五虎建元月份歌》，即可迅速推出。

甲己之年丙作首，乙庚之岁戊为头，丙辛之岁庚寅上，丁壬壬寅顺行流，若言戊癸何方起，甲寅之上去寻求。

例如：求 2020 年 10 月的月干支。

解：查表 5-7，2020 年是庚子年，10 月月干支是丁亥。

### 表5-7　2010—2029 年逐月干支表

| 年份 | 逐月干支 | | | | | | | | | | | |
|---|---|---|---|---|---|---|---|---|---|---|---|---|
| | 一月 | 二月 | 三月 | 四月 | 五月 | 六月 | 七月 | 八月 | 九月 | 十月 | 十一月 | 十二月 |
| 2010（庚寅） | 戊寅 | 己卯 | 庚辰 | 辛巳 | 壬午 | 癸未 | 甲申 | 乙酉 | 丙戌 | 丁亥 | 戊子 | 己丑 |
| 2011（辛卯） | 庚寅 | 辛卯 | 壬辰 | 癸巳 | 甲午 | 乙未 | 丙申 | 丁酉 | 戊戌 | 己亥 | 庚子 | 辛丑 |
| 2012（壬辰） | 壬寅 | 癸卯 | 甲辰 | 乙巳 | 丙午 | 丁未 | 戊申 | 己酉 | 庚戌 | 辛亥 | 壬子 | 癸丑 |
| 2013（癸巳） | 甲寅 | 乙卯 | 丙辰 | 丁巳 | 戊午 | 己未 | 庚申 | 辛酉 | 壬戌 | 癸亥 | 甲子 | 乙丑 |
| 2014（甲午） | 丙寅 | 丁卯 | 戊辰 | 己巳 | 庚午 | 辛未 | 壬申 | 癸酉 | 甲戌 | 乙亥 | 丙子 | 丁丑 |
| 2015（乙未） | 戊寅 | 己卯 | 庚辰 | 辛巳 | 壬午 | 癸未 | 甲申 | 乙酉 | 丙戌 | 丁亥 | 戊子 | 己丑 |
| 2016（丙申） | 庚寅 | 辛卯 | 壬辰 | 癸巳 | 甲午 | 乙未 | 丙申 | 丁酉 | 戊戌 | 己亥 | 庚子 | 辛丑 |
| 2017（丁酉） | 壬寅 | 癸卯 | 甲辰 | 乙巳 | 丙午 | 丁未 | 戊申 | 己酉 | 庚戌 | 辛亥 | 壬子 | 癸丑 |
| 2018（戊戌） | 甲寅 | 乙卯 | 丙辰 | 丁巳 | 戊午 | 己未 | 庚申 | 辛酉 | 壬戌 | 癸亥 | 甲子 | 乙丑 |

（续表）

| 年份 | 逐月干支 | | | | | | | | | | | |
|------|---------|------|------|------|------|------|------|------|------|------|--------|--------|
| | 一月 | 二月 | 三月 | 四月 | 五月 | 六月 | 七月 | 八月 | 九月 | 十月 | 十一月 | 十二月 |
| 2019（己亥） | 丙寅 | 丁卯 | 戊辰 | 己巳 | 庚午 | 辛未 | 壬申 | 癸酉 | 甲戌 | 乙亥 | 丙子 | 丁丑 |
| 2020（庚子） | 戊寅 | 己卯 | 庚辰 | 辛巳 | 壬午 | 癸未 | 甲申 | 乙酉 | 丙戌 | 丁亥 | 戊子 | 己丑 |
| 2021（辛丑） | 庚寅 | 辛卯 | 壬辰 | 癸巳 | 甲午 | 乙未 | 丙申 | 丁酉 | 戊戌 | 己亥 | 庚子 | 辛丑 |
| 2022（壬寅） | 壬寅 | 癸卯 | 甲辰 | 乙巳 | 丙午 | 丁未 | 戊申 | 己酉 | 庚戌 | 辛亥 | 壬子 | 癸丑 |
| 2023（癸卯） | 甲寅 | 乙卯 | 丙辰 | 丁巳 | 戊午 | 己未 | 庚申 | 辛酉 | 壬戌 | 癸亥 | 甲子 | 乙丑 |
| 2024（甲辰） | 丙寅 | 丁卯 | 戊辰 | 己巳 | 庚午 | 辛未 | 壬申 | 癸酉 | 甲戌 | 乙亥 | 丙子 | 丁丑 |
| 2025（乙巳） | 戊寅 | 己卯 | 庚辰 | 辛巳 | 壬午 | 癸未 | 甲申 | 乙酉 | 丙戌 | 丁亥 | 戊子 | 己丑 |
| 2026（丙午） | 庚寅 | 辛卯 | 壬辰 | 癸巳 | 甲午 | 乙未 | 丙申 | 丁酉 | 戊戌 | 己亥 | 庚子 | 辛丑 |
| 2027（丁未） | 壬寅 | 癸卯 | 甲辰 | 乙巳 | 丙午 | 丁未 | 戊申 | 己酉 | 庚戌 | 辛亥 | 壬子 | 癸丑 |
| 2028（戊申） | 甲寅 | 乙卯 | 丙辰 | 丁巳 | 戊午 | 己未 | 庚申 | 辛酉 | 壬戌 | 癸亥 | 甲子 | 乙丑 |
| 2029（己酉） | 丙寅 | 丁卯 | 戊辰 | 己巳 | 庚午 | 辛未 | 壬申 | 癸酉 | 甲戌 | 乙亥 | 丙子 | 丁丑 |

## （六）日干支查表法

临证时，只要知道阳历的月日，即可在当年逐月日干支表中查出当天的日干支（表5-8）。

### 表5-8 2020年逐月日干支表

| 日期\月份 | 1 | 2 | 3 | 4 | 5 | 6 | 7 | 8 | 9 | 10 |
|---|---|---|---|---|---|---|---|---|---|---|
|  | 11 | 12 | 13 | 14 | 15 | 16 | 17 | 18 | 19 | 20 |
|  | 21/31 | 22 | 23 | 24 | 25 | 26 | 27 | 28 | 29 | 30 |
| 一月 | 癸(卯丑亥酉) | 甲(辰寅子) | 乙(巳卯丑) | 丙(午辰寅) | 丁(未巳卯) | 戊(申午辰) | 己(酉未巳) | 庚(戌申午) | 辛(亥酉未) | 壬(子戌申) |
| 二月 | 甲(戌申午) | 乙(亥酉未) | 丙(子戌申) | 丁(丑亥酉) | 戊(寅子戌) | 己(卯丑亥) | 庚(辰寅子) | 辛(巳卯丑) | 壬(午辰寅) | 癸(未巳) |
| 三月 | 癸(卯丑亥酉) | 甲(辰寅子) | 乙(巳卯丑) | 丙(午辰寅) | 丁(未巳卯) | 戊(申午辰) | 己(酉未巳) | 庚(戌申午) | 辛(亥酉未) | 壬(子戌申) |
| 四月 | 甲(戌申午) | 乙(亥酉未) | 丙(子戌申) | 丁(丑亥酉) | 戊(寅子戌) | 己(卯丑亥) | 庚(辰寅子) | 辛(巳卯丑) | 壬(午辰寅) | 癸(未巳卯) |
| 五月 | 甲(辰寅子戌) | 乙(巳卯丑) | 丙(午辰寅) | 丁(未巳卯) | 戊(申午辰) | 己(酉未巳) | 庚(戌申午) | 辛(亥酉未) | 壬(子戌申) | 癸(丑亥酉) |
| 六月 | 乙(亥酉未) | 丙(子戌申) | 丁(丑亥酉) | 戊(寅子戌) | 己(卯丑亥) | 庚(辰寅子) | 辛(巳卯丑) | 壬(午辰寅) | 癸(未巳卯) | 甲(申午辰) |
| 七月 | 乙(巳卯丑亥) | 丙(午辰寅) | 丁(未巳卯) | 戊(申午辰) | 己(酉未巳) | 庚(戌申午) | 辛(亥酉未) | 壬(子戌申) | 癸(丑亥酉) | 甲(寅子戌) |
| 八月 | 丙(子戌申午) | 丁(丑亥酉) | 戊(寅子戌) | 己(卯丑亥) | 庚(辰寅子) | 辛(巳卯丑) | 壬(午辰寅) | 癸(未巳卯) | 甲(申午辰) | 乙(酉未巳) |
| 九月 | 丁(未巳卯) | 戊(申午辰) | 己(酉未巳) | 庚(戌申午) | 辛(亥酉未) | 壬(子戌申) | 癸(丑亥酉) | 甲(寅子戌) | 乙(卯丑亥) | 丙(辰寅子) |
| 十月 | 丁(丑亥酉未) | 戊(寅子戌) | 己(卯丑亥) | 庚(辰寅子) | 辛(巳卯丑) | 壬(午辰寅) | 癸(未巳卯) | 甲(申午辰) | 乙(酉未巳) | 丙(戌申午) |
| 十一月 | 戊(申午辰) | 己(酉未巳) | 庚(戌申午) | 辛(亥酉未) | 壬(子戌申) | 癸(丑亥酉) | 甲(寅子戌) | 乙(卯丑亥) | 丙(辰寅子) | 丁(巳卯丑) |
| 十二月 | 戊(寅子戌申) | 己(卯丑亥) | 庚(辰寅子) | 辛(巳卯丑) | 壬(午辰寅) | 癸(未巳卯) | 甲(申午辰) | 乙(酉未巳) | 丙(戌申午) | 丁(亥酉未) |

例如：求 2020 年 10 月 12 日的日干支。

解：查表 5-8，得知 2020 年 10 月 12 日的日干支是戊子。

## （七）时干支推算法

时辰干支是根据日上起时来推算的。一天二十四小时，分为十二个时辰，五日计六十个时辰，正合六十甲子之数，所以逐日时辰的干支，每隔五天，正好轮转一周。试以甲日之子时开始，五天六十个时辰，到戊日的癸亥时，己日的子时又从甲子开始，其他各日时辰的干支亦固定。为此，只要记住每天所属的天干，记住日上起时歌，便可推算当天各时的干支。日上起时歌有两种，一种是从子时起推排，称为"五子建元法"。

《五子建元日时歌》

甲己还生甲，乙庚丙作初，丙辛生戊子，

丁壬庚子居，戊癸起壬子，子时干支求。

一种是从寅时起推算，因寅在十二属为虎，故名为"五虎建元法"。

《五虎建元时日歌》

甲己之日起丙寅，乙庚之辰戊寅头，

丙辛便从庚寅起，丁壬壬寅顺行求，

戊癸甲寅定时候，六十首法助医流。

按"五子建元"日上起时推算的方法，排列出"时干支查对表"（表 5-9）。

**表5-9　时干支查对表**

| 日干支 | 时干支 | | | | | | | | | | | |
|---|---|---|---|---|---|---|---|---|---|---|---|---|
| | 23—1点 | 1—3点 | 3—5点 | 5—7点 | 7—9点 | 9—11点 | 11—13点 | 13—15点 | 15—17点 | 17—19点 | 19—21点 | 21—23点 |
| 甲己 | 甲子 | 乙丑 | 丙寅 | 丁卯 | 戊辰 | 己巳 | 庚午 | 辛未 | 壬申 | 癸酉 | 甲戌 | 乙亥 |
| 乙庚 | 丙子 | 丁丑 | 戊寅 | 己卯 | 庚辰 | 辛巳 | 壬午 | 癸未 | 甲申 | 乙酉 | 丙戌 | 丁亥 |
| 丙辛 | 戊子 | 己丑 | 庚寅 | 辛卯 | 壬辰 | 癸巳 | 甲午 | 乙未 | 丙申 | 丁酉 | 戊戌 | 己亥 |
| 丁壬 | 庚子 | 辛丑 | 壬寅 | 癸卯 | 甲辰 | 乙巳 | 丙午 | 丁未 | 戊申 | 己酉 | 庚戌 | 辛亥 |
| 戊癸 | 壬子 | 癸丑 | 甲寅 | 乙卯 | 丙辰 | 丁巳 | 戊午 | 己未 | 庚申 | 辛酉 | 壬戌 | 癸亥 |

## （八）天干与经络脏腑配合法

《针灸大成》记载的《十二经纳天干歌》言简意赅，便于记忆。

### 《十二经纳天干歌》

甲胆乙肝丙小肠，丁心戊胃己脾乡，庚属大肠辛属肺，

壬属膀胱癸肾藏，三焦亦向壬中寄，包络同归入癸方。

在子午流注和灵龟八法中，天干地支既可用于记日记时，又可以代表脏腑经络。本歌诀介绍了天干与脏腑经络相配属的关系，在子午流注中经常应用，故须牢记。为便于理解，附表诠释如下（表5-10）。

表5-10　十二经纳天干配属表

| 天干 | 甲 | 乙 | 丙 | 丁 | 戊 | 己 | 庚 | 辛 | 壬 | 癸 |
|------|----|----|------|----|----|----|------|----|------|------|
| 脏腑 | 胆 | 肝 | 小肠 | 心 | 胃 | 脾 | 大肠 | 肺 | 膀胱 | 肾，心 |
| 经络 |    |    |      |    |    |    |      |    | 三焦 | 包络 |

明代张景岳曾对上述的十二经纳天干关系提出不同意见。在《类经图翼》卷三，将《十二经纳天干歌》中原歌的"三焦亦向壬中寄，包络同归入癸方"两句改为"三焦阳腑须归丙，包络从阴丁火旁"。对修改的理由，作了如下说明："旧云三焦亦向壬中寄，包络同归入癸方。虽三焦为决渎，犹可言壬；而包络附心主，安得云癸？且二脏表里，皆相火也。今改正之"。在子午流注纳子法的子母补泻配穴法中，即按张景岳的十二经纳甲关系进行配穴的。现将《类经图翼》十二经纳天干配属关系表解如表5-11所示。

表5-11　张景岳修订的十二经纳天干配属关系表

| 经别 | 胆 | 肝 | 小肠 | 心 | 胃 | 脾 | 大肠 | 肺 | 膀胱 | 肾 | 三焦 | 心包络 |
|------|----|----|------|----|----|----|------|----|------|----|--------|--------|
| 天干 | 甲 | 乙 | 丙 | 丁 | 戊 | 己 | 庚 | 辛 | 壬 | 癸 | 丙、相火 | 丁、相火 |
| 阴阳 | 阳 | 阴 | 阳 | 阴 | 阳 | 阴 | 阳 | 阴 | 阳 | 阴 | 阳 | 阴 |
| 脏腑 | 腑 | 脏 | 腑 | 脏 | 腑 | 脏 | 腑 | 脏 | 腑 | 脏 | 腑 |  |
| 表里 | 表 | 里 | 表 | 里 | 表 | 里 | 表 | 里 | 表 | 里 | 表 | 里 |

## （九）地支与脏腑经络配合法

《十二经纳地支歌》

肺寅大卯胃辰宫，脾巳心午小未中，

申膀酉肾心包戌，亥焦子胆丑肝通。

《针灸大成》记载的十二经纳地支歌，说明一天中十二个时辰与十二条经脉相配属的关系，是子午流注纳子法的理论基础和配穴方法的依据。十二经与十二时辰的配属关系见表5-12。

表5-12　十二经纳地支表

| 地支时辰 | 寅 | 卯 | 辰 | 巳 | 午 | 未 | 申 | 酉 | 戌 | 亥 | 子 | 丑 |
|---|---|---|---|---|---|---|---|---|---|---|---|---|
| 经络脏腑 | 肺 | 大肠 | 胃 | 脾 | 心 | 小肠 | 膀胱 | 肾 | 心包 | 三焦 | 胆 | 肝 |

## （十）五输穴与五行十干配合法

五输穴即十二经脉的井荥输经合穴，共六十个穴。因配属五行，亦称五行输。五输穴与五行十干配合关系见表5-13。

表5-13　五输穴与五行十干配合表

| 阴经 | | | | | 阳经 | | | | | |
|---|---|---|---|---|---|---|---|---|---|---|
| 五输穴 | 井 | 荥 | 输（原） | 经 | 合 | 五输穴 | 井 | 荥 | 输 | 原 | 经 | 合 |
| 五行 | 木 | 火 | 土 | 金 | 水 | 五行 | 金 | 水 | 木 | | 火 | 土 |
| 天干 | 乙 | 丁 | 己 | 辛 | 癸 | 天干 | 庚 | 壬 | 甲 | | 丙 | 戊 |

| 阴经 | | | | | | 阳经 | | | | | |
|---|---|---|---|---|---|---|---|---|---|---|---|
| 肝木 | 大敦 | 行间 | 太冲 | 中封 | 曲泉 | 胆木 | 足窍阴 | 侠溪 | 足临泣 | 丘墟 | 阳辅 | 阳陵泉 |
| 心火 | 少冲 | 少府 | 神门 | 灵道 | 少海 | 小肠火 | 少泽 | 前谷 | 后溪 | 腕骨 | 阳谷 | 小海 |
| 脾土 | 隐白 | 大都 | 太白 | 商丘 | 阴陵泉 | 胃土 | 厉兑 | 内庭 | 陷谷 | 冲阳 | 解溪 | 足三里 |
| 肺金 | 少商 | 鱼际 | 太渊 | 经渠 | 尺泽 | 大肠金 | 商阳 | 二间 | 三间 | 合谷 | 阳溪 | 曲池 |
| 肾水 | 涌泉 | 然谷 | 太溪 | 复溜 | 阴谷 | 膀胱水 | 至阴 | 通谷 | 束骨 | 京骨 | 昆仑 | 委中 |
| 心包君火 | 中冲 | 劳宫 | 大陵 | 间使 | 曲泽 | 三焦相火 | 关冲 | 液门 | 中渚 | 阳池 | 支沟 | 天井 |

# 五、管氏子午流注针法的特点与创新

## （一）创制五环子午流注环周图

管正斋先生创制了五环子午流注环周图，丰富了子午流注理论，拓宽了子午流注针法的临床运用范围。1943年由上海大中华书局出版的《子午流注诠释》；1961年6月16日云

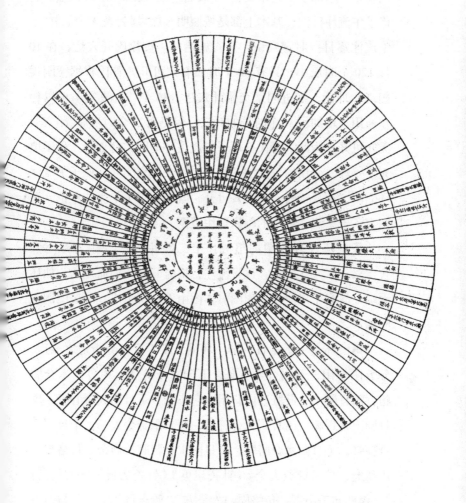

图 5-1　五环子午流注环周图

（高清彩图见附赠挂图）

南中医学院重印的管氏五环子午流注环周图。主要特点和学术创新是：增加了"同宗交错"（又名"刚柔相济"）开穴法。近代子午流注针法，基本上都是按照明·徐凤《针灸大全》中"子午流注逐日按时定穴诀"开穴施治的。按徐氏开穴法，在10日120个时辰中，只有60个时辰有穴可开，管氏根据"刚柔相济"理论，加进同宗交错开穴法，36个"夫妻穴"可以相互通用，增加了36个时辰的开穴。但仍有24个时辰属"闭穴"，无穴可开。为此，管氏五环子午流注环周图，特加绘"母子填充"一环，采用纳子法的"母子穴"来填充闭穴，使子午流注环周图，逐日逐时，均有穴可开。既丰富了子午流注理论，又拓宽了子午流注针法的临床运用范围。

子午流注环周图的组成：十二经井、荥、输、原、经、合，六十六穴在一旬，逐日流注，按时开穴，周而复始，如环无端，故名子午流注环周图。本图由五环所组成。现按图例说明如下。

**第一环**　十干主日：第一环用天干十字，分析地之五运，分五阴五阳，五阴合于五脏，五阳合于五腑。甲日阳木合胆腑，乙日阴木合肝脏，丙日阳火合小肠，丁日阴火合心脏，戊日阳土合胃腑，己日阴土合脾脏，庚日阳金合大肠，辛日阴金合肺脏，壬日阳水合膀胱，癸日阴水合肾脏。尚余心包络与三焦孤府，按《针灸大全》《针灸聚英》《针灸大成》等书均云："三焦亦向壬中寄，包络同归入癸方"。管老认为，三焦与包络为表里，皆属相火，虽三焦为决渎，犹可言壬，而包络附心主之，安得云癸？他赞成张景岳之说："三焦阳腑须归丙，包络从阴丁火旁"。对包络、三焦的归属，本图干注采张氏之说，但流注仍从徐氏。

**第二环** 干支定时：第二环细分一日十二时，起于子，终于亥，上冠以天干十字。十日共一百二十时，地支用十次，天干用十二次。甲己之日，同起甲子；乙庚之日，同起丙子；丙辛之日，同起戊子；丁壬之日，同起庚子；戊癸之日，同起壬子。从甲日的甲子时开始经过一旬一百二十个时辰，再回到甲子，如此循环反复，周而复始。

**第三环** 输穴流注：本环是依据徐文伯氏《子午流注逐日按时定穴歌》的内容排列的。图中有"△"者，为当日始开井穴之主经，以后流注各穴，包括返本还原与母子相生（三焦穴生当日主经，穴之五行生经之五行，为母穴。当日主经生包络穴，经之五行生穴之五行，为子穴），不论承接时间为当日或次日，均与该主经相联系。如甲日戌时，开胆井窍阴，在甲日戌时前的酉未巳卯丑五阴时，所列的中冲、尺泽、商丘、神门、行间各脏阴穴，皆由前癸阴日，依木火土金水相生的次序转注而来。甲日重见甲在戌时，仅开窍阴一穴。甲为阳日，开阳时，亥为阴时，故不开穴，转注到乙日丙子阳时，开小肠荥穴前谷，盖甲胆属木，丙小肠属火，胆开第一穴而转溜于小肠之第二穴，木生火。阳井窍阴属金，阳荥前谷属水，又金水相生之义。再注到乙日戊寅时，则开胃之俞穴陷谷。小肠属火，胃属土，火生土；并过丘墟一穴。因六腑六俞，各多一原穴，超出五行相生外，故并过于俞穴，反求其本，与窍阴一脉相承，并过于此，列于下位。乙日庚辰时，注大肠阳溪穴。壬午

191

时，注膀胱委中穴。言其腑，则大肠属金，膀胱属水，金水相生；言其穴，则阳经火，阳俞土，火土生。末甲申时，复列三焦荥穴液门，盖三焦孤腑，六俞无所寄，故分列于各腑开穴之最末，取其荥穴，是因为阳荥为水穴，胆为木腑，水能生木之义。甲日始戌时，终于乙日申时，凡十一时，六腑各开一穴。胆居主位，多过一原穴，凡七穴。此甲日流注细分之理，其余九日，环周流注，脏各五俞，腑各六俞。腑为阳，脏为阴。阳井金，阴井木，各依相生之次序流注辗转而取之，腑过一原，脏以俞代原而过之。末一穴，阳日气纳三焦，取生我者。阴日血归包络，取我生者。至于癸日缺十时，肾不开丑时，而移至亥时，这是因为肾主水，为人身生命之根，注重生木，如不能转注甲日，则流而不注，不合乎阴阳相生之道。癸水虽是十天干之末，按五行生成数，却是称为天一所生之水，癸水既属天一，以初始的阴干，去配终极的阴支，天一癸水，就当配合地支最后的一个时辰亥时，这等于阳干始于甲木，必须配合最后一个阳时戌时，作为始开井穴的时间一样。而且十天干的周转，按阳进阴退的规律，如以癸日的亥时开始，接着天干进入甲木，地支退到戌时，再接着天干进入乙木，地支退到酉时，以下丙丁戊己等日，都仿此天干进而地支退的法则，这和甲日戌时开窍阴，乙日酉时开大敦，丙日申时开少泽等等的顺序，适相符合，而且可以前后承接，延续不绝。癸水是肾经的代名词，肾经的井穴是涌泉，所以在癸日癸亥时就当开涌泉穴。

**第四环** 同宗交错：天干十字，地支十二字。一日十二时，五日六十时，地支用五次，天干用六次。甲子小周，五日一候，六日又另起甲子时，与一日同。此一六同宗，即甲己同宗之义。甲日己日，一奇一偶，一阴一阳，日干阴阳虽不同，但时干支全同，故甲日流注诸穴，交落列于己日时干支之下；己日流注诸穴，转交落列于甲日时干之下。二七为乙庚，三八为丙辛，四九为丁壬，五十为戊癸，皆一阴一阳之同宗，流注各穴，除一过穴不交落，余均互相交错列于本环，故称同宗交错。运用本环在于合日互用取穴，即所谓"妻闭针其夫、夫闭针其妻"的夫妻取穴法。夫是代表阳经和阳日，妻是代表阴经和阴日，阳日和阴日配合，将两天的穴位加起来，就会增加许多开穴的机会，这就称为夫妻互用。例如甲日甲戌时，所开的是胆经的井穴窍阴，在当天的乙亥时原来并不开穴，但己日的乙亥时，所开的是肝经的经穴中封，由于夫妻互用的原因，所以在甲日乙亥时亦可以针刺中封穴。而且窍阴属于胆经的井金穴，中封属于肝经的经金穴，肝与胆相为表里，两穴所分配的五行，阳井金与阴经金亦是表里相应，所以把甲己两天所开的穴互用或合并运用，其中仍有互相联系的统一性。《针灸大成》说："阳日遇阴时，阴日遇阳时，则前穴已闭，取其合穴针之。合者，甲与己合，乙与庚合……"。本环就是按"取其合穴针之"的五门十变理论，依夫妻穴而排列的。但临证运用时需注意，各经的原穴，原是随着当日主经返本还原的时间开穴，仅适用于当日而不能互用；各阴经以输穴代表原穴的返本还原穴，也同样不能互用。这一点在选取开穴时间时，也必须注意。

**第五环** 母子填充：按子午流注纳甲法，日随干支周转，五日为一周，十日为再周。十日计一百二十个时辰，配合六十六个穴，除去六个与俞穴同时并开之原穴，只有六十穴，平均每两个时辰，开一个俞穴，十日只有六十个时辰有穴可开，再加同宗交错，三十六个夫妻穴可以互相通用，仍还余二十四个时辰"闭穴"而无穴可开。子午流注纳子法中，有专以时辰为主的十二经流注法，它与纳甲法逐日配合干支开穴之规定不同，但千百年来，同为医家所采用，已成为子午流注针法的组成内容。本环采取纳子法的"母子穴"填充闭穴，故曰母子填充。如甲日庚午时，"闭穴"，无穴可开，即可取母子穴，遇有心经实证，取心经神门，即谓迎而夺之，实则泻其子；如遇脾经虚证，取脾经母穴大都，即是随而济之，虚则补其母。这样则逐日逐时均有穴可开，使子午流注针法，更臻完善。

### （二）创制了《子午流注逐日对时开穴和互用取穴表》，首创了子午流注表解法

下表（表5-14）传统的子午流注开穴法，需要计算年干支、月干支、日干支、时干支，计算方法比较烦琐。应用管老设计的表解法，临症开穴时，直接查对《子午流注逐日对时开穴和互用取穴表》（表5-14），一目了然，简便快捷。管氏表解开穴法，不仅是开穴方法上的改进；在内容上，亦有新的创见和发展：开穴表汲取了金代阎明广《流注经络井荥图》的部分理论和开穴方法，填补了徐氏开穴法中癸日九个时辰的"闭穴"。使子午流注开穴方法渐趋完善。

表5-14　子午流注逐日对时开穴和互用取穴表

| 日\时 | 甲·主穴 | 甲·互用穴 | 乙·主穴 | 乙·互用穴 | 丙·主穴 | 丙·互用穴 | 丁·主穴 | 丁·互用穴 | 戊·主穴 | 戊·互用穴 | 己·主穴 | 己·互用穴 | 庚·主穴 | 庚·互用穴 | 辛·主穴 | 辛·互用穴 | 壬·主穴 | 壬·互用穴 | 癸·主穴 | 癸·互用穴 |
|---|---|---|---|---|---|---|---|---|---|---|---|---|---|---|---|---|---|---|---|---|
| 子 | 阳辅 |  | 前谷 |  |  | 三里 | 三间·腕骨 |  | 关冲 |  | 阳辅 |  |  | 前谷 | 三里 |  |  | 三间 | 关冲 |  |
| 丑 | 行间 |  |  | 少海 | 太白·太冲 |  | 曲泽 |  | 复溜 |  | 行间 |  | 少海 |  | 太白 |  | 曲泽 |  | 中冲 | 复溜 |
| 寅 | 小海 |  | 陷谷·丘墟 |  | 天井 |  | 至阴 | 昆仑 | 尺泽·液门 | 曲泉§ | 小海 |  | 陷谷·丘墟 |  | 天井 |  | 至阴 | 昆仑 | 尺泽·液门 | 曲泉§ |
| 卯 | 神门·太溪·大陵 |  | 间使 | 经渠 | 少商 |  | 二间#·大渊§ |  | 劳官 | 曲泉§ | 神门·太溪·大陵 |  | 间使 | 神门 | 少商 | 经渠§ | 二间#·大渊§ |  | 劳官 | 曲泉§ |
| 辰 | 支沟 |  | 商阳 | 南阳 | 厉兑#·曲池# |  | 侠溪 | 阳陵泉 | 厉兑#·中渚·阳池 | 曲池§ | 支沟 |  | 商阳 | 阳溪 | 厉兑# | 曲池# | 侠溪 | 阳陵泉 | 厉兑#·中渚·阳池 | 曲池§ |

（续表）

| 日时穴 | 甲 主穴 | 甲 互用穴 | 乙 主穴 | 乙 互用穴 | 丙 主穴 | 丙 互用穴 | 丁 主穴 | 丁 互用穴 | 戊 主穴 | 戊 互用穴 | 己 主穴 | 己 互用穴 | 庚 主穴 | 庚 互用穴 | 辛 主穴 | 辛 互用穴 | 壬 主穴 | 壬 互用穴 | 癸 主穴 | 癸 互用穴 |
|---|---|---|---|---|---|---|---|---|---|---|---|---|---|---|---|---|---|---|---|---|
| 巳 | 商丘 | 隐白 | 商丘* | 解溪§ | 然谷 | 阴谷 | 商丘* | 解溪§ | 大陵 |  | 隐白 | 商丘 | 商丘* | 解溪§ | 然谷 | 阴谷 | 商丘* | 解溪§ | 大陵 | 大陵 |
| 午 | 神门* | 大都§ | 委中 | 通谷 | 神门* | 大都§ | 中渚 | 后溪 | 厉兑 |  | 神门* | 大都§ | 通谷 | 委中 | 神门* 大冲 大渊 | 大都§ | 后溪 京骨 池骨 | 中渚 | 支沟 | 厉兑 |
| 未 | 尺泽 | 鱼际 | 小海* | 少冲§ | 劳宫 | 大冲 | 少冲 |  | 小海* | 少冲§ | 鱼际 | 尺泽 | 小海* | 少冲§ |  | 劳宫 |  | 少冲§ | 小海* | 少冲§ |
| 申 | 束骨* | 后溪§ | 液门 | 临泣 | 少泽 |  |  | 解溪 | 二间 |  | 束骨* 大溪 大白 | 后溪§ | 临泣 合谷 | 液门 | 灵道 | 少泽 |  |  | 天井 | 二间 |
| 酉 | 中冲 | 大溪 | 大敦 |  | 灵道 |  | 大都 |  | 涌泉* | 至阴§ |  | 中冲 | 大敦 |  |  |  | 大都§ |  | 涌泉* 曲泽 | 至阴§ |

（续表）

| 日／时 | 甲 | | 乙 | | 丙 | | 丁 | | 戊 | | 己 | | 庚 | | 辛 | | 壬 | | 癸 | |
|---|---|---|---|---|---|---|---|---|---|---|---|---|---|---|---|---|---|---|---|---|
| | 主穴 | 互用穴 | 主穴 | 互用穴 | 主穴 | 互用穴 | 主穴 | 互用穴 | 主穴 | 互用穴 | 主穴 | 互用穴 | 主穴 | 互用穴 | 主穴 | 互用穴 | 主穴 | 互用穴 | 主穴 | 互用穴 |
| 戌 | 窍阴 | | 阳谷 | | 内庭 | | 曲池 | | 束骨 冲阳 | | | 窍阴 | | 阳谷 | | 内庭 | | 曲池 | | 束骨 |
| 亥 | 中封 | | 少府 | | 阴陵泉 | | 大渊 神门 | | 涌泉 | | | 中封 | | 少府 | | 阴陵泉 | | 大渊 | | 涌泉 |
| 附注 | 甲日自甲子时至乙亥时 | | 乙日自丙子时至丁亥时 | | 丙日自戊子时至己亥时 | | 丁日自庚子时至辛亥时 | | 戊日自壬子时至癸亥时 | | 己日自甲子时至乙亥时 | | 庚日自丙子时至丁亥时 | | 辛日自戊子时至己亥时 | | 壬日自庚子时至辛亥时 | | 癸日自壬子时至癸亥时 | |

说明：1.表内主穴为本日所开之穴，互用穴为合日所开之穴。如甲日甲子时所开之阳辅穴，原属己日甲子时所开之穴；又如己日乙丑时之行间穴，原属甲日乙丑时所开之穴。因甲己相合，故两日同一时反所开之穴，可以互用，其余乙庚、丙辛、丁壬、戊癸各日，均系合日，亦皆可仿此类推。2.各阳经之原穴，系在当日主经返本还原所开之穴。各阴经之返本还原穴亦不互用。3.表内有括弧之穴名，系接子午流注纳子法所开之穴。因当日未纳甲值纳甲法返开穴时间，故取母子穴填之互用。4.金代阎明广的"流注经络井荥图"，是子午流注纳甲法早期的开穴方法之一（约成文于贞元元年，1153年）。在阎氏开穴法中，有一癸日的癸丑至辛酉等9个时辰为开穴，不存在缺口，"如环无端"以及十二经脉气血流注和子午流注理论，较能反映出气血流注，有一定实用价值，故亦纳入本表中。5.#为子穴，§为母穴。

通过管氏对历代不同学术流派的整理研究，三次补充和完善了子午流注开穴方法。管氏子午流注开穴法，较能反映出经络气血"内外相贯，如环无端"以及十二经脉气流注特点，是目前子午流注针法最为完备的开穴方法，丰富和发展了子午流注理论。

## （三）高屋建瓴，管氏提出"提高子午流注临床疗效五要素"

管氏在长期的临床实践中，总结出要提高子午流注针法的临床疗效，必须要掌握运用的五个环节，管氏概括为"子午流注针法提高临床疗效五要素"。

(1) 提出了中医学的整体观、经络学说等9项内容是子午流注的理论基础；归纳了自然界周期变化的观点等子午流注的8个基本观点，总结了较为完善的子午流注的理论体系。必须通晓子午流注理论，才能掌握子午流注针法。

(2) 经络辨证是子午流注针法的主要辨证方法。

(3) 选择开穴、配穴是运用子午流注针法的关键。

(4) 恰当的补泻手法是子午流注针法获得疗效的重要条件。

(5) 子午流注针法既要掌握基本原则，又要灵活运用。

"五要素"言简意赅地归纳了子午流注临床应用的指导思想和运用要点；澄清了对子午流注的误解和片面认识，对正确全面理解子午流注和指导针灸临床实践，具有理论意义和实用价值。

# 六、子午流注针法的临床运用

## （一）急性胆囊炎

郝某，男，54岁，个体商。2020年9月21日上午8时初诊。

反复右胁肋疼痛2年，吃油煎食物后诱发右上腹疼痛加重1天。

近2年右胁肋及胃脘部隐痛，常因吃油腻食物或精神抑郁而加重。低热1天，体倦神疲，胃脘痞满，右上腹压痛，右肩胛下区有放射性疼痛，不思饮食，食后欲呕，噫气。舌黯红，苔黄腻，脉弦数。实验室检查：白细胞：$12 \times 10^9$/L，嗜中性粒细胞：78%。B超提示：胆囊膨大，收缩功能不良。

辨证：肝胆湿热，胆胃失和。病位：足少阳，足厥阴，足阳明经。

诊断：急性胆囊炎。

治则：疏肝利胆，和胃止痛。

治法：子午流注针法施治。2020年9月21日，是农历八月初五。查表5-8　2020年逐月日干支表，得知日干支是丁卯。查表5-9，知上午7-9点，时干支是甲辰。查表5-14　子午流注逐日对时开穴和互用取穴表，丁日辰时，开穴阳陵泉，互用穴侠溪，符合患者的病情和病位、辨证的需要。处方：阳陵泉，日月，足三里。泻法。针灸治疗后，右上腹疼痛明显减轻。预约9月26日上午8时复诊，处方：侠溪，阳陵泉，日月，中脘。泻法。右上腹疼痛消失。

按：本例旨在说明子午流注纳干法（纳甲法）开穴配穴的临床应用。

### （二）喉痹（慢性咽炎）

患者咽部干燥，异物感，咳嗽，咯痰黏稠，咽黏膜充血呈深红色，舌红，苔黄腻，脉滑数。辨证为痰热蕴结，诊断为慢性喉痹（慢性咽炎）。

患者要求 2020 年 12 月就诊，按子午流注针法，应预约在何日何时治疗？

解：根据辨证结果，当选肺经的尺泽和鱼际开穴治疗。查表 5-14 子午流注逐日对时开穴和互用取穴表，甲日未时当开尺泽，互用穴鱼际；己日未时开穴鱼际，互用穴尺泽。查表 5-8 2020 年逐月日干支表，得知应预约在 12 月 7 日、12 日、17 日、22 日、29 日下午 1-3 点未时开穴治疗。

按：本例旨在说明子午流注纳干法（纳甲法）预约治疗的开穴选穴方法。

### （三）胃癌

黄某，男，61 岁，2012 年 2 月 28 日上午 10 时会诊。

因"胃癌剖腹探查术后半年"于 2011 年 12 月 19 日入院。患者于半年前因上腹隐痛伴呕吐入住云南省某医院普外二科，经检查诊断为胃癌，于 2011 年 6 月 8 日行剖腹探查术，术中因癌肿无法切除，仅行胃空肠吻合术。术后 1 个月开始进行化疗（卡培他滨 2000mg/ 天），共行化疗 8 个疗程（服药 2 周，休息 1 周）。其间行放疗 1 疗程（共 4400Gy）患者症状好转，饮食及精神好，现再次住院复查。

体查：T 36.8℃，P 90 次 / 分，R 20 次 / 分，BP 91/61mmHg。神清，一般情况可，浅表淋巴结未触及，心肺无异常发现。腹平，上腹部可见陈旧性手术疤痕。腹软，肝脾未触及，未触及包块。移动性浊音阴性。肠鸣音正常。入院检查：血常规：WBC $2.25 \times 10^9$/L；HGB 108g/L。血生化：白蛋白 34g/L；电解质正常。AFP 8.23ng/ml；CEA 1.62ng/ml。上消化道碘水造影示：胃癌胃空肠吻合术后，吻合口未见狭窄，造影剂未见异常。CT：胃窦部近胃小弯处胃壁增厚，浆膜面光整，与周围组织分界尚清，腹腔内及腹膜后未见确切肿大淋巴结，考虑胃窦部占位。评估病情认为：患者对化疗敏感，治疗后肿瘤瘤体缩小，浸润控制，有望手术切除肿瘤。与患者及家属沟通病情后，患者及家属要求手术治疗。

于 2011 年 12 月 30 日在全麻下手术。术中探查肝脏、盆底未见转移灶，肿瘤位于胃窦部后壁，大小约 3cm×2.5cm；已侵出浆膜层，侵犯胰头。原胃肠吻合口通畅。行远端胃癌根治术（D₂）、毕Ⅱ式吻合术（留用原胃肠吻合口，仅切断封闭胃残端）。术后病检：胃低分化腺癌，局部呈黏液腺癌，侵至浆膜层，淋巴结可见癌转移。

患者术后第 3 天排气通便，术后第 6 天进食流质。第 8 天出现呃逆，发热，无腹痛，无腹胀。大便检测出酵母样真菌孢子；胸片示双侧胸腔少量积液。腹部 B 超未见异常。予以加强抗感染治疗，但仍反复发热，体温于术后第 10 天开始波动于 37～39℃之间，并有反复恶心呕吐。无腹痛，大便 1～2 次 / 天。CT 平扫示：肺部感染；双肺不张；胃潴留。上消化道造影示胃瘫。考虑发热由肺部感染所致，加强抗感染治疗，并给予 TPN 支持、促进胃动力等治疗。术后第 18 天体温下降，但胃肠功能恢复欠佳，进食后呕吐，期间患者每天皆有排气或排便。1 月 29 日（术后 1 个月）CT 示：①双侧胸腔少量积液并双肺下叶压迫性肺不张；②术区及左肝周间隙包裹性积气积液，考虑为感染病灶。上消化道造影：未见造影剂外渗，胃蠕动差。拟行 CT 引导下脓肿穿刺引流，但数次检查时皆发现造影剂仍潴留于胃内，无法穿刺。

患者长期使用 TPN 支持，试用夹闭胃管后，患者每天呕吐数次，呕吐物为胃液，量为 400～700ml/d。为解决营养供给，逐渐过渡至肠内营养。于 2 月 9 日行胃镜下空肠营养管置入术，术中胃镜显示吻合口小溃疡。置管结束后造影：营养管置入输出襻，吻合口区狭窄。

置空肠营养管后，患者每天仍有低热，伴呕吐胃液数次，量为 700～900ml/d，故重新留置胃管，予胃肠减压。目前治疗上已停用抗生素，予全胃肠内营养支持。当前诊断：①胃癌术后；②胃瘫；③腹腔残余感染。

会诊意见：

辨证：脾胃亏损，胃气不降，咽膈不通，胃失受纳传化功能。脉细涩，舌质紫黯，苔白腻。证属：胃癌术后，胃腑受纳传导功能失司。病位：足阳明，足太阴，手阳明经。

诊断：胃瘫。

治则：健脾和胃，理气散结。

治法：2012年2月28日上午10时，是农历二月初七。壬辰年癸卯月己未日己巳时。按子午流注纳子法，处方：大都，太白，针刺补法；足三里，平补平泻；中脘，下脘，天枢，电针，疏密波：30次/分，留针20分钟。

3月1日上午8时30分复诊，处方：解溪，足三里，针刺补法；梁门，天枢。电针，疏密波：30次/分，留针20分钟。

治疗2次后，胃液减少，胃出现蠕动。治疗6次后，胃已基本恢复蠕动排空功能，拔除胃管，可进流质、半流质饮食。治疗10次后，胃肠功能基本恢复，出院调养。

按：《灵枢·四时气》："饮食不下，膈塞不通，邪在胃脘。"患者胃癌术后，胃腑受纳传导功能失司，采用子午流注纳子法，初诊在己日巳时，按《十二经纳地支歌》："肺寅大卯胃辰宫，脾巳心午小未中，申膀酉肾心包戌，亥焦子胆丑肝通"，巳时是脾经气血流注旺盛之时。按"虚则补其母"的原则，故取脾经母穴大都，原穴太白，针刺补法；3月1日上午8时30分复诊，是在辛日辰时，是胃经气血流注旺盛之时，故补胃经母穴解溪、合穴足三里。中脘（腑会，胃募）、下脘、梁门、天枢（大肠募），加以电针疏密波，加强胃腑收缩蠕动，故胃肠功能得以较快恢复。

## （四）热淋（急性泌尿系感染）

赵某，女，43岁。2012年7月27日下午3时初诊。

尿急、尿频、尿痛5天。患者因旅游劳累，过食辛辣厚味，突发尿急、尿痛、尿黄赤，伴发热，腰疼。经中、西药物治疗后，热退，仍感尿频、尿急、尿痛，小便不畅。脉滑数，舌苔黄腻。

经络辨证：旅游劳累，耗气肾虚；湿热之邪，下注膀胱，膀胱气化功能失常，致尿急、尿频、尿痛；湿热损伤血络，故尿赤。肾与膀胱相表里，腰为肾府，故腰疼。脉滑数，舌苔黄腻，乃湿热之征象。证属：湿热下注，膀胱气化失司。病位：足太阳，足少阴经。

诊断：中医：热淋。西医：急性泌尿系感染。

治则：清热利湿，通淋止痛。

治法：2012年7月27日下午3时，是农历六月初九，壬辰年丁未月己丑日壬申时。处方：束骨，京骨，中极，三阴交；针刺泻法。复诊8月1日下午3时，是甲日申时。处方：束骨，中极，水道，针刺泻法；阴谷，补法。针治2次后，尿急、尿痛症状明显好转。又针灸治疗3次，症状消失，临床治愈。

按：《素问·灵兰秘典论篇》："膀胱者，州都之官，津液藏焉，气化则能出焉。"按子午流注纳子法，申时正值膀胱经气血运行旺盛之时，"迎而夺之"，"实则泻其子"，故泻膀胱经子穴束骨。"五脏有疾也，当取十二原"，故取膀胱经原穴京骨；中极是膀胱经募穴。三阴交、水道清热利湿，阴谷补肾。

### （五）腰背软组织挫伤

吴某，男，17岁，学生。2003年4月28日下午4时初诊。

　　患者春游活动，2003 年 4 月 26 日下午 4 时左右，从山坡跌下，腰背及下肢多处外伤。经 X 线、CT 检查，未见骨折及内脏器官损伤。内服中药及外搽云南白药酊、肿痛搽剂等，仍感腰背疼痛，不能转侧活动。癸未年丙辰月辛未日丙申时初诊，查：大杼穴以下沿膀胱经压痛，右膏肓、谚谞、肾俞、大肠俞、中髎、下髎可扪及条索状阳性物。右侧斜方肌、背阔肌、腰髂肋肌均明显压痛。脉弦，舌红夹瘀，苔薄黄。

　　经络辨证：气滞血瘀，脉络痹阻，膀胱经经筋瘀损。病位：足太阳经。

　　诊断：腰背软组织挫伤；背肌筋膜炎。

　　治则：行气活血，疏筋通络。

　　治法：辛日申时，膀胱经气血运行正值旺时。处方：委中，昆仑，泻法；大肠俞透肾俞，谚谞透膏肓，捻转泻法配合凤凰展翅手法，加用电针 20 分钟，起针后，疼痛明显减轻，即可俯仰、转侧。当晚安睡，次晨疼痛消失。

　　按：患者跌伤时间是己日申时，病痛部位主要在膀胱经，按子午流注纳支法，申时正值气血流注膀胱经之时，气血正旺，突受跌挫，以致气滞血瘀，经络不通则痛。治疗时，适逢申时，故取膀胱经穴，迎而夺之。《千金十穴歌》云："腰背痛相连，委中昆仑穴"，故泻之；背部俞穴采用逆经透刺法，捻转泻法配合凤凰展翅手法，并加用电针，加强了疏调经气，通经活络的治疗效应，故收效快捷。

# 第6章 管氏过梁针实用篇

## 一、管氏过梁针的渊源

过梁针源于古代"长针""大针"。《灵枢·九针十二原》："长针者，锋利身薄，可以取远痹；大针者，尖如梃，其锋微员，以泻机关之水也。"《灵枢·九针论》："长针，取法于綦针，长七寸，主取深邪远痹者也。""八正之虚风，八风伤人，内舍于骨解腰脊节腠理之间为深痹也，故为之治针，必长其身，锋其末，可以取深邪远痹。"《灵枢·官针》："病在中者，取以长针。"指出长针适宜于治疗深邪远痹和病在内部深层之痼疾。《灵枢·九针论》："九曰大针，取法于锋针，其锋微员，长四寸，主取大气不出关节者也。""淫邪流溢于身，如风水之状，而溜不能过于机关大节者也。故为之治针，令尖如梃，其锋微员，以取大气之不能过于关节者也。"《灵枢·官针》："病水肿不能通关节者，取以大针。"说明大针适用于通利关节，运转大气，消除积水。过梁针一般均采用长针、粗针，实属"长针""大针"临床运用之发展。

206

管正斋老先生在刺法上汲取了《内经》"短刺"法中的深针，"输刺"法的取穴精而深刺，以及《内经》"经刺"法的直刺病变不通的结聚部位等针法特点，结合家传针刺方法，形成了独具特色的管氏过梁针法。管遵惠教授学习继承了家父的学术经验，传承了管氏过梁针法，在针灸临床应用中，有所创见和发展。

# 二、管氏过梁针的刺法

管氏过梁针刺法特点概括为深、透、动、应。

## 1. 深

管氏过梁针选用的奇穴和经穴，较常规刺法进针深。

## 2. 透

管氏过梁针四肢部奇穴，要求透刺到对侧皮下。手法操作：选用特制的 26 号（或 28 号）过梁针，采用单手两指疾速直刺法，进皮后，左手挟持押手，右手小弧度捻转，缓慢进针，进针到穴位深度的一半时，左手扶托于穴位肢体的对侧，以探测针尖到达的位置，直至进针刺到对侧皮下。过梁针补法：行"凤凰理羽"手法 9 次，三九 27 次，或九九 81 次。过梁针泻法：行"凤凰展翅"手法 6 次，六六 36 次，或八八 64 次。留针 30 分钟。起针时，应缓慢退针，出针后休息 20 分钟。

3.动

过梁针在进针或行针时，患者肢体会出现不自主抽动或颤动，如针下灵、阳委一、平顶等穴治疗癔症性瘫痪、外伤性截瘫、脱髓鞘疾病等，必须出现肢体不自主抽动或颤动，疗效才显著。治疗癔症性瘫痪，掌握行针时机，适时令患者运动肢体，是获取疗效的关键，常可收到立竿见影之效。

4.应

部分过梁针奇穴，须在针刺时出现感应，方能获效。如针臂宁穴，针感传至指尖，患者手臂发麻，才能收效。部分病人，在过梁针后，会出现轻度头昏、微汗、乏力等针刺反应，有些精神分裂症和癔症患者，在出现这样的应激性反应后，可能会霍然而愈。应用过梁针，必须根据病情，辨证施治。奇穴主治病症不同，过梁针法亦各有所异。临症时，须根据治疗需要，灵活运用。

# 三、管氏过梁针特定奇穴

管氏过梁针特定奇穴有 24 个，现简介如下。

1. 天灵

定位：腋窝前缘直上 1 寸，向内旁开 5 分，垂膊取之。
针法：稍向外斜深刺 5～6 寸。

主治：狂躁不安，伤人自伤，口中唱骂，癫呆症；上肢瘫痪。

## 2. 腋灵

定位：腋窝前缘上 0.5 寸肌腱下缘处，垂膊取之。

针法：由前向后直刺 5～6 寸。

主治：狂躁不安，伤人自伤，唱骂不休，癫呆症，上肢瘫痪。

## 3. 屈委阳

定位：屈肘横纹端之稍外方。

针法：直刺，浅刺 2 寸；深刺 4～5 寸。

主治：躁动不安，精神分裂症恢复期；上肢瘫痪，上肢僵直，上肢颤抖。

## 4. 尺桡

定位：上肢伸侧，腕横纹至肘横纹之中央，腕上 6 寸。

针法：直刺，浅刺 1.5 寸；深刺 2.5～3 寸。

主治：轻型精神分裂症，癫证；上肢麻木、瘫痪，上肢痉挛。

## 5. 中桡

定位：上肢伸侧，腕横纹上 4 寸。

针法：直刺，浅刺 1 寸；深刺 2.5～3 寸。

主治：轻型精神分裂症，癫证；上肢麻木，瘫痪，手臂痉挛。

### 6. 寸桡

定位：上肢伸侧，腕横纹上 2.5 寸。

针法：直刺，浅刺 1 寸，深刺 2.5 寸。

主治：轻型精神分裂症，癫证；上肢僵直，手颤。

### 7. 寸平

定位：上肢伸侧，腕上 1 寸，桡侧旁开 0.4 寸。

针法：直刺 0.8～1 寸。

主治：上肢功能性瘫痪，上肢麻木；晕厥，休克。

### 8. 脑根

定位：外踝与跟腱之间凹陷上 1 寸处。

针法：直刺，浅刺 1 寸，深刺 2～2.5 寸。

主治：慢性精神病，精神分裂症恢复期，癫呆症；下肢痿软，肩背拘急疼痛。

### 9. 平顶

定位：外膝眼下 3 寸，胫骨旁开 2 寸。

针法：直刺 3～5 寸。

主治：慢性精神病，精神分裂症恢复期，癔症，癫呆症；下肢瘫痪。

10. 中平

定位：外膝眼下 5 寸，胫骨旁开 2 寸。

针法：稍向内斜刺，深刺 4～6 寸。

主治：慢性精神病，精神分裂症恢复期；下肢瘫痪，冷痛、麻木。

11. 阳委一

定位：股外侧，腘窝横纹上 1 寸，股二头肌肌腱与股外侧肌之凹陷处。

针法：由股外侧向内透刺，直刺 5～8 寸。

主治：狂证，癫证，癔症；下肢瘫痪。

12. 阳委二

定位：股外侧：腘窝横纹上 2 寸，股二头肌肌腱与股外侧肌之凹陷处，阳委一向上 1 寸。针法：由股外侧向内透刺，直刺 6～8 寸。

主治：狂证，精神分裂症，癫证；下肢瘫痪。

13. 阳委三

定位：股外侧，腘窝横纹上 3 寸，股二头肌肌腱与股外侧肌之凹陷间，阳委二向上 1 寸。针法：由股外侧向内透刺，直刺 7～8 寸。

主治：精神分裂症，有破坏行为之狂证，癫证；下肢瘫痪。

### 14. 四连

定位：股外侧，腘窝横纹上 4 寸，股外侧肌与股二头肌之间，阳委三上 1 寸。

针法：由股外侧向内透刺，直刺 7～8 寸。

主治：精神分裂症，狂证，癫证；下肢瘫痪。

### 15. 五灵

定位：股外侧，腘窝横纹上 5 寸，股外侧肌与股二头肌之间，阳委三上 2 寸。

针法：由股外侧向内透刺，直刺 7～8 寸。

主治：精神分裂症，狂证，癫证；下肢瘫痪。

### 16. 灵宝

定位：股外侧，腘窝横纹上 6 寸，股外侧肌与股二头肌之间，阳委三上 3 寸。

针法：由股外侧向内透刺，直刺 7～8 次。

主治：精神分裂症，狂证，癫证；下肢瘫痪。

### 17. 山膝根

定位：昆仑与太溪穴之间，女膝穴直上，跟腱中。

针法：直刺 1 寸。

主治：足跟痛，腰痛，惊悸，齿龈脓肿。

18. 泉中

定位：涌泉穴后 1 寸。

针法：直刺 0.8～1 寸。

主治：癔症性瘫痪，外伤性截瘫，痴呆。

19. 肾根

定位：足跟正中前缘，卷足时，在足心后 1/3 取穴。

针法：直刺 0.8～1 寸。

主治：足跟痛，下肢瘫痪，腰腿痛，失眠，痴呆。

20. 迈步

定位：髀关穴下 2.5 寸，大腿伸侧，髂前上棘与髌骨基底连线上，相当于会阴穴水平下三横指。

针法：直刺 2～3 寸。

主治：下肢瘫痪，股膝疼痛，癔症性瘫痪，下肢痿软，足下垂。

21. 外伏兔

定位：膝髌正中上缘上 6 寸，向外旁开 1.5 寸。

针法：直刺 5～7 寸。

主治：下肢瘫痪，膝髌肿痛，癔症性瘫痪，下肢痿软，外伤性截瘫。

## 22. 臂宁

定位：腋窝之前端，胸大肌停止部。手指触头仰掌（或曲肘手掌按于后枕），腋窝前端，胸臂腔隙凹陷为上臂宁，上臂宁斜下 1 寸，肌腱下方为下臂宁，两穴合称臂宁穴，左右各 1 对。

针法：直刺 0.5～1 寸，针感达手指，上肢酸麻，有电击感。

主治：上肢麻痹，痿软无力，上肢颤抖，强直痉挛，肩臂疼痛，上肢冷痛，手指拘挛。

## 23. 下灵

定位：俯卧，骶骨管裂孔水平线旁开 4.5 寸为内下灵，再外开 3.5 寸为外下灵，内外两穴合称下灵穴，左右各 1 对。

针法：先针内下灵，直刺 4 寸，针感放射至足底，再针外下灵 4 寸，傍针刺法，以下肢抽搐为佳。

主治：外伤性截瘫，癔症性瘫痪。

## 24. 大椎

定位：第 7 颈椎与第 1 胸椎棘突之间凹陷处，内部解剖定位相当于第 8 颈髓与第 1 胸髓。

针法：术者用左手定好穴位后并固定之，防止病人移动，右手拇指持于针柄，其他三指固定针体。进针时针尖沿左手拇指固定部位迅速捻转刺入皮下，针入皮下后应令患者低头，使棘突间隙增大，将针沿棘突间用力向深推进，此时一般不捻转。将针进入应针深度的 4/5 接近脊髓腔时，要缓慢进针，绝对防止捻针、捣针、摇针。进针方向宜针体与皮肤呈 35°角向上方斜刺，消瘦者以 4 寸为度，肥胖者以 5 寸为宜。

主治：精神分裂症，癔症性瘫痪，狂证，癫证。

# 四、管氏过梁针的临床运用

## （一）过梁针治疗癔症性瘫痪68例临床观察

### 1. 临床资料

一般资料：经理化检查未发现明显器质性病变，确诊为癔症性瘫痪者 68 例。男性 26 例，女性 42 例。发病年龄 11～29 岁 43 例，30～50 岁 25 例。发病诱因：因外伤后起病者 18 例；因腰腿痛或下肢麻木起病者 16 例；因患病体弱长期卧床中发病者 11 例；外科或妇科手术后发病者 6 例；劳累后发病者 5 例；明确提示精神因素为诱因者 12 例。病程半年以内者 51 例；7 个月至 1 年者 8 例；1～2 年者 5 例，2 年以上者 4 例。

瘫痪部位及主要并发症状：双下肢完全或不完全瘫痪者 42 例，单下肢瘫痪者 7 例，单上肢瘫痪者 5 例，双上肢不全瘫者 2 例，偏瘫者 9 例，四肢不全瘫者 1 例，手指强直者 1 例，阵发性手指拘挛者 1 例。

患肢深浅感觉障碍者 38 例；患肢肌萎缩者 22 例；肌张力增强伴痉挛发作者 5 例；伴有患肢温度低者 20 例，经常胃痛者 6 例，阵发性头痛者 4 例。

### 2. 诊断标准

参照《中国精神疾病分类方案与诊断标准》第Ⅱ版（西安，1989 年 4 月，即 CC MD-Ⅱ），结合临床体会，拟定诊断依据如下：①瘫痪不伴有相应的神经系统病理体征，无上运动神经元和下运动神经元受损害的表现；②瘫痪肢体的肌力在不同姿势、体位下呈现不一致性；③感觉障碍多样、易变，感觉减退或消失的区域不符合神经解剖分布原则；④症状的产生，变化与精神因素有密切的联系；⑤具有癔症样性格或病前有癔症发作史；⑥伴有癔症的其他症状；或躯体不自主运动或痉挛发作；⑦具有排除器质性病变所致肢体瘫痪的充分依据。以上第一条加其他任何三条即可确诊。

### 3. 治疗方法

采取心理治疗、过梁针法、功能锻炼三者相结合的治疗原则。首先要使病人消除顾虑，树立信心，在治疗中应重视并适当运用语言暗示；对病程较久、已出现患肢废用性肌萎缩患者，必须在治疗同时，加强功能锻炼，以助康复。

(1) 过梁针常用穴位

① 臂宁

定位：腋窝之前端，胸大肌停止部。手掌触头仰掌（或曲肘手掌按于后枕），腋窝前端胸臂腔隙凹陷为上臂宁，上臂宁斜下1寸，肌腱下方为下臂宁，二穴合称臂宁穴，左右各一对。

针法：直刺0.5~1寸：针感达手指，上肢酸麻，有电击感。

主治：上肢麻痹、痿软无力，上肢颤抖，强直痉挛，肩臂疼痛，上肢冷痛，手指拘挛。

②屈委阳

定位：屈肘，当肘横纹端之稍外方。

针法：直刺。浅刺2寸，深刺4~5寸。

主治：躁动不安，精神分裂症恢复期。上肢瘫痪，上肢僵直，上肢颤抖。

③尺桡

定位：上肢伸侧，腕横纹至肘横纹之中央，腕上6寸。

针法：直刺。浅刺1.5寸；深刺2.5~3寸。

主治：轻型精神分裂症、癫证。上肢麻木、瘫痪，上肢痉挛。

④天灵

定位：腋窝前缘直上1寸，向内旁开5分，垂膊取之。

针法：稍向外斜深刺5~6寸。

主治：狂燥不安，伤人自伤，口中唱骂，癫呆症。上肢瘫痪。

⑤平顶

定位：外膝眼下3寸，胫骨旁开2寸。

针法：直刺 3～5 寸。

主治：**慢性精神病，精神分裂症恢复期，癔症，癫呆症，下肢瘫痪。**

⑥ 大椎

定位：第 7 颈椎与第 1 胸椎棘突之间凹陷处，内部解剖定位相当于第 8 颈髓与第 1 胸髓。

针法：术者用左手定好穴位后并固定之，防止病人移动，右手拇指持于针柄，其他三指固定针体。进针时针尖沿左手拇指固定部位迅速捻转刺入皮下，针入皮下后应令患者低头，使棘突间隙增大，将针沿棘突间用力向深推进，此时一般不捻转。将针进入到应针深度的 4/5 接近脊髓腔时，要缓慢进针，绝对防止捻针、捣针、摇针。进针方向宜针体与皮肤呈 35° 角向上方斜刺；进针深度消瘦者以 4 寸为度，肥胖者以不超过 5 寸为宜。

主治：**精神分裂症，癔症性瘫痪、狂证、癫证。**

(2) 过梁针刺法

四肢部奇穴采用过梁针透刺法，进针后根据病情分别采用"凤凰理羽"或"凤凰展翅"手法，在获得针感基础上，加用电针（连续波或断续波），使患者肌肉出现节律性颤动或肢体抽动。留针 20 分钟，隔日治疗 1 次，5 次为 1 疗程。

对肢体瘫痪、知觉障碍或伴有痉挛发作者，如采用四肢过梁奇穴透针法无效时，可由针灸造诣较深、临床经验丰富的医师采用大椎穴深刺法，当病人出现肢体抽动或触电样针感时，即应立即出针，一般每周针刺 1 次，3 次为 1 疗程。最多治疗 2 个疗程。不宜多刺，以防发生意外。

### 4. 疗效观察

疗效标准 治愈：瘫痪肢体功能恢复正常，症状及体征消失。好转：瘫痪肢体功能部分恢复、症状及体征减轻；或患肢遗有麻木、疼痛、发凉、无力、酸胀不适，不能胜任一般性工作。无效：瘫痪肢体无改善，症状及体征无变化。

治疗结果：以过梁针奇穴为主，少数病人采用大椎穴深刺法：配合电针、心理治疗及功能锻炼。1～5 次治愈者 26 例（38.24%）；6～10 次治愈者 18 例（26.43%）；10～20 次治愈者 15 例（22.06%）；21～30 次治愈者 6 例（8.82%）。治疗 3 个月至 2 年，好转者 2 例（2.94%）；无效 1 例（1.43%）。总有效率 98.53%；治愈率 95.59%。

### 5. 典型病例

**例 1. 余某，女，12 岁，学生，1995 年 2 月 22 日初诊。**

双下肢痿软无力 4 月，加重 1 天。患儿于 1994 年 5 月下旬自觉腹痛，呈持续性隐痛，阵发加重。1994 年 6 月 7 日收住某医院。入院检查：神清、心肺（-），腹软，剑突下及脐周轻压痛。实验室检查：Hb 117g/L，WBC $5.8 \times 10^9$/L，中性 53%、淋巴 41%，酸性 4%，单核 2%。血小板 $208 \times 10^9$/L。胃肠电图提示：慢性胃炎。纤维内窥镜：食道、胃、十二指肠未见异常。脑电图：过度换气时见左额区有中一高幅尖慢波，双枕区见高波幅的 δθ 波，并有少量类尖波阵发出现，提示中度异常脑电图。诊断为腹型癫痫。经对症治疗 17 天，症状缓解出院。出院后间断性腹痛，恶心，呕吐，食欲减退。1994 年 12 月渐感双下肢痿软无力，行走易跌倒，进食后呃逆。经某医院会诊：神经系统检查未见异常，心肌酶学 LDH111U，GOT$_6$U，GPT$_1$0U，CK81U，a-HBD145U。微量元素：Cu9.35μg/g。Fe12.81μg/g，Ca900.0μg/g，Mg125μg/g，Mn0.95μg/g。脑电图有明显好转。仍提示轻 - 中度异常脑电图。1995 年 2 月 21 日午后突感双下肢麻木，完全不能自主活动，2 月 22 日晨，由其母背至门诊求治。查：双下肢肌力 0 级，肌张力稍减弱，触温觉、痛觉基本正常，被动活动无抵抗，膝腱、跟腱反射、病理反射未引出。脉细，舌淡红，苔薄白。辨证：脾胃虚弱，筋脉失养。诊断：癔症性瘫痪；痿躄。治疗经过：先取右平顶穴，过梁针透刺法，进针后行一度"凤凰理羽"手法，患儿可自行抬腿 50°，再取左平顶穴单针透刺，嘱患儿带针站立，取针后患儿可慢步行走。针灸调治 12 次后，患儿双下肢活动自如，饮食基本恢复正常。随访 1 年，患儿无恙，已复学。

**例 2. 乔某，男，38 岁，干部，1962 年 8 月 9 日初诊。**

右上肢瘫痪 2 月余。患者于 1962 年 6 月 8 日出差途中，因车祸，所乘吉普车翻于路边田中，致使外伤性右肩关节前脱位并多处软组织挫伤，被送往昆明某医院，经对症处理及右肩关节局麻下手法复位，经 X 线摄片检查，证实肱骨复位后，右上臂置于内收、内旋、肘关节屈曲 90° 位，用三角巾固定患肢于胸前。3 天后，自觉右上肢麻木，右肘关节不能屈伸活动，1周后，右上肢运动功能丧失。经服药、理疗、针灸等治疗1月余，无效。查：右上肢肌张力减弱，肌力0级，右三角肌、肱二头肌轻度肌萎缩，肱二头肌反射、肱三头肌反射、桡骨膜反射正常，未引出病理反射。右肩关节X线摄片，肩关节骨结构未见异常。诊断：1.癔症性右上肢瘫痪；2.右肩关节前脱位后遗症。治疗经过首次取臂宁穴，针感传至手指：出针后手臂可自主屈伸；再针屈委阳，行"凤凰展翅"手法。针后右臂可前后活动45°，外展上举约40°。8月11日二诊，取穴天灵，尺桡，"凤凰展翅"手法，留针15分钟。针后活动功能明显改善，右手臂可上举平肩。8月12日，患者家属请按摩师在颈项肩臂按摩1小时后，右上肢自主运动功能完全丧失。8月16日至8月24日，过梁针治疗3次，收效不显。患者多方寻医求治，症状仍无改善。在患者及家属恳求下，先行心理治疗，于1962年9月12日，施行大椎穴深刺法，针体与皮肤呈35°角向上斜刺，当缓慢进针约4寸时，患者突然尖叫一声，躯体突然颤抖抽动一下，立即退针寸许，患者面色发白，微汗无力，令患者举臂，右臂可慢慢上举触头。取针后休息30分钟，患者右上臂活动自如，仅感身倦乏力。次日右上肢功能完全恢复正常。随访6个月，身体健康无恙。

### 6. 讨论

癔症性瘫痪是指在癔症性躯体障碍症状中出现的以各种瘫痪为主症的一种疾患；属精神疾病中神经症的范畴。癔症性躯体障碍的主要临床表现有：①与神经分布明显不符的感觉脱失；②对光反射灵活的失明、管状视野或单眼复视；③与耳科检查结果有矛盾现象的耳聋；④声音正常情况下的失音或嘶哑；⑤与神经检查相矛盾的肢体瘫痪，不能站立和行走；⑥各种不自主运动或痉挛发作；⑦其他有理由推断具有癔症性质的躯体功能障碍等。癔症性瘫痪大多具有明显的情感色彩，临床症状常可因暗示加重或减轻；但癔症性瘫痪如治疗和处理不当，病程可迁延数年乃至 10 余年，给病人和家庭带来沉重负担，故研究治疗癔症性瘫痪的有效疗法，很有必要。

管氏过梁针的刺法特点主要是：深、透、动、应。"深"：过梁针选用的奇穴和经穴，较常规刺法进针深。"透"：过梁针四肢部奇穴，要求透刺到对侧皮下。在获得针感后，再根据病情需要，采用补泻手法或电针。"动"：过梁针在进针或行针时，患者肢体常出现不自主抽动或颤抖；在留针或行针时，要求患者运动肢体，常能收到立竿见影之效。"应"：过梁针需出现针刺感应，方易获效。如深刺大椎穴时，患者出现突然尖叫一声，伴有全身或部分肢体的骤然抽动等针刺感应，有些疾病有可能霍然而愈。由于过梁针针刺深、感应强；临床应用时，必须要熟悉经穴解剖，针刺手法熟练，刺激强度适度，辨证施治正确；才能确保安全，发挥出过梁针的治疗效应。

## （二）过梁针治疗精神病35例临床观察

### 1. 临床资料

35例患者，均经精神病专科医院确诊为精神分裂病。男性26例，女性9例。年龄最小者18岁，最大者46岁，其中18～25岁者8例，26～30岁者11例，31～40岁者12例，41～46岁者4例。35例精分症患者，其中偏执型24例，青春型3例，紧张型3例，单纯型2例，未分化型3例。病程最短者3个月，最长者6年，平均病程2.8年。全部患者均经过中西药治疗，其中26例分别经过低血糖治疗、胰岛素休克、电休克等精神病专科治疗。

### 2. 治疗方法

(1) 过梁针奇穴

① 天灵

定位：腋窝前缘直上1寸，向内旁开5分垂膊取之。

针法：稍向外斜深刺5～6寸。

主治：狂躁不安，伤人自伤，口中唱骂，癫呆症。上肢瘫痪。

② 屈委阳

定位：屈肘横纹端之稍外方。

针法：直刺，浅刺2寸；深刺4～5寸。

主治：躁动不安，精神分裂症恢复期。上肢瘫痪，上肢僵直。上肢颤抖。

③ 尺桡

定位：上肢伸侧，腕横纹至肘横纹之中央腕上 6 寸。

针法：直刺，浅刺 1.5 寸；深刺 2.5～3 寸。

主治：轻型精神分裂症、癫证。上肢麻木、瘫痪，上肢痉挛。

④ 平顶

定位：外膝眼下 3 寸，胫骨旁开 2 寸。

针法：直刺 3～5 寸。

主治：慢性精神病，精神分裂症恢复期，癔症，癫呆症。下肢瘫痪。

⑤ 中平

定位：外膝眼下 5 寸，胫骨旁开 2 寸。

针法：稍向内斜，深刺 4～6 寸。

主治：慢性精神病，精神分裂症恢复期。下肢冷痛、麻木。

⑥ 阳委一

定位：股外侧，腘窝横纹上 1 寸，股二头肌肌腱与股外侧肌之凹陷处。

针法：由股外侧向内透刺，直刺 5～8 寸。

主治：狂证、癫证、癔症、下肢瘫痪。

⑦ 阳委二

定位：股外侧，腘窝横纹上 2 寸，股二头肌肌腱与股外侧肌之凹陷处，阳委一向上 1 寸。

针法：由股外侧向内透刺，直刺 6～8 寸。

主治：狂证、精神分裂症、癫证。下肢瘫痪。

⑧ 阳委三

定位：股外侧，腘窝横纹上 3 寸，股二头肌腱与股外侧肌之凹陷间，阳委二向上 1 寸。

针法：由股外侧向内透刺，直刺 7～8 寸。

主治：精神分裂症，有破坏行为之狂证，癫证。下肢瘫痪。

⑨ 四连

定位：股外侧，腘窝横纹上 4 寸，股外侧肌与股二头肌之间，阳委三上 1 寸。

针法：由股外侧向内透刺，直刺 7～8 寸。

主治：精神分裂症，狂证，癫证。下肢瘫痪。

⑩ 五灵

定位：股外侧，腘窝横纹上 5 寸，股外侧肌与股二头肌之间取穴，阳委三上 2 寸。

针法：由股外侧向内透刺，直刺 7～8 寸。

主治：精神分裂症、狂证、癫证、下肢瘫痪。

⑪ 脑根

定位：外踝与跟腱之间凹陷上 1 寸处。

针法：直刺，浅刺 1 寸，深刺 2～2.5 寸。

主治：慢性精神病，精神分裂症恢复期，癫呆症。下肢痿软，肩背拘急疼痛。

⑫ 风府

定位：枕骨与第1颈椎之间，内部为第1颈髓之上方与延髓的下端之间。取穴时令患者头正颈直。术者将左手拇指端切于枕骨隆起的下方约与乳状突起下缘呈一水平面，其他四指分开固定于后头部，此时令前面助手将患者头作前后运动数次，术者感觉拇指下移动范围增大，凹陷有隙者即是风府穴。

针法：为确保进针的速度与方向，一般选用圆利针较宜。选准穴位后快进皮，进皮后，双手拇、食、中指持针，缓慢进针。决定针刺方向与深度首先要考虑：患者的体位、年龄及体格之胖瘦等差异灵活掌握，谨慎运针，才能确保安全，获得治疗所需要的感觉反应。

下针时与皮肤呈近垂直方向刺入，针尖向下颏方向进针，针入方向最高不超过耳垂下缘水平线、消瘦者进针深度以同身寸2.5寸为度，肥胖者以3寸为宜。

主治：精神分裂症，癔症性瘫痪，狂证，癫证。

⑬ 大椎

定位：第7颈椎与第1胸椎棘突之间凹陷处，内部解剖定位相当于第8颈髓与第1胸髓。

针法：术者用左手定好穴位后并固定之，防止病人移动，右手拇食指持于针柄，其他三指固定针体。进针时针尖沿左手拇指固定部位迅速捻转刺入皮下，针入皮下后应令患者低头，使棘突间隙增大。将针沿棘突间用力向深推进，此时一般不捻转。将针进入到应针深度的4/5接近脊髓腔时，要缓慢进针，绝对防止捻针、捣针、摇针。进针方向宜针体与皮肤呈35°角向上方斜刺，消瘦者以4寸为度，肥胖者以5寸为宜。

主治：精神分裂症，癔症性瘫痪，狂证，癫证。

⑭ 陶道

定位：第 1 胸椎与第 2 胸椎棘突之间凹陷间，内部解剖定位相当于第 2 胸髓。

针法：针刺方向同大椎穴。进针方向针体与皮肤呈 35°向上方斜刺，消瘦者以 4 寸为度，肥胖者以 5 寸为宜。

主治：精神分裂症，癔症性瘫痪，狂证，癫证。

⑮ 安然

定位：位于第 2 胸椎与第 3 胸椎棘突之间凹陷间，内部解剖定位，相当于第 3 胸髓。

针法：针刺方法同大椎穴。针体与皮肤呈 45°向上方斜刺，消瘦者针深 3.5 寸，肥胖者针深 4.5 寸。

主治：精神分裂症，癔症性瘫痪，狂证，癫证。

⑯ 身柱

定位：第 3 胸椎与第 4 胸椎棘突间之凹陷处，内部解剖定位，相当于第 4、第 5 胸髓。

针法：针体与皮肤呈 45°向上斜刺，消瘦者针深 3 寸，肥胖者针深 4 寸。

主治：精神分裂症，癔症性瘫痪，狂证，癫证。

(2) 过梁针刺法

① 狂证（狂躁症、带有持久激动症状的精神分裂症、分裂样精神病等）。

取穴：阳委一、阳委二、阳委三、四连，五灵，灵宝，天灵，屈阳委。

手法用过梁针泻法，留针 5～10 分钟。病人可能会出现面色苍白、出汗、脉细数、头晕、恶心、血压下降等针刺反应。

② 癫证（忧郁症、无激动症状的精神分裂症或其他无激动症状的精神病等）。

取穴：阳委一、阳委二、阳委三、天灵、平顶、脑根、四连、五灵。

手法用过梁针补法或平补平泻法，留针 15～20 分钟。病人可能会出现无力微汗等针刺反应。

③ 癫呆症（精神分裂症残留型、精神分裂症后抑郁、麻痹性痴呆等）

取穴：天灵、尺桡、平顶、中平、脑根。

过梁针补法，留针 20～30 分钟。

(3) 脊髓五穴深刺法

① 取穴：风府、大椎、陶道、安然、身柱。

② 针刺方法：按照规定的针刺角度进针，严格掌握进针深度。根据病情需要，须加强刺激时，可采用抽刺法：针刺入规定深度产生感觉反应后，将针退出 1 寸左右，再缓慢刺入，谓之"抽刺"。每抽刺一下，会产生一次感觉反应。抽刺方向，就呈扇形由中心向两旁抽刺，每次抽刺角度须稍有偏移，最好是每次治疗时侧重于一侧抽刺，这样产生的后遗反应比较轻微而易恢复。

③ 刺激强度：刺激强度需根据病情及治疗要求所决定。一般分为重刺激、中等度刺激、轻刺激 3 种。

重刺激：每次选用 1～3 穴，抽刺出现感觉反应总数在

6～9下以内。不留针或留针 3～5 分钟。患者反应多出现休克前期症状，如面色苍白，出冷汗，脉细数，血压下降等，但意识清楚，可能会出现下肢完全或不完全瘫痪。重刺激手法适于体质健壮的重症狂证，重症癫证并有妄闻、妄见、躁动不安、吵闹不休的患者。

中等度刺激：每次选用 1～2 穴，抽刺出现感觉反应总数在 3～6 下以内。留针 5～15 分钟。患者表现神倦无力，可能会出现一侧下肢瘫痪或双下肢发软，但扶之能行走。主要适应于一般癫证和一般狂证；或体质较差的重性癫、狂证。

轻刺激：每次选用 1 穴，抽刺 1～2 下，出现感觉反应较轻，留针 30～45 分钟。患者除自觉症状无任何他觉改变。适应于恢复期精神分裂症患者，慢性癫呆症，体质虚弱的癫狂证等。

④ 针刺反应及处理：休克前期及休克反应：多见于重刺激手法体质较弱的病人和对针刺敏感的患者。主要临床表现：头晕目眩、面色苍白、恶心出汗、血压下降、脉沉细数等。处理：应立即出针，让病人平卧于床上，经休息或施以针灸治疗后，一般可恢复。如出现严重的休克或剧烈的呕吐，要随时观察其呼吸、脉搏、血压及意识的变化，必要时需采用吸氧、强心剂、呼吸兴奋剂等救治措施，以防发生意外。

针刺后遗反应：中等度刺激可能会出现的后遗反应：全身酸痛、胀麻、下肢发软、单侧或双下肢不全瘫痪、步态跛形。一般采用对症处理和针灸治疗，可逐渐恢复。重刺激可能出现的后遗反应：全身无力、食欲不振、头晕头痛，发热

38～39℃，双下肢软瘫、感觉迟钝，尿潴留或尿失禁等症状。

处理：在卧床恢复阶段要加强护理，防止压疮和肌萎缩，一般尿潴留，多在1～3天内恢复，必要时可导尿。尿失禁可能会持续1周左右，可行针灸以助恢复。头痛发热选用解热镇痛剂和抗生素对症处理。双下肢软瘫，一般恢复较慢，轻者约需2周至1月；重者需2～3个月才能完全恢复。其间可配合服用神经营养剂和神经修复剂，如 ATP 维生素 $B_1$ 及注射维生素 $B_{12}$，氢溴酸加兰他敏等；并配合针灸推拿等治疗，以助运动功能恢复和防止肌肉萎缩。

3. 临床疗效

根据《中国精神病分类方案与诊断标准》第Ⅱ版（西安，1989年4月，CCMD-Ⅱ），参考《中医病证诊断疗效标准》，35例患者，经过梁针治疗1～3个月，治疗结果如下。

疗效标准 治愈：语言、举止、神情均恢复正常，能正常处理日常事务或恢复工作，1年后未复发。基本治愈：神情安定，语言、举止正常，基本能处理日常事务；智力和理解力下降或反应较迟钝；有时神态异常。好转：神情安定，语言、举止基本正常、或有改善。无效：语言、举止、神情均无改善。

35例精神分裂症患者临床疗效观察结果见表6-1。

表6-1　过梁针治疗35例精分症疗效观察表

| 例数 | 治愈（%） | 基本治愈（%） | 好转（%） | 无效（%） |
|---|---|---|---|---|
| 35 | 2（5.72） | 6（17.14） | 21（60） | 6（17.14） |

总有效率82.86%。

35例精分症患者分型疗效观察结果见表6-2。

**表6-2　35例精神分裂症患者分型观察疗效表**

| 分型 | 例数 | 治愈(%) | 基本治愈(%) | 好转(%) | 无效(%) |
|------|------|---------|-------------|---------|---------|
| 偏执型分裂症 | 24 | 1（4.17） | 3（12.5） | 15（62.5） | 5（20.83） |
| 青春型分裂症 | 3 | 0 | 1（33.3） | 2（66.7） | 0 |
| 紧张型分裂症 | 3 | 1（33.3） | 1（33.3） | 1（33.4） | 0 |
| 未分化型分裂症 | 3 | 0 | 1（33.3） | 1（33.3） | 1（33.4） |
| 单纯型分裂症 | 2 | 0 | 0 | 2（100） | 0 |
| 合计 | 35 | 2（5.72） | 6（17.14） | 21（60） | 6（17.14） |

### 4.典型病例

**例1**　史某，女，29岁，小学教师。1961年3月7日初诊。1年前因精神受刺激，出现敏感多疑，逐渐夜不能寐，终日口中喃喃自语，有时无故哭啼，妄想，经常怀疑同事加害于己，时时提防家人用毒药害自己，疑虑恐惧，感情不稳。曾在某精神病院治疗1月余，病情有所好转。诊断：精神分裂症（偏执型）。

治疗经过。采用奇穴过梁针法，第1次取穴阳委一、天灵，皆双侧，用轻泻手法，针后病人表现软弱无力，头部微汗。3月10日第2次治疗，病人睡眠好转、沉默少言。取穴中平双侧，天灵右侧，轻泻手法。3月14日三诊，能接受指导，可配合合作，仍怀疑同事及家人想害她。针刺平顶，阳委二，轻泻手法。其后病情逐渐好转，间隔 2～3 天，过梁针治 1 次，每次取 1～2 个奇穴。平补平泻法。治疗 20 次后，迫害妄想症状消失，精神状态基本正常。针灸配合中西药物巩固治疗 3 个月，言语、举止、神情恢复正常，可从事一般家务劳动。疗效评定治愈。1 年后随访，已回校工作。

**例 2** 吴某某，男，23 岁，1962 年 4 月 3 日初诊。半年前因受刺激出现精神失常，言语增多，行为幼稚，有时大喊大叫，玩脏物，甚至毁物，见到青年女性，常有不文明言行。经某精神病院诊断为：精神分裂症（青春型）。先后经药物治疗，胰岛素休克、电休克等治疗 2 月余，收效不显。

治疗经过，采用脊髓 5 穴深刺法，每隔 3～5 天针治 1 次。针刺风府穴第 3 次后，出现发热，体温 38.5℃，尿潴留及双下肢不完全瘫痪。经对症处理，24 小时后体温正常，3 天后小便排便恢复正常，15 天后双下肢运动功能及深浅反射基本恢复正常。又经深刺大椎 2 次，陶道 2 次，安然 1 次，身柱 1 次后，患者情绪渐趋稳定，对答基本切题，很少激动，已知羞耻，未再毁物，言语、举止基本正常；间或出现神识恍惚，反应迟钝。针治 3 个月后疗效评定为基本治愈。继续针灸服药调养 1 年。2 年后随访疗效基本巩固，能处理日常事务。

### 5. 讨论

管氏过梁针，选用奇穴为主，取穴少而精，在刺法上，以深、透、动、应为特点。"深"：过梁针选用的奇穴和经穴，较常规刺法进针深。"透"：过梁针四肢部奇穴，一般要求透刺到对侧皮下。"动"：过梁针在进针或行针时，患者一般会出现不自主抽动或颤动。"应"：过梁针法，出现感应，更易获效。所谓针刺感应包括：病人突然的尖叫，肢体抽动；患者骤然安静，甚或短暂的呆滞；或微汗、面白、头昏等临床表现。

管老认为，精神病是生物、心理和社会文化等多种因素交互的结果，在治疗精神病时必须根据诊断制定出相应的生物、心理和社会治疗的综合措施，应有较长时间的治疗计划；在过梁针治疗的同时，需配合药物治疗，心理治疗及精神病的症状护理和心理护理。

过梁针有一定危险性，特别是深刺脊髓5穴，危险性较大，针刺反应比较严重。治疗时必须得到病人和助手的密切配合，如果没有丰富的临床经验和较高的针灸造诣，不可轻易妄试！

## （三）管氏过梁针治疗急性脊髓炎恢复期19例临床观察

急性脊髓炎是指非特异性急性横贯性脊髓炎症。由病毒感染、其他感染、疫苗接种后、机体自身免疫反应等引起。临床表现为病变脊髓平面以下的肢体瘫痪、感觉缺失和植物神经功能障碍。根据本病的临床症状，可归属中医"痿证""痿躄""拘挛""癃闭"等证范畴。现将运用管氏过梁针治疗急性脊髓炎19例临床观察报告如下。

## 1. 临床资料

一般资料 19 例患者均为我科住院或门诊病例。全部病例均经神经专科确诊为急性脊髓炎。其中男性 12 例，女性 7 例；年龄最小 6 岁，最大 48 岁，平均 32.5（±11.2）岁；全部病例均是急性起病，起病 1~2 周前，有上呼吸道或消化道感染症状者 12 例（63.16%），首发症状以双下肢麻木、乏力者 16 例（84.21%），有胸背痛或束带感者 5 例（26.32%），大小便障碍者 8 例（42.15%），全部病例无意识障碍，无脑神经受损。1 例出现四肢瘫，18 例双下肢瘫。

体征及实验室检查 19 例患者出现受损脊髓平面以下的肢体瘫痪，肌张力低下，腱反射消失，病理反射阴性，感觉为传导束型感觉缺失，病变平面以下所有感觉消失，或伴有尿潴留，尿失禁，便秘。4~6 周后，肌张力开始升高，肌力开始逐渐恢复，感觉恢复较慢。有 2 例患者合并了视神经损害。19 例患者腰穿检查：压力都在正常范围；有 2 例白细胞轻度升高，以淋巴细胞为主，4 例蛋白轻度升高。8 例做了体感诱发电位检查是异常延长。

核磁共振检查 19 例患者 MRI 检查示：急性期脊髓节段呈不同程度肿胀增粗，受累段脊髓信号异常。$T_2WI$ 全部病变段呈较清晰的高信号；$T_1WI$ 等信号，2 例有轻度增强，为不规则小斑片增强。8 例治疗 3~6 个月后复查 MRI，$T_2WI$ 高信号基本消失，有 1 例出现了脊髓萎缩。受损脊髓以胸段最常见；最长从 $C_4$~$T_7$ 共 11 个椎体节段受累，最短也有 3 个椎体节段。

## 2. 治疗方法

(1) 脊椎九宫穴：根据病变节段，顺序定取中宫，沿督脉在中宫上下棘突间定取乾宫、坤宫，然后夹乾宫、中宫、坤宫旁开 1～1.5 寸，依次取巽、兑、坎、离、艮、震六宫穴。进针顺序为：先针中宫，次针乾宫、坤宫，直刺或略向上斜刺 0.8～1.2 寸，然后按巽、兑、坎、离、艮、震六宫穴依次进针，针尖斜向椎体，进针 1.5～2 寸，获得针感后，行捻转补泻手法，九宫穴的行针顺序与次数，按"洛书九宫数"施行，即"戴九履一，左三右七，二四为肩，六八为足，而五居中"，留针 30 分钟，行针 3 次。配穴：夹脊穴。

(2) 管氏过梁针：主穴：平顶，阳委二，外伏兔；配穴：迈步，阳委一，阳委三，中平，肾根。

癃闭：中极，水道，足三里，三阴交。

早期实证，多为弛缓性瘫痪，凤凰展翅手法，配合针刺泻法；主穴加用电针。病延日久，病证由实转虚，或虚实夹杂，瘫痪转为痉挛性，凤凰理羽手法，配合针刺补法或平补平泻手法，不宜应用电针。每日 1 次，或隔日 1 次，15 次为一疗程。

## 3. 结果

疗效标准　治愈：瘫痪肢体肌力恢复到 4 级以上，感觉恢复，植物神经功能障碍消失或明显减轻；显效：瘫痪肢体肌力恢复 2～3 级，感觉部分恢复，植物神经功能障碍明显减轻；

有效：瘫痪肢体肌力提高 1 级，感觉部分恢复，植物神经功能障碍有所改善；无效：肢体瘫痪、感觉障碍及尿、便障碍均未改善。

治疗结果：19 例患者经治疗 3～4 个疗程后，治愈 11 例，显效 4 例，有效 3 例，无效 1 例。总有效率 94.7%。

### 4. 典型病例

**例 1**　王某，女，6 岁，2001 年 8 月 20 日入院。

患儿 10 天前曾患"感冒"发热，经本厂职工医院对症治疗后热退。约 10 天后双下肢疼痛，服药治疗无效，出现双下肢不能活动并小便潴留。急转昆明某医院诊治；查脑脊液：压力 160 毫米水柱，蛋白 60 毫克/升，糖 50 毫克/升，氯化物 125 毫克/升。MRI 检查显示：$T_4$～$T_7$ 椎体上缘水平脊髓内异常信号，矢状位 $T_2WI$ 脊髓内显示有突出的长 $T_2$ 信号。诊断为急性脊髓炎。经用糖皮质激素为主治疗 15 天后，病情稳定。出院后转入我科治疗。入院检查：患儿神清，双下肢体瘫痪，肌力 0 级，肌张力低下，腱反射消失，病理反射阴性，$T_7$ 平面以下所有感觉消失，尿失禁。舌质红，苔薄白，脉沉细。

辨证：肺热叶焦，气阴两虚，督脉受损，经筋失养。病位：手太阴，督脉，足太阴，足少阴，足厥阴经。

诊断：中医：痿证；西医：急性脊髓炎恢复期。

治疗经过：采用管氏过梁针，脊椎九宫穴，配取气海，关元，中极，足三里，三阴交，太冲。过梁针主穴电针。治疗 1 个疗程后，大小便恢复正常，左下肢肌力Ⅰ级，右下肢肌力

Ⅱ级；治疗3个疗程后，左下肢肌力Ⅲ级，右下肢肌力Ⅳ级；能在搀扶下行走；4个月后，患儿双下肢肌力Ⅴ级，活动功能完全恢复。1年后随访，患儿坐、立时腰及身体轻度左偏，不爱活动。2年后随访，患儿学习优秀，喜爱唱歌跳舞，活动正常。

**例2** 唐某，男，35岁，农技师。2002年10月16日入院。

患者20余日前晨起到田间工作，感四肢麻木乏力，两下肢沉重，即回家卧床休息，下午症状加重，伴食欲下降，吞咽不利，小便困难。急送昆明某医院急诊。入院后MRI检查：$C_3 \sim C_6$ 水平脊髓炎。经用抗感染、皮质类固醇激素、营养神经等治疗18天，病情稳定。出院转入我科治疗。入院检查：意识清楚，问答正确，查体合作，心肺听诊未见异常，腹软，肝脾未触及，下腹部膀胱区膨隆，叩诊呈实音，双下肢不肿，颅神经检查正常，双上肢肌力正常，右下肢肌力Ⅰ级，左下肢肌力0级，双膝腱反射消失，$T_4 \sim T_8$ 痛觉减退，$T_8$ 以下痛觉消失。舌红，苔黄腻，脉濡数。

辨证：湿热浸淫，经筋失养。病位：督脉，足太阴，足少阴，足厥阴经。

诊断：中医：痿躄；西医：急性脊髓炎恢复期。

治疗经过：采用管氏过梁针，脊椎九宫穴，配取气海，关元，中极，足三里，三阴交，太冲。

过梁针主穴电针。夹脊穴小剂量穴位注射：维生素 $B_{12}$ 1支（500μg）加复方当归注射液1支（2ml）混合后，$T_8 \sim L_5$ 夹脊穴穴位注射，顺序依次取穴，每次3～4穴。治疗1疗程后，大小便恢复正常，左下肢肌力Ⅱ级，右下肢肌力Ⅲ级；治疗3个疗程后，双下肢肌力Ⅴ级，活动功能基本恢复，行走基本正常。随访1年，患者常感项背板滞不适，行走活动基本恢复正常。

## 5.讨论

急性脊髓炎是一种病因不甚明了的疾病，可能和病毒感染、免疫接种、胶原系统疾病等因素有关。按本病的主要症状，可归属中医"痿证""痿躄"范畴。本组病例中，3例患者是由于正气不足，感受湿热毒邪，高热不退，或病后余邪未尽，低热不解，肺受热灼，津液耗伤，筋脉失于濡润，导致双下肢痿弱不用，而成痿证。即《素问·痿论篇》所说："肺热叶焦，则皮毛虚弱急薄著，则生痿躄也。"12例患者属湿热浸淫，病因为久处湿地，或冒雨露，感受外来湿邪，湿留不去，郁久化热；或饮食不节，过食肥甘，或嗜酒，或多食辛辣，损伤脾胃，湿从内生，蕴湿积热，以致湿浸淫筋脉，影响气血运行，使筋脉肌肉弛纵不收，因而成痿。正如《素问·痿论篇》说："有渐于湿，以水为事，若有所留，居处相湿，肌肉濡渍，痹而不仁，发为肉痿。"本组4例患者，属病程较长，病久体弱，正气亏损，肝肾亏虚，脾胃虚弱。肾精肝血亏损，则筋脉失其营养；脾胃运化失司，津液气血资生无源，肌肉筋脉失养，则使痿证加重。一般肺热伤津或湿热浸淫所致的痿躄，早期呈弛缓性瘫痪，针灸疗效较佳；脾胃虚弱，肝肾亏虚，瘀阻脉络的病久患者，多见双下肢痉挛性瘫痪，或肢体拘挛伴肌肉萎缩，针灸疗效较差。故本病在病情稳定后，要尽早采用针灸治疗。

本病基本病机是本虚标实，本为肝肾亏虚；标为湿热邪毒。病位主要在督脉、足太阴、足厥阴、足少阴经脉。管氏过梁针，具有深、透、动、应的特点，对弛缓性瘫痪及恢复感觉、运动功能，疗效显著。脊椎九宫穴，取穴虽与督脉和华佗夹脊位置相近似，但进针角度、针刺手法及治疗效应，则又迥然不同，脊椎九宫穴对督脉和脊椎病变，有显著疗效。加以辨证配穴；和夹脊穴复方当归注射液、维生素 $B_{12}$ 穴位注射，有利于恢复感觉的缺失和调整膀胱、直肠的功能障碍。

### 参考文献

[1] 孙怡，杨任民. 实用中西医结合神经病学 [M]. 北京：人民卫生出版社，1999, 607.

[2] 郑丕舜. 脊柱脊髓关联病与脊髓病诊断治疗学 [M]. 北京：北京科学技术出版社，2005, 130.

[3] 管遵惠. 管氏针灸经验集 [M]. 北京：人民卫生出版社，2002, 223.

[4] 管遵惠. 杏轩针经 – 管正斋针灸学术经验精要 [M]. 昆明：云南科技出版社，2002, 118.

[5] 清·张隐菴. 黄帝内经素问集注 [M]. 上海：上海科学技术出版社，1959, 169–170.

[6] 管傲然，丁丽玲，李群等. 管遵惠老师治疗急性脊髓炎恢复期经验. 云南中医中药杂志，2013（1）

# 管氏针灸第四代

## 管遵惠《管氏针灸经验集》(节选)

### 管氏针灸学术流派第四代代表性传承人

管遵惠(1943— ),主任医师,教授。云南省名中医。继承和发展了管氏针灸学术流派的理论,创新和发展了管氏特殊针法,完善了管氏针灸医学流派的学术思想,提炼和践行了管氏针灸的传承理念,形成了学术特点鲜明的管氏特殊针法学术流派。《管氏特殊针法学术流派传承工作室》,是全国首批64家中医学术流派之一。主要学术著作有《管氏针灸经验集》《管氏特殊针法集萃》等。学术传承人主要有管傲然、管薇薇、徐杰、谭保华、易荣、丁丽玲、郭翠萍、王艳梅等。

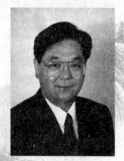

管遵惠

# 第7章 热针疗法传承创新篇

## 一、热针疗法的渊源及理论根据

针灸是中华民族的一项重大发明，是我国古代劳动人民治疗疾病的重要手段之一。在《黄帝内经》成书之后，它从基础理论到临床实践，逐渐形成了比较完整的学术体系，发展成为独立的针灸学科。

《灵枢·官针》说："凡刺有九，以应九变……九曰焠刺，焠刺者，刺燔针则取痹也。"可见在古代，用烧热的针来治疗痹证，已成为针灸的一种常用治疗方法。

东汉著名医家张仲景所著的《伤寒论》，是一本阐述外感疾病辨证论治的经典著作。在397条经文中，明确提到"烧针""温针"临床应用的条文有8条。例如，《伤寒论·第十六条》云："太阳病三日，已发汗，若吐，若下，若温针，仍不解者，此为坏病，桂枝不中与之也。视其脉证，知犯何逆，随证治之。"据注家解释"古之温针为火针，可以劫汗……"从这段经文可以看出，"温针"在当时为医家所重视，临床运用已比较广泛。

《针灸大成·卷四》对"暖针""火针""温针"分别做了比较详尽的叙述。这说明随着中医学的发展，针灸医学越来越注意到针的温度对人体的影响，从而在临床上也就运用了更多的方法使针体加温，以求提高临床治疗效果。

从中医的病因、病理学的观点来分析，如果提高针的温度，对虚、寒证是完全适宜的，有时甚至是必要的。

《素问·举痛论》说："寒气入经而稽迟，泣而不行，客于脉外则血少，客于脉中则气不通，故卒然而痛。""寒气客于脉外则脉寒，脉寒则缩踡，缩踡则脉绌急，绌急则外引小络，故卒然而痛。"所谓稽迟，泣而不行、不通、缩踡、绌急等，概为经脉气血受到寒邪凝闭阻滞的缘故，故临床上，凡因寒凝而痛者，总以温经散寒为治疗大法，正如《素问·举痛论》所说："得炅则痛立止"。炅，音窘，当热讲。意思是，此时如得到热气则血行畅而经络舒，痛即消失。《灵枢·寿夭刚柔》也说："刺寒痹者内热"，"内热"是指热气入内的意思。这都提示了，如果能在针刺的基础上，提高针的温度，更易获得温经散寒，活络止痛的直接效果。

《素问·通评虚实论篇》说："邪气盛则实，精气夺则虚。"《素问·针解篇》云："刺虚则实之者，针下热也，气实乃热也。"这也启示我们设想，采用直接提高针体温度的方法，应用于虚证的治疗。

历代医家在针灸治疗寒证、虚证时，力图使针能够适当加温，来提高临床疗效。如运用口腔含针的"暖针"法，古称"焠刺"的火针法，以及迄今针灸临床上还应用比较广泛的"温针灸"等。但这些传统方法，受科学技术条件限制，各有其局限性。为此，我们一直在探索研究，希望能研制出一种既能有效地提高并控制针体的温度；又操作简便，使用安全的针灸仪器。经过反复的试验和临床实践，GZH 型热针仪，基本达到了设计要求。

## 二、GZH型热针仪的特点

GZH 型热针电针综合治疗仪是一种新型的针灸治疗仪器，主要特点是：①具有热针、电针综合治疗功能；②热针采用恒流控温方式，可预置控制针体温度，发热稳定，控温精确；③能数字显示热针温度和电针频率及输出电流强度。使用时能根据治疗需要提高并控制针体的温度，使整个针身发热均匀，温度保持恒定。在发挥针刺、灸疗、温针灸、火针、电针等综合治疗效应的同时，易于量化控制。

通过临床运用和观察研究证实，热针仪有下列实用价值。

(1) 具有针、灸、温针等综合治疗效应，因而能较迅速地起到温经活络，祛湿散寒的治疗作用。

(2) "烧山火"手法，使针下产生"热"，即能起到补阳除寒作用。热针能直接使针周产生热度，因此，热针不仅具有

"烧山火"的治疗功效，而且作用更为直接、迅速。

(3) 传统"温针灸"时病人感觉到的温热感，是针柄上燃烧艾绒产生的红外线辐射到穴周皮肤上所致。而 GZH 型热针仪，是使针身均匀发热，热力直接作用于体内穴位。由于热针是在体内产生热效应，故更能起到温经活络、疏通气血的治疗效果。

(4) 热针可起到火针"焠刺"法的治疗作用，且具有操作简便、使用安全的优点。

(5) 近代研究表明，体内温度升高到 42℃以上，即可能对体内蛋白质的凝固产生影响。热针的一般治疗温度多调节在 40～50℃，这样的温度能使局部组织的核糖核酸 (RNA)、脱氧核糖核酸 (DNA) 和蛋白质的合成被抑制，使癌细胞周期性的转化和分裂活动停止，并能使癌细胞死亡炭化。目前热针治疗皮肤鳞状上皮癌已收到疗效，因此，热针有可能成为一条加温治癌的治疗途径。

(6) 热针直接作用于经络腧穴，它有异于一般理疗通过体表向体内传递热效应的方法。一般病人均可在针下和针周产生热感，得气较好的病人，还会出现热感沿经络传导的现象。热针仪的临床运用，对经络实质和针灸机制的研究，亦有所裨益。

虽然近几年国内也有一些根据焠刺、温针等理论研制的治疗仪器使针发热，但 GZH 型热针仪在控温方式、温度显示方法及针具的设计原理上都运用了较先进的技术，并历经四次更新换代，新型的 GZH 型热针电针综合治疗仪，采用较新的电子技术，提高了仪器的精度和稳定性，可根据病情需要分别进行热针、电针治疗，扩大了运用范围。目前，能直接显示和调节温度，且发热均匀，温度恒定，操作简便，使用安全，同时起到针刺、灸疗、温针灸、火针、电针等综合治疗效应的GZH 型热针电针综合治疗仪，正在针灸临床发挥着难以替代的特殊的作用。

# 三、热针临床疗效观察及作用机制的研究

## （一）热针对哮喘及类风湿关节炎患者免疫球蛋白的影响

自 1982—1996 年笔者选择哮喘及类风湿关节炎患者共 32例，观察了热针治疗前后免疫球蛋白的变化，现将观察结果报告如下。

### 1.热针对哮喘患者免疫球蛋白的影响

一般资料　20 例哮喘病例均系确诊为支气管哮喘，喘息性支气管炎，慢性支气管炎合并肺气肿患者，男性 14 例，女性 6 例；年龄最小者 29 岁，最大者 73 岁，平均年龄 49.2 岁；病程 1 年以下者 3 例，2~5 年者 6 例，6~10 年者 8 例，10年以上者 3 例。

治疗方法　主穴：定喘、风门透肺俞。配穴：外感风寒取合谷、列缺；喘促取天突、孔最；痰多取足三里、丰隆；

气短取关元、膻中；咳嗽取尺泽、太渊。针法：主穴交替选用，采用1.5～2寸热针，应用GZH型热针仪，温度指示40～45℃，配穴采用一般毫针，主要应用提插捻转平补平泻手法，留针20分钟。哮喘发作时每天治疗1次，听诊哮鸣音消失后改为隔日1次，10次为1疗程，休息3～5天后，继续下一疗程。

治疗结果　经治疗1～3个疗程后评定疗效。显效：哮喘停止，能参加劳动或工作，随访半年以上未复发者11例，占55%；好转：症状改善，发作次数减少，但未完全控制发作者7例，占35%；无效：病情无明显变化者2例，占10%。

热针对哮喘病人免疫球蛋白的影响，见表7-1。

表7-1　热针前后免疫球蛋白的变化（$\bar{\chi} \pm S$，mg/dl）

| 项目 | 治疗前 | 治疗后 | $P$值 |
|------|--------|--------|------|
| IgG | 741.85 ± 56.98 | 1120.15 ± 109.57 | < 0.01 |
| IgA | 180.4 ± 13.72 | 174.1 ± 10.19 | > 0.05 |
| IgM | 318.4 ± 41.30 | 200.55 ± 28.94 | < 0.05 |
| IgE | 1119.5 ± 196.26 | 704.5 ± 64.82 | < 0.01 |

IgG. 多数患者治疗前低于正常。经热针治疗后有升高趋势，显效或有效者，明显升高（$P < 0.01$）。IgM. 多数患者治疗前有不同程度升高，经热针治疗后有降低趋势；显效或有效患者，显著降低（$P < 0.05$）。IgE. 多数患者，治疗前升高，经热针治疗后有降低趋势；显效或有效患者，显著降低（$P < 0.01$）。IgA. 治疗前后无明显变化（$P > 0.05$）。

### 2.热针对类风湿关节炎患者免疫球蛋白的影响

一般资料　根据临床体征及理化检查确诊为类风湿关节炎患者 12 例，男性 4 例，女性 8 例；年龄最小者 18 岁，最大者 60 岁，病程 1 年以下者 3 例，2~5 年者 7 例，6~10 年者 2 例。

治疗方法　经络辨证，循经取穴。在四肢关节周围及肌肉较丰厚部位的腧穴，热针治疗。上肢主穴：肩髎、曲池、手三里、支沟；下肢主穴：风市、中渎、阳陵泉、膝阳关、光明、复溜。配穴：局部取穴。运用 GZH 型热针仪，每次热针主穴 2~3 穴，热针温度 40~45℃。电针配穴 3~4 穴。留针 30 分钟。每日或隔日针治 1 次，15 次为 1 疗程，休息 3~5 天后，继续下一疗程。

治疗效果　经热针治疗 1~3 个疗程后，显效：临床症状消失，血沉、类风湿因子有 1 项以上恢复正常者 3 例（25%）。有效：临床症状改善。血沉、类风湿因子仍在异常范围者 6 例（50%）。无效：临床症状，血沉、类风湿因子检测无明显变化者 3 例（25%）。

热针对类风湿关节炎患者免疫球蛋白的影响见表 7-2。

表 7-2　热针前后免疫球蛋白的变化（$\bar{\chi} \pm S$, mg/dl）

| 项目 | 治疗前 | 治疗后 | $P$ 值 |
|------|--------|--------|--------|
| IgG | 1612.3 ± 348.1 | 1282±159.27 | < 0.05 |
| IgA | 347.5 ± 83.78 | 267.25 ± 48.25 | > 0.05 |

（续表）

| 项目 | 治疗前 | 治疗后 | $P$ 值 |
|------|--------|--------|--------|
| IgM | 287.08±67.74 | 151.67±61.57 | < 0.01 |
| IgE | 498±99.74 | 477.7±109.68 | > 0.05 |

IgG. 多数患者，治疗前升高，经热针治疗后有下降趋势；显效或好转患者，多有明显下降（$P < 0.05$）。IgM. 多数患者，治疗前升高，经热针治疗后有下降趋势；显效或好转患者，多有显著下降（$P < 0.01$）。IgA、IgE. 治疗前后无显著变化（$P > 0.05$）。

## 3. 讨论

GZH 型热针仪是一种新型的针灸治疗仪器，热针具有针刺、艾灸、温针灸、焠刺等综合治疗效应，对微循环的形态、流态及襻周状态均有显著的改善作用。热针能使体外血栓长度、干重、湿重趋于正常，对血小板聚集功能有明显改善作用，提示热针具有活血化瘀、疏通经络治疗作用。抗体是一类在抗原物质对机体刺激后所形成的，具有与该抗原发生特异结合的球蛋白，IgG 是主要的抗感染抗体。IgA 是抗体在黏膜局部抗感染的一个重要因素，因而有局部抗体之称；IgA 合成受障，易并发呼吸道感染或消化吸收障碍等。IgM 是分子量最大的免疫球蛋白，故又称巨球蛋白；IgM 有较高的结合价和聚集能力，当它固定补体后，有较强的溶细胞能力。IgE 在正常人血清中含量最少，半衰期也很短；但过敏患者（如过敏性支气管哮喘），发作时常有升高。本组病例观察表明，热针对人体血清免疫球蛋白有使之趋于正常的双向调整作用，热针能提高人体体液免疫功能。热针治疗哮喘和类风湿关节炎有效的患者，可能与增强了患者的免疫功能有关。

## （二）热针对增生性脊椎炎血液流变学影响的观察

增生性脊椎炎，亦称退行性脊椎炎、脊椎骨性关节炎、肥大性脊椎炎等。是中年以后发生的一种退行性骨关节病变。我科应用热针九宫穴疗法为主，治疗腰椎增生性脊椎炎 58 例，并对患者进行了热针治疗前后血液流变学的对比观察，现将临床观察结果总结如下。

1. 临床资料

58 例患者均系我科住院病人，在热针治疗组中随机抽样确定。58 例患者中，男性 32 例，女性 26 例。年龄最小者 34 岁，最大者 76 岁，平均年龄 47.2 岁。58 例患者中，主诉病程最长者 25 年，最短者 1 周。中医辨证：气滞血瘀型 20 例，寒湿凝滞型 12 例，肝肾亏损型 26 例。热针治疗次数最少者 10 次，最多者 46 次，平均治疗 18 次。

2. 诊断依据

症状和体征　一般起病较缓慢，腰僵硬酸痛，不耐久坐，每一姿势改变的活动初始即感腰痛。晨起腰痛较重，轻微运动后腰痛略减；稍事劳累则腰痛加重。检查时，腰椎常有深压痛和脊柱的颤动痛，腰椎生理前凸消失；病情较重者，俯仰活动受限，腰部生理曲线异常，椎间隙狭窄，或腰椎关节变形；部分患者神经根紧张试验阳性，膝、跟腱反射减弱，伴有臀、腿部牵引性疼痛。

X线检查　腰椎改变主要以慢性退行性改变为主。一般常见的有：腰椎椎体前缘骨质增生，腰椎关节边缘形成骨赘性唇状突起，或骨刺形成，椎体上下缘之前后角产生骨赘，或相邻椎体的骨赘形成骨桥。本组病例提示：普遍的唇样增生临床意义不大；单发性骨刺较多发性骨刺更有临床意义。

CT扫描　一般以层厚5mm、层距5mm，水平通过腰椎间隙平扫。临床常见：腰椎椎体后缘骨质增生，或伴有后纵韧带、黄韧带增厚或钙化，双侧隐窝变窄，椎管矢状径和横径减小，椎小关节骨质增生等。临床观察提示：椎体前缘和两侧的增生，主要临床症状为腰椎活动受限；椎体后缘和矢状位的小关节增生，有可能引起神经根的刺激，产生腰痛及下肢放散痛。

### 3. 治疗方法

腰椎"九宫穴"取穴法：自$T_{12}$～$S_1$沿脊椎自上至下仔细压诊，寻找最明显的压痛点，参阅X线摄片或CT片，确定病变椎节。以压痛点最显著的病变椎节棘突间定为中宫，沿督脉在中宫上下棘突间各定一穴，分别称为乾宫、坤宫，然后挟乾宫、中宫、坤宫旁开1～1.5寸，依次取巽、兑、坎、离、艮、震六宫穴。因取穴定位是按伏羲八卦九宫方位图，故称腰椎九宫穴，简称九宫穴。

九宫穴的针刺方法：根据中宫定位，采取俯卧或侧卧位。

进针时应尽量使中宫部位棘突突起，椎间隙加大，以利于进针。进针顺序为：先针中宫，次针乾、坤宫，直刺或略向上刺 $0.8 \sim 1.2$ 寸，然后按巽、兑、坎、离、艮、震六宫穴依次进针，针尖斜向椎体，进针 $1.5 \sim 2$ 寸，获得针感后，行捻转补泻手法，九宫穴的行针顺序与次数，按"洛书九宫数"施行，即"戴九履一，左三右七，二四为肩，六八为足，而五居中。"一度行针后，坎、离宫加用热针，应用 GZH 型热针仪，热针温度指标 $40 \sim 45℃$，留针 20 分钟。

配合穴位注射：主选药物：复方当归注射液 2ml 加维生素 $B_{12}$ 1ml 混合液；辅助药物：醋酸强的松龙混悬液 1ml（25mg）与 2% 普鲁卡因 2ml 混合液。巽、兑宫或艮、震宫，每穴注射 1ml。

### 4. 治疗效果

疗效标准　显效：症状消失，肢体活动自如；增生性腰椎炎合并坐骨神经痛者，直腿抬高试验达 70° 以上，恢复正常工作。好转：症状减轻，活动功能改善，可以从事轻微体力劳动或一般性工作。无效：症状无明显改善。

治疗效果　显效 38 例（65.5%）；好转 16 例（27.5%）；无效 4 例（7%）；总有效率 93.1%。

### 5. 观察方法

热针治疗前后，均由检验科专业技术人员抽取患者清晨空腹血 $5 \sim 7$ml，检测全血黏度（比）高切变率、低切变率、血浆黏度、红细胞电泳、血沉、体外血栓形成（长度、湿重、干重）、血小板聚集等 9 项指标。采用成都电子医仪厂研制的血液流变学系列仪器（3-990 和 3-999 型）测定。

6. 结果分析

热针疗程结束后，血液流变学复查结果提示，全血比黏度、血浆比黏度、红细胞电泳、血沉等 5 项指标，虽有不同程度改善，但无统计学意义（$P > 0.05$）。体外血栓形成、血小板聚集功能则有明显改善，有非常显著的统计学意义，见表 7-3。

表 7-3　热针治疗前后血液流变学比较表（$\bar{\chi} \pm SD$）($n$=58)

| 项目 | 治疗前 | 治疗后 | $t$ 值 | $P$ 值 |
|---|---|---|---|---|
| 血栓长度 | 32.06 ± 13.48 | 27±11.35 | 3.12 | < 0.01 |
| 血栓干重 | 34.76 ± 13.33 | 26.18 ± 15.33 | 4.85 | < 0.01 |
| 血栓湿重 | 99.82 ± 39.32 | 68.65 ± 29.36 | 4.002 | < 0.01 |
| 血小板聚集 | 51.8 ± 15.92 | 44.95 ± 13.33 | 2.04 | < 0.05 |

结果表明，本组患者热针治疗前，体外血栓长度、干重、湿重高于正常值；热针治疗后，均值下降至正常值范围。经统计学处理，有非常显著性差异（$P < 0.01$）。血小板聚集功能在热针治疗后有显著改善（$P < 0.05$）。

7. 讨论

腰椎增生性脊椎炎是一种慢性退行性骨关节病变，退行性变的椎体常有唇形改变或骨刺形成。椎体的骨质增生是生理性衰退的一种保护性反应。椎体唇样增生起到增加脊椎稳定性的作用，故骨质增生的程度并不一定与腰痛症状成正比。但反复外伤，可促使骨质增生加重，成为引起腰痛的主要诱因。骨刺的产生是由于较重的外伤或反复的损伤，造成椎间韧带与椎体间张力改变，使椎间及韧带剥离处产生裂缝，裂缝内出血及血管伸入，最后骨化而成骨刺。笔者通过多年的临床实践观察到：有的患者虽然有明显巨大的骨刺，但腰腿痛症状并不显著，这可能是因为骨刺增加了脊椎的稳定性，加强了保护性的缘故。因此在带教中反复强调诊断腰椎增生性脊椎炎时，要把腰痛的部位和 X 线照片对照起来加以判断，并且须了解腰椎增生的固有症状是否与实际相符，方能明确诊断和正确判断预后。

腰椎增生性脊椎炎引起腰腿痛的主要病理在于脊神经后支病变，当脊椎骨质增生，椎间盘及韧带退变，腰椎的滑脱或错位时，可导致脊神经后支受压，出现神经根钝痛、刺痛，并沿神经根分布放射，咳嗽、喷嚏用力时疼痛加重。腰椎九宫穴，直接作用于棘上韧带、棘间韧带和黄韧带，增强了韧带的韧度和修复能力，起到保护脊椎过度前屈和促使脊椎复位的作用；九宫穴还可刺激脊神经后支，调整其神经功能，消除和缓解临床症状，坎、离宫热针可达脊椎横突附近，热针的热效应，可缓解肌肉和关节韧带的紧张，有利于挛缩的解除，因而能够止痛和促进生理功能的恢复。由于热针能使体内组织发热，局部温度升高，血管扩张，血流速度加快，有利于增生的骨刺被吸收，因而可改善脊椎的骨质增生状态。

热针九宫穴，虽与督脉穴和华佗夹脊穴位置相近，但进针角度、针刺手法及治疗效应则又迥然不同。根据管老传授，针刺乾宫、中宫、坤宫穴位时，进针宜慢，勿刺过深，不宜行提插补泻手法，正常针感是局部酸胀或酸胀麻电感沿脊柱下方或上方传导。如进针困难，需调整进针方向。若在进针过程中，针下阻力突然消失，而出现脱空感时，说明针尖已进入椎管内之硬膜外腔，应迅速退针少许，不可继续进针。若进针过程中患者突然出现肢体抖动，应立即将针提起，谨防刺伤脊髓。针刺巽、兑、坎、离、艮、震六宫时，针尖应略向椎体方向斜刺。如果紧贴椎板外缘进针，针体必将通过脊神经的后支或其附近，当针尖触及神经时，局部会有放射样触电感，此时应调整针尖方向，以免造成外周神经损伤。如果针尖向椎体方向斜刺角度过大，针体可能穿过棘间韧带而达对侧；或穿过黄韧带等组织而进入椎管。当针尖触及硬脊膜时，针下常有坚硬的抵触感，若穿透硬脊膜，阻力会突然消失，此时应立即退针，以免损伤蛛网膜和脊髓。

血液在体内血管中凝结的过程称为"体内血栓形成"。临床上所指的血栓是具有临床体征的病理状态。血栓在血流作用下能破碎，随血流堵塞较小的血管称为"栓子"，血管被堵塞的状态称为"栓塞"。人体内血栓的形成在动脉与静脉有所不同，在动脉内主要为血流呈湍流时损伤血管壁，发生血小板聚集引起血栓形成。在静脉主要为血流的流动滞止，在接近管壁的滞止区，血细胞与纤维蛋白的分子间可能会产生血栓形成的构造而形成血栓。这两种血栓的形成除血流动力学影响外，与血液组成的变化也有密切联系。体外血栓形成是一项宏观的模拟动脉内血栓形成的指标，它的改变是对凝血功能的综合反映。本组患者在热针治疗前，体外血栓长度、干重、湿重全部高于健康对照组，热针治疗后三项指标均趋于正常。说明热针治疗对凝血功能有良性调节作用，有助于增加局部组织血液灌注量，改善血液循环，恢复血液动力平衡。

血小板具有多种重要的生理功能，无论是止血的生理过程，或血管内血栓形成的病理过程都与血小板功能有关。血小板功能增高在血栓形成中有重要作用，尤其在动脉血栓形成中，血小板黏附和聚集起始动作用。血小板聚集性是反映血小板功能的指标之一。本组患者经热针治疗后，血小板聚集功能有明显改善，说明热针有预防和治疗血栓形成的作用，具有活血化瘀、疏经活络之功效。

通过多年的临床实践及理论研究发现，热针具有针刺、艾灸、温针灸、焠刺等综合效应，临床实验表明，热针在体内的热效应，能加速局部的血液循环；针刺的机械刺激能激活血管的自律运动，使血流速度加快，血液节律性灌注增加，相应病灶组织血氧供应得以改善。临床资料表明，热针还有治疗和预防血栓形成，改善血小板聚集功能的功效。提示热针有明显的活血化瘀、疏经活络的治疗作用。

## （三）热针治疗腰椎间盘突出症436例临床观察及影像学分析

自 1986 年以来，我科运用 GZH 型热针仪治疗腰椎间盘突出症 436 例，现将治疗结果结合影像学分析报告如下。

1. 临床资料

436 例患者均系我科住院及门诊病人。男 248 例，女 188 例；年龄最小者 20 岁，最大者 80 岁，其中 41～50 岁 118 例（27.06%），为发病率最高的年龄段；病程最短者 2 日，最长者 30 年，平均病程 3.5 年。主诉病因有腰部外伤史 264 例，感受风寒湿 74 例，过度疲劳 43 例，未提及明确患病诱因 55 例。中医辨证气滞血瘀型 297 例，寒湿凝滞型 80 例，肝肾亏损型 59 例。

2. 治疗方法

全部患者采用 GZH 型热针电针综合治疗仪。针刺主穴：脊椎九宫穴。依据 CT 扫描及临床检查，以腰椎最显著的病变椎节棘突间定为中宫，沿督脉在中宫的上下棘突间定乾宫、坤宫，挟乾宫、中宫、坤宫旁开 1～1.5 寸，依次取巽、兑、坎、离、艮、震六宫穴。使用热针，每日或隔日 1 次，热针温度保持在 40～50℃，留针 20 分钟，15 次为一疗程。

3. 疗效观察

临床治愈：症状完全消失，阳性体征转阴，恢复工作者 285 例（65.37%）；好转：症状大部分消失，仍有阳性体征，可从事一般性工作者 142 例（32.57%）；无效：经治疗后症状、体征无明显改善者 9 例（2.06%），有效率 97.94%。

4. 影像学分析

436 例患者均经腰椎正、侧位 X 线摄片检查。其中 302 例有不同程度的腰椎退行性改变（69.26%）；65 例示有腰椎错位、滑脱或楔形改变（14.91%）；69 例未发现异常。

X 线片分析：①腰椎退行性改变（椎体骨质增生、韧带钙化等）是腰椎间盘突出症发病的生理、病理基础；②外伤劳损是发病的重要诱因之一；③X 线腰椎正侧位片，对腰椎间盘突出的定性诊断有一定帮助，典型的临床表现结合 X 线片排除其他疾患基本可以确诊，但不宜作椎间盘定位诊断的主要依据。

全部病例经 CT 扫描确诊为腰椎间盘突出（或膨出），单节段椎间盘突出者 154 例；2 个以上腰椎间盘突出者 282 例。其中，2 个节段突出者 164 例，3 个节段以上突出者 118 例。按突出节段分别为：$L_1 \sim L_2$ 3 个，$L_2 \sim L_3$ 42 个，$L_3 \sim L_4$ 149 个，$L_4 \sim L_5$ 202 个，$L_5 \sim S_1$ 121 个。

CT 片分析：①突出部位：以 $L_{4 \sim 5}$ 发病率最高（46.33%），多节段椎间盘突出（64.68%）多于单节段椎间盘突出患者

（35.32%）。②突出方向：椎间盘环形外膨和突出者 151 例，左后突出者 132 例，右后突出者 80 例，后突中央型 73 例。椎间盘外突方向可能与韧带退变程度、躯体负重方式及外伤部位等因素有关。③压迫部位：突出的椎间盘压迫脊髓硬膜囊者 235 例，压迫神经根者 194 例，压迫马尾神经者 4 例。

椎间盘突出后的继发改变主要有：侧隐窝狭窄者 62 例，侧隐窝闭塞者 5 例，椎间孔狭窄者 12 例，椎间孔闭塞者 3 例，椎管狭窄者 17 例。

单节段与多节段椎间盘突出的临床疗效比较，见表 7–4。

表 7–4　不同节段腰椎间盘突出和临床疗效比较

| CT 诊断 | 例数 | 临床治愈 | 好转 | 无效 |
|---|---|---|---|---|
| | | 例数（％） | 例数（％） | 例数（％） |
| 单节段突出 | 154 | 126（81.82） | 26（16.88） | 22（1.31） |
| 多节段突出 | 282 | 159（56.38） | 116（41.14） | 7（2.48） |
| $\chi^2$ | | 28.46 | 14.46 | 0.69 |
| $P$ 值 | | ＜ 0.01 | ＜ 0.01 | ＞ 0.05 |

临床观察表明，单节段腰椎间盘突出症患者治愈率较高。结合 CT 片分析，单节段突出患者平均年龄较小，病程较短，腰椎退变程度不严重；多节段腰椎间盘突出症患者，多属年龄偏大，病程较长，腰椎骨质增生较重，椎间盘压迫脊髓和神经根显著，并多继发骨性椎管狭窄，侧隐窝狭窄，黄韧带、后纵韧带肥厚、钙化等，故热针可使症状减轻，但不易治愈。

### 5. 讨论

腰椎间盘突出症的发病机制，目前多数学者认为主要是由于机械压迫神经根、化学性神经根炎和自身免疫刺激所致。热针脊椎九宫穴直接作用于棘上韧带、棘间韧带和黄色韧带，增强了韧带的修复能力，起到保护脊椎过度前屈和使脊椎复位的作用，恢复脊柱的力学平衡，有利于髓核的回纳和破裂纤维环的修复。热针九宫穴还可促使表层纤维环或后纵韧带紧张，黄韧带收缩，压迫突出物稍变平，使椎管相应扩大，神经根受压减轻；或使嵌在椎体后缘的突出碎块活动、松解、变性、偏离神经根，以减轻或消除对神经根的机械压迫。热针在体内病变周围的热效应，促使突出髓核的蛋白质分解、变性，减轻了对脊髓硬膜和神经根的化学刺激。热针可提高人体的免疫机能，减轻突出髓核自身免疫刺激，消除组织的水肿、炎症。热针九宫穴的综合治疗效应，使临床症状缓解或消失。

本组临床治愈和好转病例中，有 23 例经 CT 复查，其中10 例 CT 片治疗前后对照显示，突出组织对神经根和脊髓硬膜囊的压迫减轻；13 例 CT 片显示突出组织无变化或髓核突度增加，提示 CT 复查结果并不与热针临床疗效呈正相关。我们分析认为，脱出的髓核在硬膜囊和神经周围形成粘连团块，CT 值高，出现与半圆球弧形纤维环相联影像。经热针治疗后，脱出的髓核已移位、缩小和变性，消除了对神经根的压迫和刺激，腰腿痛症状已消失，但纤维环的突出粘连状态仍存在，其CT 值比椎管内脂肪疏松组织高，故 CT 扫描仍可见到高 CT

值的圆弧影。笔者认为，CT 影像不宜作为评价热针近期疗效的主要依据，但对远期疗效 CT 影像仍是一种有价值的评价手段。

## （四）热针治疗腰椎间盘突出症的肌电图分析

腰椎间盘突出症是引起腰腿痛的常见原因之一。近年来，国内外学者的研究资料表明，肌电图对腰椎间盘突出症的诊断与定位有很高的临床实用价值。自 1993 年 10 月以来，我们对 32 例腰椎间盘突出症的住院病人进行了热针治疗前后的 H 反射和常规肌电的对照观察，现将临床观察结果分析报告如下。

### 1. 临床资料

本组 32 例均系我科住院病人，按随机化原则抽样确定。32 例中，男 27 例，女 5 例；年龄最小 32 岁，最大者 76 岁，平均年龄为 43.5 岁；病程最短者 3 天，最长者 15 年，平均病程 3 年。全部病例均经 CT 腰椎平扫确诊为腰椎间盘突出症，其中 $L_4 \sim L_5$ 椎间盘突出者 14 例，$L_5 \sim S_1$ 椎间盘突出者 10 例，其他腰椎或两个以上腰椎间盘突出或膨出者 8 例。热针治疗次数最少者 10 次，最多者 52 次，平均治疗 16 次。

### 2. 治疗方法及临床疗效

治疗方法：全部患者采用 GZH 型热针电针综合治疗仪。针刺主穴：脊椎九宫穴。依据 CT 扫描及临床检查，以腰椎最显著的病变椎节棘突间定为中宫，沿督脉在中宫的上下棘突间定乾宫、坤宫，乾宫、中宫、坤宫旁开 1～1.5 寸依次取巽、兑、坎、离、艮、震六宫穴。使用热针，每日或隔日针刺 1 次，热针温度 40～45℃，留针 20 分钟，15 次为一疗程。

治疗结果：临床治愈：症状完全消失，阳性体征转阴，恢复工作者 22 例（68.75%）；好转：症状大部分消失，仍有阳性体征，可从事一般性工作 10 例（31.25%）；无效：经治疗后症状体征无明显改善者 0 例。本组病例总有效率 100%。

### 3. 观察方法及结果分析

观察方法：常规肌电观察及 H 反射均采用丹麦 DANTEC 公司 Cantata$^{TM}$ 型肌电图仪。肌电观察采用同心针电极，选取患者胫前肌、腓骨长肌、腓肠肌内外侧头，部分病人还检测了股直肌及椎旁骶棘肌。检查时要求患者体位舒适，肌肉完全松弛。针电极垂直插入肌腹部位，依次改变角度，先后在各肌肉中 12～15 个不同点探查，取得被测肌肉各方位、深度的肌电变化。神经根受损肌电指标为肌肉完全松弛状态下出现纤颤电位和 / 或正锐波；若在一块肌肉 12～15 个不同点上均未出现纤颤电位和/或正锐波为阴性。作 H 反射测定时，患者俯卧位，用表面电极在比目鱼肌记录诱发电位。刺激电极置于腘窝，地线置于刺激电极与记录电极之间。刺激频率 1Hz，扫描速度 5ms/D。选择最佳刺激强度以引出最大波幅 H 波，记录此 H 波潜伏期波形。凡患侧或双侧不能诱发 H 波，或双侧潜伏期不等，患侧比健侧延长 1.2ms 以上者，为 H 反射异常，提示 $S_1$ 神经根受压。

观察结果：热针治疗前，腰椎间盘突出部位与受检肌肉肌电图改变的相应关系见表 7-5。32 例患者在热针治疗前，均出现不同程度的肌电图改变。主要表现为腓总神经、胫神经的传导速度减慢，远端潜伏期延长。经热针治疗后，大部分患者随着临床症状的减轻，病情好转，肌电图均有不同程度的改善。见表 7-6 和表 7-7。

**表 7-5　32 例腰椎间盘突出症突出部位与受检肌肉肌电图改变的相间关系**

| 部位 | 受压神经根 | 胫前肌 | 腓骨长肌 | 腓肠肌 | | 股直肌 |
| | | | | 外侧头 | 内侧头 | |
|---|---|---|---|---|---|---|
| $L_2 \sim L_3$ | $L_3$ | − | − | − | − | + |
| $L_3 \sim L_4$ | $L_4$ | + | ± | − | − | + |
| $L_4 \sim L_5$ | $L_5$ | + | + | ± | − | − |
| $L_5 \sim S_1$ | $S_1$ | − | − | ± | + | − |

注："+" 为肌电观察最常出现异常电位；"±" 可能出现异常电位；"−" 不出现异常电位

**表 7-6　热针治疗前后神经传导速度对比观察表（$n=32$）**

| 观察指标 | 腓总神经传导速度（m/s） | | 胫神经传导速度（m/s） | |
| | 左侧 | 右侧 | 左侧 | 右侧 |
|---|---|---|---|---|
| 热针治疗前（$\bar{\chi}$） | 47.164 | 47.127 | 41.875 | 41.252 |
| 热针治疗后（$\bar{\chi}$） | 49.772 | 51.109 | 44.204 | 44.723 |
| 差值 $\Sigma d$ | 65.2 | 87.6 | 55.9 | 73.1 |
| $t$ 值 | 5.02 | 3.928 | 5.09 | 5.222 |
| $P$ 值 | < 0.001 | < 0.001 | < 0.001 | < 0.001 |

表 7-7　热针治疗前后神经远端潜伏期对比观察表（*n*=32）

| 观察指标 | 腓总神经远端潜伏期（m/s） | | 胫神经远端潜伏期（m/s） | |
|---|---|---|---|---|
| | 左侧 | 右侧 | 左侧 | 右侧 |
| 热针治疗前（$\bar{\chi}$） | 6.292 | 6.295 | 8.392 | 9.748 |
| 热针治疗后（$\bar{\chi}$） | 5.984 | 5.868 | 7.842 | 7.81 |
| 差值 $\Sigma d$ | 7.8 | 25.1 | 27.1 | 40.7 |
| *t* 值 | 3.282 | 5.355 | 7.63 | 5.4 |
| *P* 值 | ＜0.005 | ＜0.001 | ＜0.001 | ＜0.001 |

　　表 7-6 提示：热针治疗后，腓总神经、胫神经传导速度加快。治疗前后对比观察有非常显著性差异（$P < 0.001$）。

　　表 7-7 提示：热针治疗后，腓总神经、胫神经远端潜伏期缩短。治疗前后对比观察有非常显著性差异（$P < 0.001$）。

　　热针治疗前，出现双下肢 H 反射不对称，远端潜伏期之差＞1.2ms 以上者 7 例；热针治疗后，H 反射 7 例均恢复正常。治疗前，所检肌肉放松时，出现自发电活动者 6 例，热针治疗后，3 例自发电活动减少，3 例无明显变化。

4. 讨论

　　腰椎间盘突出症，一般是在腰椎间盘发生退行性变后，因某种外因（如损伤、过度劳累等）致纤维环部分或全部破裂，连同髓核一并向外突出，压迫神经根或脊髓，引起腰痛和坐骨神经痛症状。椎间盘的退行性变是造成腰椎间盘突出的内因；外伤劳损、感受寒湿常是导致腰椎间盘突出症的外因。腰椎间盘突出症的主要病理是脱出的髓核对神经根的机械压迫，以及髓核的糖蛋白和 β– 蛋白质对神经根的化学刺激，使无神经束膜化学屏障的神经根产生化学性神经根炎。坐骨神经在股后的 1/3 处分为腓总神经和胫神经两支。所以腰椎间盘突出症患者测定腓总神经及胫神经之传导速度及远端潜伏期，可以判定腰骶神经根受累及损伤程度。32 例腰椎间盘突出症患者均存在不同程度的腓总神经、胫神经传导速度减慢和远端潜伏期延长。经热针治疗后，随着临床症状的减轻和病情好转，绝大多数患者肌电图复查，均显示出腓总神经、胫神经传导速度增快和远端潜伏期缩短，说明神经根受压状态改善，受损的坐骨神经得到了不同程度的修复。提示了热针治疗腰椎间盘突出症的作用机制可能是改善了神经根的受压状态，使受累的坐骨神经得以修复。

不少学者认为，肌电图 H 反射对腰椎间盘突出症的诊断与定位有较高的临床价值。本组病例中，有 7 例治疗前不能诱发 H 波，患侧下肢 H 反射潜伏期延长。CT 报告证实，7 例均系 $L_5 \sim S_1$ 椎间盘突出，与文献报道 H 反射异常可判明 $S_1$ 神经根受压的结果是一致的。热针治疗后，7 例均诱发出 H 波，H 反射潜伏期缩短，与健侧基本相等。H 反射的恢复，提示神经根受压状态已得到缓解，这与临床疗效观察相符。进一步说明了热针治疗腰椎间盘突出症的作用机制在于缓解和消除了对神经根的压迫。

本组患者中，治疗前常规电检测出现自发电活动者 6 例。

热针治疗后 3 例减少，3 例无变化。这可能是变性的肌纤维适应能力减退或消失，易于反复诱发自发电活动。所以，我们认为，用是否出现自发电活动来判断疗效或推测预后，是不适宜和没有临床意义的。另外，在本组观察病例中，亦有个别病例肌电图检测结果与临床疗效不完全相符。原因是多方面的，从肌电检测角度分析，可能系受损神经纤维所支配的肌纤维未能被准确检测到的缘故。随着本法的进一步开展，可望获得更加准确的检测结果。

通过热针治疗腰椎间盘突出症 32 例的肌电图分析，我们认为，热针治疗腰椎间盘突出症的作用机理可能是，通过针刺的刺激和热针在体内病变周围的热效应，使突出的髓核萎缩变性，缓解或消除了神经根的受压状态，使受损的坐骨神经得以改善和修复，从而使患者的临床症状减轻或消失。

## （五）热针对腰椎间盘突出症甲襞微循环影响的观察

微循环是维持生命活动的重要系统，它直接影响细胞和组织的功能。甲襞微循环观察是临床常用的观察活体微循环动态的窗口，它显示的微血管开放数量、形态、血流状态以及微血管周围状态，都是反映微循环灌注状态的重要指标，并在一定程度上反映大循环动态。为了探讨热针作用机理，近年来我们选择了 34 例腰椎间盘突出症患者，观察了热针治疗前后甲襞微循环的变化，并采用田牛氏甲襞微循环加权积分法，作为定量指标进行比较分析，现将观察结果报告如下。

## 1.临床资料和治疗方法

临床资料　34 例患者均系经过 CT 扫描确诊为腰椎间盘突出症的我科住院病人。男性 29 例，女性 5 例；年龄最小者 30 岁，最大者 76 岁，平均年龄为 48 岁；病程最短者 1 个月，最长者 13 年，平均病程 3 年。中医辨证：气滞血瘀型 18 例，寒湿凝滞型 9 例，肝肾亏损型 7 例。

治疗方法　全部患者采用 GZH 型热针电针综合治疗仪。针刺主穴：脊椎九宫穴。依据 CT 扫描及临床检查，以腰椎最显著的病变椎节棘突间定为中宫，沿督脉在中宫的上下棘突间定乾宫、坤宫，挟乾宫、中宫、坤宫旁开 1～1.5 寸依次取巽、兑、坎、离、艮、震六宫穴。使用热针，每日或隔日针刺 1 次，热针温度保持在 40～45℃，留针 20 分钟，15 次为一疗程。

治疗结果　临床治愈：症状完全消失或基本消失，阳性体征转阴，恢复工作者 23 例（67.7%）；好转：症状大部分消失，仍有阳性体征，可从事一般性工作 10 例（29.4%）；无效：经治疗后症状体征无明显改善者 1 例（2.9%）。

## 2.观察方法及结果分析

观察方法：选用徐州产 WX-6A 型微循环显微仪。参照解放军总医院微循环研究室使用的方法。观察 16 项指标（表 7-8），采用甲襞微循环综合定量分析的加权积分法统计。

表 7-8　甲襞微循环观察指标及积分值表

| | 形态 | | | | | 流态 | | | | | | 襞周状态 | | | | |
|---|---|---|---|---|---|---|---|---|---|---|---|---|---|---|---|---|
| | 清晰度 | 管襻数 | 管径 | 管襻长度 | 管襻形态 | 流速 | 血管运动性 | 红细胞聚集 | 白细胞数 | 白色微小血栓 | 出血 | 渗出 | 出血 | 乳头下静脉丛 | 乳头 | 汗腺导管 |
| 积分值 | 0~0.6 | 0~0.6 | 0~3.0 | 0~2.0 | 0~2.4 | 6 | 0~0.4 | 0~3.0 | 0~1.0 | 0~4.8 | 0~0.8 | 0~3.6 | 0~4.8 | 0~1.0 | 0~1.6 | 0~0.4 |

结果分析：热针对腰椎间盘突出症病人甲襞微循环影响的综合评估，甲襞微循环分度诊断标准的分值见表 7-9。根据甲襞微循环分度诊断标准评定，34 例腰椎间盘突出症患者，热针治疗前轻度异常 14 例（41.2%），中度异常 15 例（44.1%），大致正常 5 例（14.7%），正常和重度异常均为 0 例。轻、中度异常占观察病例的 85.3%，说明腰椎间盘突出症的患者基本上都存在着不同程度的微循环障碍。经热针治疗后，随着临床症状的减轻或消失，甲襞微循环各项主要指标均有显著改善。热针对腰椎间盘突出症病人甲襞微循环影响的综合评估见表 7-10。

表 7-9　甲襞微循环分度诊断标准分值表

| 分度诊断 | 正常 | 大致正常 | 轻度异常 | 中度异常 | 重度异常 |
|---|---|---|---|---|---|
| 总积分值 | ＜1 | ＜2 | ≥2 | ≥4 | ≥8 |

表7-10　34例腰椎间盘突出症治疗前后甲襞微循环动态变化综合评定表

|  | 正常 | 大致正常 | 轻度异常 | 中度异常 | 重度异常 | 总积分值均数 |
|---|---|---|---|---|---|---|
| 热针治疗前 | 0 | 5 | 14 | 15 | 0 | 3.85 |
| 热针治疗后 | 0 | 19 | 15 | 0 | 0 | 1.96 |

$$\chi^2 = 12.62 \qquad P < 0.01$$

以上结果表明，热针对腰椎间盘突出症的患者具有明显改善循环障碍的治疗作用。

热针对腰椎间盘突出症病人甲襞微循环主要指标的观察分析：34例腰椎间盘突症治疗前甲襞微循环障碍的主要表现有管襻形态畸形、流速缓慢（粒线流、粒流、粒缓流为主）、红细胞聚集、白色微小血栓、血管周围渗出、中度出血、乳头下静脉丛增多、乳头平坦等，说明从形态、流态、襻周状态各项指标均出现微循环障碍。

热针治疗后，随着病人腰腿痛症状的减轻或消失，患者甲襞微循环的主要观察指标全部趋于改善，见表7-11。

表7-11　34例腰椎间盘突出症热针治疗前后甲襞微循环观察指标和积分值比较表

| 观察指标 | 形态 | 流态 | 襻周状态 |
|---|---|---|---|
| 治疗前积分 | 0.882 | 1.84 | 1.15 |
| 治疗后积分 | 0.47 | 0.74 | 0.74 |
| $P$ 值 | < 0.01 | < 0.01 | < 0.05 |

表 7-11 显示，热针对微循环的形态和流态具有非常显著的改善作用（$P < 0.01$）；对襻周状态具有显著的改善作用。说明热针对原有微循环障碍的病人，具有使之趋于正常的全面调节作用，热针治疗腰椎间盘突出症的作用机理与调节和改善了患者的微循环有关。

### 3. 讨论

腰椎间盘突出症又名"腰椎间盘纤维环破裂症"。椎间盘由软骨终板、纤维环和髓核三部分构成。腰椎间盘突出症发生的主要内因是椎间盘本身的退行性变或椎间盘有发育上的缺陷、损伤、劳损及受寒着凉等诱因，使纤维环部分或全部破裂，连同髓核一并向外突出，压迫神经根或脊髓（马尾神经），引起腰痛及下肢的放射痛，患肢温度下降、麻木、肌张力减退或肌萎缩。有的学者认为，患肢的温度下降等症状，是由于交感神经受刺激所致。通过 34 例腰椎间盘突出症的甲襞微循环观察表明，腰椎间盘突出症的患者，在形态、流态、襻周状态各项检查指标均存在不同程度的微循环障碍。提示：腰椎间盘突出症的病理基础与微循环障碍密切相关，腰突症患者的下肢发凉、疼痛及麻木等症状，其主要病理原因，可能是由于微循环障碍所致。

热针具有针刺、艾灸、温针灸、焠刺等综合效应。临床实验表明，热针体内的热效应能加速局部的血液循环，从而改善微循环的形态、流态和襻周状态，使病灶组织的血氧供应量增加，针刺的机械刺激能激活血管的自律运动，使血流速加快，血液节律性灌注增加，相应病灶组织血氧供应得以改善。腰椎间盘突出症的患者，由于髓核突出和脱出压迫神经根，同时髓核液里的糖蛋白和 β- 蛋白质以及组织胺等物质对无神经束膜化学屏障的神经根产生强烈的刺激，因而产生化学性神经根炎，导致神经根充血，水肿炎变，阻碍了局部组织的微循环，故引起剧烈神经痛。由于髓核含有约 80% 的水分，经热针治疗后，发生障碍的微循环得以全面改善，加速了对脱出髓核水分的吸收，使髓核迅速脱水，进而萎缩变性，体积缩小或归位，从而减轻和消除了压迫症状，加之病变周围组织微循环的改善，促进了炎性病变吸收，故腰腿痛等临床症状得以缓解和消除。

## （六）热针对血液流变学影响的观察

血液流变学主要研究血流及其组成成分流动变形的规律。它虽然是一门新兴的学科，但它在阐述某些疾病的病因病理、评估某些疗法和药物的临床疗效及阐发作用机理方面，均有较高的临床实用价值。为了研究探讨热针作用机理，我们对 36 例患者进行了热针治疗前后血液流变学的对比观察，现将观察结果报告如下。

### 1. 临床资料

36 例患者均系我科住院病人，在热针治疗组中随机抽样确定。36 例患者中，男性 21 例，女性 15 例。年龄最小者 20 岁，最大者 79 岁，平均年龄 51.4 岁。36 例患者中，腰椎间盘突出症 17 例，颈椎病 9 例，中风后遗症及其他病症 10 例。热针治疗次数最少者 10 次，最多者 46 次，平均治疗 18 次。

### 2. 治疗方法

根据患者病情，辨证论治，循经取穴。采用 GZH 型热针电针综合治疗仪，主穴应用热针，在进针得气后，将一组输出导线分别接在热针的针柄和针根部位，调节热针温度，以患者针下有热感或者酸、胀、重感为度。温度显示在 40～50℃为宜，留针 20 分钟，每日或隔日一次，15 次为一疗程。

### 3. 临床疗效

临床治愈：临床症状完全消失或基本消失，阳性体征转阴，恢复工作者 13 例（36.1%）；好转：临床症状大部分消失，仍有阳性体征，可从事一般性工作者 19 例（52.8%）；无效：经治疗后症状无明显改变者 4 例（11.1%），总有效率为88.9%。

### 4. 观察方法及结果分析

热针治疗前后，均由检验科专业技术人员抽取患者清晨空腹血 5～7 毫升，检测全血黏度（比）高切变率、低切变率、血浆黏度、红细胞电泳、血沉、体外血栓形成（长度、湿重、干重）、血小板聚集等 9 项指标。采用成都电子医仪厂研制的血液流变学系列仪器（3–990 和 3–999 型）测定。

## 5. 结果分析

热针疗程结束后，血液流变学复查结果提示，全血比黏度、血浆比黏度、红细胞电泳、血沉等五项指标，虽有不同程度改善，但无统计学意义（$P > 0.05$）。体外血栓形成、血小板聚集功能则有明显改善，有非常显著的统计学意义，见表 7–12。

表 7–12　热针治疗前后血液流变学比较表（$\bar{\chi} \pm SD$）($n=36$)

| 项　目 | 治疗前 | 治疗后 | $t$ 值 | $P$ 值 |
|---|---|---|---|---|
| 血栓长度 | 32.06 ± 13.48 | 27±11.35 | 3.12 | < 0.01 |
| 血栓干重 | 34.76 ± 13.33 | 26.18 ± 15.33 | 4.85 | < 0.01 |
| 血栓湿重 | 99.82 ± 39.32 | 68.65 ± 29.36 | 4.002 | < 0.01 |
| 血小板聚集 | 51.8 ± 15.92 | 44.95 ± 13.33 | 2.04 | < 0.05 |

结果表明，本组患者热针治疗前，体外血栓长度、干重、湿重高于正常值；热针治疗后，均下降至正常值范围。经统计学处理，有非常显著性差异（$P < 0.01$）。血小板聚集功能在热针治疗后有显著改善（$P < 0.05$）。

## 6. 讨论

血液在体内血管中凝结的过程称为"体内血栓形成"。临床上所指的血栓是具有临床体征的病理状态。血栓在血流作用下能破碎，随血流堵塞较小的血管称为"栓子"，血管被堵塞的状态称为"栓塞"。人体内血栓的形成在动脉与静脉有所不同，在动脉内主要为血流呈湍流时损伤血管壁，发生血小板聚集引起血栓形成。在静脉主要为血流的流动滞止，在接近管壁的滞止区，血细胞与纤维蛋白的分子间可能会产生血栓形成的构造而形成血栓。这两种血栓的形成除血流动力学影响外，与血液组成的变化也有密切联系。体外血栓形成是一项宏观的模拟动脉内血栓形成的指标，它的改变是对凝血功能的综合反映。本组患者在热针治疗前，体外血栓长度、干重、湿重全部高于健康对照组，热针治疗后三项指标均趋于正常。说明热针治疗对凝血功能有良性调节作用，有助于增加局部组织血液灌注量，改善血液循环，恢复血液动力平衡。

血小板具有多种重要的生理功能，无论是止血的生理过程，或血管内血栓形成的病理过程都与血小板功能有关。血小板功能增高在血栓形成中有重要作用，尤其在动脉血栓形成中，血小板黏附和聚集起始动作用。血小板聚集性是反映血小板功能的指标之一。本组患者经热针治疗后，血小板聚集功能有明显改善，说明热针有预防和治疗血栓形成的作用；具有活血化瘀、疏经活络之功效。

热针具有针刺、艾灸、温针灸、焠刺等综合效应，临床实验表明，热针在体内的热效应，能加速局部的血液循环；针刺的机械刺激能激活血管的自律运动，使血流速度加快，血液节律性灌注增加，相应病灶组织血氧供应得以改善。热针对甲襞微循环的形态、流态和襻周状态有非常显著的改善作用。本文临床资料表明，热针还有治疗和预防血栓形成，改善血小板聚集功能的功效。提示热针有明显的活血化瘀、疏经活络的治疗作用。

## （七）热针治疗腰椎间盘突出症156例随访病人分析

自 1987 年 1 月至 1995 年 10 月，我科运用 GZH 型热针仪治疗腰椎间盘突出症 400 例，临床治愈率为 64.75%，总有效率达 98%，为了观察椎间盘突出症的远期临床疗效，于 1995 年 9 月至 12 月对 156 例腰间盘突出症的患者进行了随访，现将随访结果报告如下。

### 1. 随访对象

系我院针灸科收住的腰腿病人中经腰部 CT 扫描确诊的腰椎间盘突出症病例，男性 93 例，女性 63 例；年龄 23～76 岁，平均 39.1 岁；病程最短 1 天，最长 11 年，平均 4.25 月；患者的职业类别较全。

### 2. 随访方法

本次随访采用随机抽样的方法。选用通信、电话、家访等形式，按照表格要求认真填写，每位患者一张表，共计 156 例。

### 3. 随访时间分组

根据患者出院时间的长短，分 5 个组，3 个月至 6 个月者为第一组，共 29 例，占 18.59%，7 个月至 1 年者为第二组共 35 例，占 22.44%，1 年至 2 年者为第三组共 28 例，占

17.95%，2年至3年者为第四组，共30例，占19.23%，3年以上者为第五组，共34例，占21.79%。

### 4.随访结果

156例中，治愈43例，占27.56%，好转108例，占69.23；无效5例，占3.21%，总有效率达96.79%。

住院治疗组与随访组相比较：①住院治疗组治愈率优于随访组，经统计学处理 $\chi^2 = 65.36$，$P < 0.01$，有非常显著性差异。说明在临床治愈的情况下，患者出院后因种种原因仍有再次复发的可能，与椎间盘突出症患者愈后易复发的特点吻合。②住院治疗组总有效率与随访组，无显著差异，$\chi^2 = 1.12$，$P > 0.05$，说明热针治疗腰椎间盘突出症的远期疗效基本上是稳定和巩固的。

### 5.随访病例分析

根据出院时间长短分组的疗效观察结果见表7–13。

表7–13  出院时间长短分组疗效观察

| 组别 | 例数 | 结果 | | 例数（率） | |
|------|------|------|------|------|------|
| | | 治愈（率） | 好转（率） | 无效(率) | 总有效(率) |
| 第1组（3～6个月） | 29 | 3( 10.34%) | 25( 86.21%) | 1( 3.45%) | 28( 96.55%) |
| 第2组（7个月～1年） | 35 | 9( 25.71%) | 25( 71.43%) | 1( 2.86%) | 34( 97.14%) |
| 第3组（1～2年） | 28 | 5( 17.86%) | 22( 78.57%) | 1( 3.57%) | 27( 96.43%) |

（续表）

| 组别 | 例数 | 结果 | | 例数（率） | |
|------|------|------|------|------|------|
| | | 治愈（率） | 好转（率） | 无效（率） | 总有效（率） |
| 第4组（2～3年） | 30 | 15（50%） | 14（46.67%） | 1（3.33%） | 29（96.67%） |
| 第5组（3年以上） | 34 | 11（32.35%） | 22（64.71） | 1（2.91） | 33（97.06%） |
| 合计 | 156 | 43（27.56%） | 108（69.23%） | 5（3.21%） | 151（96.79%） |

从表7-13可见，出院后不论时间长短，各组患者经热针治疗后的总有效率均在96.43%～97.14%，平均96.77%，说明出院后时间的长短与疗效关系不大，热针治疗疗效巩固。

不同年龄的患者经过热针治疗后远期临床疗效观察结果见表7-14。

表7-14　不同年龄患者热针治疗后远期临床疗效观察

| 年龄（岁） | 例数 | 远期临床疗效 | | 例数（率） | |
|------|------|------|------|------|------|
| | | 治愈（率） | 好转（率） | 无效（率） | 总有效（率） |
| 20～29 | 7 | 3（42.86%） | 2（28.57%） | 2（28.57%） | 5（71.43%） |
| 30～39 | 30 | 12（40%） | 15（50%） | 3（10%） | 27（90%） |
| 40～49 | 57 | 16（28.07%） | 37（64.91%） | 4（7.02%） | 53（92.98%） |
| 50～59 | 40 | 8（20%） | 31（77.50%） | 1（2.50%） | 39（97.50%） |
| 60～69 | 16 | 2（18.75%） | 11（68.75%） | 2（12.50%） | 14（87.50%） |
| 70岁以上 | 6 | 1（16.60%） | 4（66.60%） | 1（16.60%） | 5（83.33%） |
| 合计 | 156 | 43（27.56%） | 100（64.10%） | 13（8.33%） | 143（91.67%） |

从表 7-14 可见，总有效率最高是 50～59 岁年龄段，其次是 40～49 岁；从治愈率看，20～29 岁年龄段治愈率最高，其次是 30～39 岁，而且随着年龄的增大，治愈率呈下降趋势。

不同年龄的患者经过热针治疗后，病情稳定与病情反复情况比较，见表 7-15。

表 7-15　不同年龄患者热针治疗后病情稳定与反复比较

| 年龄（岁） | 例数 | 病情稳定（率） | | 病情反复（率） | |
|---|---|---|---|---|---|
| | | 治愈（率） | 好转（率） | 保守治疗（率） | 手术治疗（率） |
| 20～29 | 7 | 3(42.86%) | 2（28.57%） | — | 2(28.57%) |
| 30～39 | 30 | 12（40%） | 15（50%） | 2（6.67%） | 1（3.33%） |
| 40～49 | 57 | 16(28.07%) | 37(64.91%) | 4（7.02%） | — |
| 50～59 | 40 | 8（20%） | 31(77.50%) | | 1（2.50%） |
| 60～69 | 16 | 2(18.75%) | 11(68.25%) | 2（12.50%） | — |
| 70 岁以上 | 6 | 1(16.60%) | 4（66.60%） | 1（16.60%） | — |
| 合计 | 156 | 43(27.56%) | 100(64.10%) | 9（5.77%） | 4（2.56%） |

从表 7-15 可见，病情反复最高是 30 岁以下和 70 岁以上的患者，其他年龄段的患者病情基本稳定，说明高龄和低龄患者经治疗后病情仍容易反复。

6. 讨论

腰椎间盘突出症，其发病率为腰腿痛患者的 36%；它的主要病因是椎间盘本身退行性变，再加某种外伤、劳损以及受寒湿等因素综合的结果，以致纤维环膨出、髓核突出、脱出，压迫硬膜囊或脊神经根，从而在临床上出现以腰痛或下肢疼痛麻木为主症，属于中医学的"腰腿痛"范畴。我科根据患者病情，辨证论治，循经取穴，运用 GZH 型热针仪，主穴选用脊椎九宫穴。经临床研究认为，热针九宫穴可直接作用于棘上韧带、棘间韧带和黄韧带，增强了韧带的修复能力，起到了保护脊椎过度前屈和使脊椎复位的作用，有利于髓核的回纳和破裂纤维环的修复。这组随访的患者，为我科自 1987 年 1 月到 1995 年 10 月间以热针治疗的 400 例腰椎间盘突出患者中随机抽取的 156 例患者，有 96.79% 的病人都认为热针治疗有效或疗效佳，156 例患者出院后，能坚持工作者 146 例，占 93.59%，病情稳定者 101 例，占 64.74%，说明热针的热效应促使突出髓核蛋白质分解变性，减轻对神经根、硬膜囊的化学刺激，同时改善了局部软组织血液循环，恢复其内在的动力平衡，从而使临床症状缓解或消失。

随访 156 例中病情反复需再次保守治疗或手术治疗者 13 例，占 8.33%，诱发病情反复的主要原因多属抬物用力不当或腰部再受外伤劳损。提示腰椎间盘突出症患者在临床治愈后的一段时期内，仍需注意劳动保护和加强自我防护，避免加速腰椎间盘退变和在腰椎间盘退变基础上的损伤，以防病情反复。

## （八）热针与温针灸的针温、针感的研究

温针即温针灸，又称针柄灸，是针刺与艾灸结合使用的一种治疗方法。温针之名，最早见于《伤寒论》太阳篇第十六

条中，据注家解释，温针可能是指火针。明·杨继洲《针灸大成》对温针有了比较详细的记载："王节斋曰：近有温针者，乃楚人之法，其法针穴上，以香白芷作圆饼，套针上，以艾灸之，多以取效。"近代温针操作方法一般是针刺得气后，将针留在适当的深度，将艾绒捏在针柄上点燃，每次燃烧枣核大艾团1～3团；或在针柄上穿置一段长1～2厘米的艾条施灸；或直接用止血钳夹酒精棉球烧针柄，使热力通过针体传入体内，达到治疗目的。

热针是运用 GZH 型热针仪，给针灸针通以微量电流，使针体发热，并可调整控制针体温度的一种治疗方法。

为了比较温针与热针针体温度的变化和准确掌握针感反应，我们做了针温针感的实验观察，现将观察结果报告如下。

## 1. 温针灸时针体温度变化的实验

(1) 选用 1.5 寸 30 号不锈钢针灸针，在针尾燃烧枣核大艾团 1～3 团。在艾团燃烧前、燃烧时、燃烧后分别测试针体温度（测量时应避免热源直接对温度探极的影响）。

结果：测试 30 例，针体温度基本无变化，患者无温热感。

(2) 选用 1.5 寸 30 号不锈钢针灸针，在针尾穿置 2 厘米的艾条施灸，在艾条燃烧前、燃烧时、燃烧完连续测试针体温度。

结果：测试 50 例。测量针根部位、针体温度升高 20～25℃，全部患者有明显温热感，多数病例皮肤潮红；尽量避免艾条对针体的热辐射作用（艾条下端套一隔热圈，主要靠热传导提高针体温度）。针体温度平均升高 5～8℃，病人无温热感；针下皮肤套盖以面饼、硬纸板（防止艾火脱落），针体温度升高 20～25℃，但病人无温热感。

(3) 选用 1.5 寸 30 号和 1.5 寸 28 号不锈钢针灸针，在室温22～24℃情况下，用酒精棉球燃烧加热针尾 15 秒，使针尾在1cm 范围内完全烧红，即刻测试针体温度。测试 100 次，求其平均值。结果：针根部温度平均升高 12～14℃；距针根 1cm处，温度平均升高 5～8℃；距针根 2cm 处，温度平均升高3～5℃，距针根 3cm 以下至针尖，温度无变化，撤去热源后，1 分 40 秒左右全部针体温度还原。

(4) 选用 30 号和 28 号 1.5 寸或 2 寸不锈钢针灸针，分别穿透青蛙、兔、鸡的股部肌肉，使部分针体和针尖露出体外，采用上述三种方法针柄加温，分别测试针体及针尖温度。

结果：三种实验方法，各重复 50 次，针尖、针体温度均无变化。

**结论**

在针尾燃烧枣核大艾团 1～3 团的治疗方法，基本上不能起到温针灸的治疗作用。

在针尾上穿置 2cm 艾条的施灸方法，由于燃烧艾绒的热辐射作用，加以针体的热传导作用，使针体较长时间的温度升高。但病人的温热舒适感，是由针柄上的热源产生的红外线辐射到穴周皮肤所致。

直接在针尾用酒精棉球加热的方法，可使针体温度短暂升高，但病人无温热舒适感。

传统的温针灸方法，针体上的热度，仅在皮肤层就被吸收或散失殆尽，不能通过皮下组织传入体内。

## 2. 针体温度升高后，针感反应的观察

(1) 在刺入穴位后，烧针柄加温，使针柄 1cm 范围发红，持续加热 1 分钟，在尽量避免热辐射作用情况下，测得针根部温度平均升高 7～10℃（较体外试验温度低）。不加任何语言暗示和诱导，由病人自诉针感反应。

结果：随机取样 50 例患者中，46 例诉"无感觉"；3 例诉"痛"；1 例诉"热"。

(2) 运用 GZH 型热针仪，使针体在体内均匀发热（亦可拟温针灸式，由针柄"热传导式"针体发热）。逐渐调高针体温度，随机取样 200 例患者，观察针感反应。

结果：当针体温度升高至 38℃左右，全部病人有瞬间刺痛；温度升高至 40～45℃时，192 例产生"灼痛"或"刺痛"；5 例在 3～8cm 局部范围内出现团状热感；1 例热针肩髃时，5 分钟后，整个上肢发热（针周皮肤有 2cm×3cm 的红晕，皮温约升高 1.5℃，远端皮温无改变）；2 例热针曲池时，在热针治疗 5～7 分钟后，自诉有一股类似热流感传导至手，起针后，热感分别留存 2 小时 30 分、4 小时。

### 结论

提高体内针体温度，病人一般不会出现温热舒适感，针体在人体内热度超过 40℃，病人一般出现灼痛或刺痛感觉。

热针在少数人身上出现了热感或热传导，这是一个值得

注意的现象，这是否由于热针作用于经络而出现的"经络热感现象"，尚有待进一步研究证实。

## （九）热针在体内经络热感传的研究

GZH 型热针仪，是根据中国传统医学的"焠刺""温针"等理论而研制的一种新型针灸治疗仪器，它的主要特点是能使刺入人体的针发热，并可调节针体的温度，保持治疗需要的恒温。我们在热针临床治疗中，发现有的病人出现热感传的现象；为此，我们运用 GZH 型热针仪做了经络体内热感传临床观察，现将观察结果，初步小结如下。

### 1. 观察对象

在热针治疗患者中，选择年龄在 30～60 岁，神经类型比较稳定，能积极配合，针感较好的患者 100 名，男性 50 例，女性 50 例，作为观察对象。

### 2. 实验方法

根据治疗需要，选取卧位或坐位，尽量使病人保持舒适体位。选择长度适当的热针，按常规刺入，得气后，先检查热针仪的"控温直线电位器"是否在"0"位，按下右侧电源开关，热针仪电流指示发光二极管发亮，预燃 1～3 分钟后，然后将一根输出导线上的两个鳄鱼夹，夹在同一枚热针上，正极夹在针柄电极，负极夹在针根部位。

缓慢移动"控温直线电位器"，在针温 40～50℃时，保持恒温 5 分钟，询问病人针刺感觉，然后缓慢升温；同时询问病人是否有针感传导、针感性质？详细记录。如病人热针局部持续烧灼刺痛，应适当降低温度，以免烫伤。一般热针观察 15～20 分钟。

3. 实验结果

100 例患者中，有 65 例自诉在针周 3～8cm 范围内有团状热感，其中有 19 例分别在曲池、足三里、阳陵泉、支沟、肩髃等穴出现热感循经传导，15 例诉沿针感传导方向有温暖感或灼热感，4 例分别在 5～10 分钟后出现整个上肢或下肢发热。2 例在热针曲池时，当热针升温 5～7 分钟后，自诉有一股热流缓慢传导至手，起针后，热感分别存留 2 小时 30 分钟、4 小时后消失。其余 35 例，自诉出现酸、麻、胀、重、舒适及刺痛等针感不一。对有热感传导的患者，用半导体点温计测量，在针周皮肤 2cm×3cm 大小的红晕范围内，针周皮肤温度升高 1.5～5℃，循经远端皮温无明显改变。

4. 讨论

热感出现率和热感传导率与穴位有关，一般四肢肘、膝周围特定穴较易出现热感或热感传导，躯干部或头部腧穴一般出现团状，片状热感，常伴有胀重和刺痛感。

热感出现率和热感传导率与针刺得气关系密切，在针刺"得气"的基础上，提高针温，能加强热感的循经性传导；而针刺不"得气"者，提高针温，多出现刺痛感。

热感出现率和热感传导率与测试方法亦有一定关系，调温时，缓慢升温，使患者对温度有一个适应过程，较易出现温热感；如热针温度升调太快，或大升大降，患者会在穴周皮肤出现较重的瞬间刺痛或灼痛，一般不易出现温热针感。

通过 100 例热针针感观察提示，经络存在热传导功能，体内热感可循经络传导，但个体差异性较大。

## （十）GZH型热针仪——热针作用机理的研究

GZH 型热针仪是一种新型的针灸治疗仪器，它的主要特点是能提高并控制针体的温度，起到针刺、灸疗、温针灸、火针等综合治疗效应。

GZH 型热针仪由仪器和特制的热针两部分组成。热针的外观与普通针灸针基本相同，但热针通过特种电阻材料处理，在针柄上安有一个针柄电极，在针刺入人体后，接通热针仪，电流通过针内的电阻，转变为热能，针体即可均恒发热，仪器面板上直接由数字显示出热针温度，热针温度可在 30～80℃范围内任意调节，并保持恒定的温度。GZH 型热针仪系列产品有 GZH3A 型热针仪，GZH3B 型热针仪，GZH2B 和 GZH2C 型热针电针综合治疗仪等。其热针应用部分，原理上是一致的，但在温度的显示上，后者更为精确和直观。

GZH 型热针仪于 1981 年开始应用于临床，至 2000 年 12 月，治疗患者 10.8 万余人次，治疗主要病种 29 种。根据已发表的论文，列举主要病种疗效统计如下：热针治疗肩周炎，治愈率83%，总有效率96.6%；热针治疗肥大性脊椎炎，显效率68.3%，总有效率96.4%；热针治疗坐骨神经痛，治愈率61.1%，总有效率97.2%；热针治疗哮喘，显效率59.4%，总有效率96.9%；热针治疗腰椎间盘突出症，治愈率64.1%，总有效率97.7%。临床分组对照观察表明，GZH型热针仪能够提高针灸治疗某些病证的临床疗效。

为了探讨热针的作用机理，我们在总结临床疗效的基础上，对有关中医文献进行了考证，着重从中医理论方面进行了论证，结合现代医学检测手段，从甲襞微循环、肌电图、血流变、体液免疫等五方面，对热针作用机理进行了阐述，现分述如下。

## 1. 用传统中医理论论证热针作用机理

针灸是中华民族的一项重大发明，它是我国古代劳动人民赖以治疗疾病的重要手段之一。在《黄帝内经》成书之后，它逐渐形成了从基础理论到临床实践比较完整的学术体系，发展成为独立的针灸学科。

《灵枢·官针》说："凡刺有九，以应九变……九曰焠刺，焠刺者，刺燔针则取痹也。"说明在古代，用烧热的针来治疗痹证，作为"九刺法"之一，已成为针灸临床的一种常用治疗方法。

东汉著名医家张仲景所著的《伤寒论》，是一本阐述外感疾病辨证论治的经典著作。在397条经文中，明确提到"烧针""温针"临床应用的条文有8条。据注家解释，《伤寒论》

中的"温针"，是指火针而言。说明温针（火针）在当时普遍为医家所重视，临床运用已比较广泛。到明代，杨继洲在《针灸大成·卷四》里，对"暖针""火针""温针"分别做了比较详尽的叙述。这说明随着中医学的发展，针灸医学越来越注意到针的温度对人体的影响，从而在临床上也就运用了更多的方法使针体加温以求提高临床治疗效果。

从中医的病因、病理学的观点分析，提高针的温度，对虚、寒证是完全适宜的和必要的。中医病因学认为，寒为阴邪，易伤阳气，寒性凝滞，寒性收引。根据"寒者热之"的治疗原则，对因寒邪致病，当以温经散寒为治疗大法。《素问·举痛论》指出："得炅则痛立止。""炅"，就是热的意思。《灵枢·寿夭刚柔》也说："刺寒痹者内热。""内热"系指热气入内的意思。所以，提高针的温度，就较易获得温经散寒、活络止痛的直接效果。此外，《内经》还指出，在治疗虚证时，应要求针下正气充实而发热，方易获效。如《素问·针解篇》说："刺虚则实之者，针下热也，气实乃热也"。明确指出，针下发热，能使经气充实，达到补虚的目的。

古代医家在实践中认识到"针下热"能提高临床疗效。为了达到"针下热"，古代医家采用的方法，一是直接使针体加热，如"焠刺""暖针""温针灸"等；二是运用手法来获得"针下热"。为了达到这一目的。历代医家根据《内经》理论，经过数百年的长期探索，直到明代，才总结完善了能使针下发热的大补手法——"烧山火"。徐凤在《针灸大全》中首次记载："考夫治病之法有八，一曰烧山火，治顽麻冷痹，先浅后深，用九阳而三进三退，慢提紧按，热至，紧闭插针，除寒之有准……"其后，高武著的《针灸聚英》，汪机著的《针灸问对》，李梴著的《医学入门》，杨继洲著的《针灸大成》均对"烧山火""透天凉"手法做了详尽的记述，并予以高度评价。但由于手法操作难度大，它要求术者有扎实的手法基本功和熟练的操作技巧，故一般医生不易达到预期的手法效果。热针不需作繁杂的手法操作，即能提高针体与体内针周的温度，使热力同时作用于皮部、络脉、经脉和穴位，直接在经络腧穴产生热效应，故热针不仅达到了烧山火手法之目的，且更具有操作简便，作用直接等优点。

综上所述，热针的研制和运用，完全符合于中医经典理论，并且是针灸理论和针刺方法的创新和发展。根据传统针灸理论的考证，热针的作用机理，主要是热针在体内的热效应，起到祛湿散寒、温经通络、调和气血、扶正祛邪的治疗效果。

### 2. 热针对人体免疫功能影响的观察

选择临床确诊的哮喘及类风湿性关节炎患者 32 例，观察热针治疗前后免疫球蛋白的变化。观察结果：20 例哮喘患者，IgG 热针治疗后升高（$P < 0.01$）；IgM 针治后降低（$P < 0.05$）；IgE 针治后降低（$P < 0.01$）；IgA 无明显变化（$P > 0.05$）。12 例类风湿性关节炎患者，IgG 热针后下降（$P < 0.05$）；IgM 热针后下降（$P < 0.01$）；IgA、IgE 针治后无明显变化（$P > 0.05$）。32 例患者观察结果表明：热针对人体血清免疫球蛋白有使之趋于正常的双向调整作用；热针能提高人体免疫功能。

### 3. 热针对甲襞微循环影响的观察

微循环是维持生命活动的重要系统，它直接影响到细胞和组织的功能。甲襞微循环的观察是临床常用的观察活体微循环动态的窗口，它显示的微血管开放数、形态、血流状态，以及微血管周围状态，都是反映微循环灌注状态的重要指标，并在一定程度上反映大循环动态。为了探讨热针作用机理，我们选择了34例腰椎间盘突出症患者，观察了热针治疗前后甲襞微循环的变化，并采用田牛氏甲襞微循环加权积分法，作为定量指标进行比较分析，观察结果表明，34例腰椎间盘突出症患者，在热针治疗前，均存在不同程度的微循环障碍，主要表现有：管襻形态畸形，流速缓慢（粒线流、粒流、粒缓流为主）、红细胞聚集、有白色微小血栓、血管周围渗出、中度出血、乳头下静脉丛增多、乳头平坦等，热针治疗后，随着病人腰腿痛症状的减轻或消失，患者甲襞微循环的主要观察指标全部趋于改善。经过热针治疗前后各项观察指标加权积分值的统计比较表明：热针对微循环的形态和流态，具有非常显著的改善作用（$P < 0.01$）。对襻周状态具有显著的改善作用（$P < 0.05$），说明热针对原有微循环障碍的病人，具有使之趋于正常的全面的调节作用。

### 4. 热针对肌电图影响的观察

近年来，国内外学者的研究资料表明，肌电图对腰椎间盘突出症的诊断与定位有较高的临床实用价值。自1993年10

月以来，我们对 32 例腰椎间盘突出症的住院病人，进行了热针治疗前后的 H 反射测定和常规肌电图的对照观察。32 例患者在热针治疗前，均有不同程度的肌电图改变，主要表现为腓总神经、胫神经的传导速度减慢，远端潜伏期延长。热针治疗后，腓总神经、胫神经传导速度加快（$P < 0.001$），远端潜伏期缩短（$P < 0.001$）。热针治疗前，出现双下肢 H 反射不对称，远端潜伏期之差 > 1.2ms 以上者 7 例；热针治疗后，H 反射 7 例均恢复正常，说明热针能够改善神经根的受压状态和使受损的坐骨神经得到一定程度。

## 5. 热针对血液流变学影响的观察

血液流变学是研究血液及其组成成分流动变形规律的一门学科，它在阐述某些疾病的病因病理、评估某些疗法和药物的临床疗效及阐发作用机理方面，有较高临床实用价值。为了研究探讨热针作用机理，我们对 36 例患者进行了热针治疗前后血液流变学的对比观察，检测项目有：全血黏度（比）高切变率、低切变率、血浆黏度、红细胞电泳、血沉、体外血栓形成（长度、湿重、干重）、血小板聚集等 9 项指标，热针治疗后血液流变学复查结果提示，全血比黏度、血浆比黏度、红细胞电泳、血沉等五项指标，有不同程度改善，但无统计学意义（$P > 0.05$）。体外血栓长度、干重、湿重，热针治疗前高于正常值，热针治疗后，均下降至正常值范围，差异非常显著（$P < 0.01$）。血小板聚集功能在热针治疗后有显著改善（$P < 0.05$）。说明热针治疗对凝血功能有良性调节作用，有助

于增加局部组织血液灌注量，改善血液循环，恢复血液动力平衡。

## 6. 讨论

通过临床观察及实验研究，热针治疗疾病的作用机理主要是：

热针在体内组织发热，局部温度升高，血管扩张，血流速度加快，有利于体内刺激物质的吸收和排泄；热针的热效应可缓解肌肉和关节韧带的紧张，有利于挛缩的解除，因而能够止痛和促进生理功能的恢复。

热针对人体血清免疫球蛋白有使之趋于正常的双向调整作用，热针能提高人体体液免疫功能，增强抗病能力，加速病伤组织的恢复。

腰椎间盘突出的病人，热针能促使腓总神经、胫神经传导速度加快，远端潜伏期缩短，H反射恢复正常。说明热针能改善神经根受压状态和使受损神经得以恢复。

热针对微循环的形态、流态及襻周状态均有显著的改善作用，说明热针能改善微循环，调节人体血流状态，对人体体液循环系统有良性调整作用。

热针能使体外血栓长度、干重、湿重趋于正常，对血小板聚集功能有明显改善作用，说明热针治疗对凝血功能有良性调节作用，有助于增加局部组织血液灌注量，改善血液循环，恢复血液动力平衡。

综上所述，热针治病的作用机理，是一个复杂的机体调节过程，主要是通过对经络系统、神经体液、血液循环、免疫功能等多系统、多渠道、多途径的调整作用，起到综合治疗效应，获得治疗效果的。

# 第8章 管氏针刺手法体系篇

针刺手法是针灸学的重要组成内容，是针灸疗法获取疗效的重要条件。针刺补泻手法，是针灸临床最精细的操作技巧。《灵枢·官针》说："故用针者，不知年之所加，气之盛衰，虚实之所起，不可以为工也"，指出不明年、气的盛衰，不根据虚实而施补泻，不能算是技术高明的医生。《难经·七十三难》曰："补者不可以为泻，泻者不可以为补。""实实虚虚，损不足而益有余"，都会给病者带来不良后果。为此，《灵枢·邪气藏府病形》郑重告诫："补泻反则病益笃。"《金针赋》说："须要明于补泻，方可起于倾危。"均强调了补虚泻实的原则是不能违反的。明代医家马莳真知灼见地指出："针灸不灵，是手法不明。"故历代医家均十分重视针刺手法的研究。

## 一、管氏针刺手法之渊源

《内经》开创了针刺手法的先河。《灵枢经》论述的疾徐、迎随、呼吸、开阖等四种针刺手法，奠定了针刺补泻手法的理论基础，成为后世各种针刺手法的基本依据。继《内经》之后的《难经》，强调了左右手的配合，并以阴阳五行学说为指导，创立了配穴补泻方法。春秋战国至三国时期的名医高手，经过医疗实践，丰富了针刺手法，基本形成了针刺手法的理论体系。

自宋至清，是针灸学家和针灸专著辈出的全盛时期。在这一历史阶段，各针灸流派百家争鸣，在针灸学术上形成了百花齐放的繁荣局面。针灸手法，获得了很大的丰富和发展。

金人何若愚、金元窦汉卿，他们较早地对针刺手法进行了系统的研究，堪称是对针刺手法贡献较大的先驱医家。明代陈会的《神应经》、高武的《针灸聚英》、李梴的《医学入门》、杨继洲的《针灸大成》，是当时各具特色的针灸流派的主要代表。他们的学术观点，对后世针灸学术的发展，产生了积极深远的影响。

管氏针刺手法，遵循《内经》《难经》的针刺手法理论；在补泻手法操作方面，主要吸取了《针灸大成》杨氏手法特点，并融汇了日本代田文志、长滨善夫等针灸学者的手法技巧，形成了从学术理论到临床操作均独具特色的针灸学术流派和管氏针刺手法体系。

# 二、管氏下针十法

"下针十法"进、退、捻、留、捣、弹、搓、努、盘、飞，是管氏针刺手法的重要组成部分。它不同于明代高武的"神针八法"（安神定志、按穴进针为一法，龙虎交战为二法，随咳进针为三法，行针催气为四法，凤凰展翅为五法，饿马摇铃为六法，晕针热汤服之为七法，消除滞针为八法）；亦有别于杨继洲的"下手八法"（揣、爪、搓、弹、摇、扪、循、捻）。"下针十法"精辟概括了管氏针刺基本手法，是针刺补泻手法的基础。

(1) 进：医患均应定息，审定穴位，以爪切之，选穴准确，进皮贵速；进针后，按其补泻，慢进或快进。

(2) 退：分三部按部缓退或捻转提针；亦可按其补泻疾退或徐退。

(3) 捻：大指向前捻针，食指向后，左转为补；大指向后捻针，食指向前，右转为泻。轻度捻转行针，有候气、催气、行气作用。

(4) 留：留就是进针后，将针留置于穴内，让其停留一定时间后出针。一般分为"静留针法"（静留以待气至）；"动留针法"（行针后复留针）；"提留针法"（由深至浅，留后出针）。

(5) 捣：针刺达穴内一定深度后，在原处轻出重入，不断提捣，使针尖原位上下小幅度提插和旋转。捣时应以腕关节的震颤为主，犹似雀啄食般快速进退。捣法主要用以催气、行气，有加强针感，使气留针下不去的作用。

(6) 弹：分弹叩穴位法和弹叩针柄法。弹叩穴位法是以中指弹叩要刺的穴位，使脉络气血随弹叩而充实。弹叩针柄法是用食指或拇指轻轻弹叩刺入穴内的针柄尾部，使针体振颤。有催气、导气和加强补泻的作用。

(7) 搓：搓法一般是由食指末节横纹开始，用拇指如搓线样向前搓至食指端，以针下沉紧有被肌肉缠着感为度；由食指末节横纹向食指端搓，为左、为内、为补，常可产生热感；由食指端向食指末节横纹搓，为右、为外、为泻，时有产生凉感。亦可将针朝一个方向搓转，有进而无退，使肌纤维适度地缠住针体，再行"拽拉升提"或"拽拉行气"手法。

(8) 努：努法又称弩法。得气后将针稍提，用拇、食指夹持针柄，中指侧压针身使针体弯曲成弩弓之状，有行气引气作用。另一种是用拇指、食指捻动针柄，中指侧压针身使之成弯弓状的努法，又名飞针法。

(9) 盘：盘法主要用于腹、腰及四肢肌肉肥厚的部位。针刺到腧穴深部（地部），行针得气后，将针提至人部或天部，将针扳倒，与皮肤呈 25°～45° 角，缓慢圆形盘旋，一般向左顺时针盘按转动为补；反之，向右逆时针盘提转动为泻。

(10) 飞：用拇、食指两指捻搓针柄，一搓一放，一合一张，如飞腾之象，又称"凤凰展翅"手法。主要用于催气、行气、疏导经气和轻泻手法。

# 三、管氏乾坤午阴针法

宋·邵康节言："天一，地二，天三，地四，天五，此天地之数也。天本为乾，地本为坤。"李梴《医学入门》曰："言六者，即午阴也。"故将单针透刺法、两针傍刺法、三针齐刺法、四针恢刺法、五针扬刺法及多针连刺法六种针刺方法归纳为管氏"乾坤午阴针法"。

## （一）单针透刺法

### 1. 针刺方法

管老的单针透刺法，源于《内经》"关刺""短刺"理论，但在临床运用上，又有所发展。管氏单针透刺法分深针短刺法、循经透刺法、经穴透刺法、过梁针透刺法等四种。深针，是指进针较深，短，是接近的意思。《灵枢·官针》："短刺者，刺骨痹稍摇而深之，致针骨所，以上下摩骨也。"深针短刺法是慢慢进针稍摇动其针而深入，在近骨之处将针上下轻轻提插。主要用于四肢关节部位的骨痹等深部病痛。循经透刺法是根据病情和补泻手法的不同要求，采取"迎"或"随"经脉透刺的针法，主要应用于背部和腹部的经脉。经穴透刺法则是采取一针透二穴；或一针透数穴的方法。如支沟透间使，阳陵泉透阴陵泉，颔厌透曲鬓等；过梁针透刺法，主要应用于四肢部。选用26号（或28号）过梁针，采用单手两指疾速直刺法，进皮后，左手挟持针身，右手小弧度捻转，缓慢进针，进针到穴位深度一半时，左手扶托于穴位肢体的对侧，以探测针尖到达的位置，直至针刺到对侧皮下。

### 2. 临床运用

单针透刺法主要用于痹证，痿证，癔症性瘫痪，脊髓损伤，外伤性截瘫，胃下垂，子宫脱垂，血管神经性头痛，类风湿性关节炎等。

### 3.典型病例

余某，女，12 岁，学生。1995 年 2 月 22 日初诊。双下肢痿软无力 4 个月，加重 1 天。患儿于 1994 年 5 月下旬自觉腹痛，呈持续性隐痛，阵发加重。1994 年 6 月 7 日收住某医院。入院检查：神清，心肺（-），腹软，剑突下及脐周轻压痛。实验室检查：血常规未见异常。胃肠电图提示：慢性胃炎。纤维内窥镜：食道、胃、十二指肠未见异常。脑电图：过度换气时见左额区有高中幅尖慢波；双枕区见高波幅的 δθ 波，并有少量类尖波阵发出现，提示中度异常脑电图。诊断为腹型癫痫。经对症治疗 17 天，症状缓解出院。出院后间断性腹痛、恶心、呕吐、食欲减退。1994 年 12 月渐感双下肢酸软无力，行走易跌倒，进食后呃逆。经某医院会诊，神经系统（-）。心肌酶学未见异常，脑电图有明显好转，仍提示轻、中度异常脑电图。1995 年 2 月 21 午后突感双下肢麻木，完全不能自主活动，2 月 22 日晨，由其母背至门诊求治。查：双下肢肌力 0 级，肌张力稍减弱，触、温、痛觉基本正常，被动活动无抵抗，膝腱、跟腱反射（-），病理反射未引出。脉细，舌淡红，苔薄白。辨证：脾胃虚弱，筋脉失养。诊断：痿证；癔症性瘫痪。治疗经过：先取右平顶穴（外膝眼下 3 寸，胫骨前嵴外 2 寸），过梁针透刺法，进针后行一度"凤凰理羽"手法，患儿可自行抬腿 50°，再取左平顶穴单针透刺，嘱患儿带针站立，取针后患儿即可慢步行走。针灸调治 12 次后，患儿双下肢活动自如，饮食基本恢复正常。随访 1 年，患儿无恙，已复学。

## （二）两针傍刺法

### 1. 针刺方法

来源于《灵枢·官针》："傍针刺者，直刺傍刺各一，以治留痹久居者也。"傍针刺法即：正入一针，傍入一针。

### 2. 临床运用

攒眉穴傍针刺：先从攒竹穴进1针，针尖到达眉中眶上裂，左手拇指压按针尖，使针身紧贴眼眶，右手持针捻转36次；再从阳白穴直下1针，使针尖向下刺到眉中眶上裂，与第一针尖相遇，左手拇指压按针尖，使针尖紧贴眶上裂，右手持针捻转36次，为一度手法，治疗"皮层性呃逆"，疗效显著。运用环跳穴傍针刺治疗坐骨神经痛；秩边穴傍针刺治疗腰椎间盘突出症，亦有较好的临床疗效。

### 3. 典型病例

邬某，男，68岁，离休干部。1994年7月18日初诊。持续呃逆8天。患者高血压病史10余年。1988年12月下旬情绪激动，饮酒后诱发右侧肢体活动不遂。CT扫描提示：左颞顶叶脑出血。经某医院行开颅血肿清除术，后遗右侧肢体偏瘫。1994年7月5日因感四肢酸麻无力，心慌胸闷再次入院。MRI示左颞顶叶脑软化灶；双基底节区、顶叶白质区多发性腔隙性改变。胸片及心电图提示，主动脉硬化并左心室扩大。

冠状动脉供血不足，心肌缺血。7月至10月午后出现呃逆，逐渐加重，每分钟10～12次，昼夜持续不停，多方治疗无效。7月18日会诊施治：取穴攒眉，两针傍刺法，一度手法后，患者摇头流泪，呃逆立止。随访观察2个月，未再呃逆。

## （三）三针齐刺法

### 1. 针刺方法

《灵枢·官针》："齐刺者，直入一傍入二，以治寒气小深者，或曰三刺。三刺者，治痹气小深者也。"

### 2. 临床运用

风湿性关节炎，风湿性肌纤维质炎，类风湿关节炎，三叉神经痛，颞颌关节功能紊乱综合征，血管神经性头痛，肱骨外上髁炎，腱鞘炎等。如管老运用面穴齐刺法治疗颞颌关节功能紊乱综合征，疗效显著。针法：下关穴直刺，进针深度1～1.2寸；太阳透下关穴，向下斜刺或平刺，进针深度1.2～1.5寸；颊车透下关，向上平刺1.2～1.5寸。针刺得气后，太阳、颊车加用电针，采用连续波，频率80～100次/分，留针20分钟。运用"平针齐刺法"治疗肱桡滑囊炎；平针齐刺飞翅穴，治疗项背疼痛等症，均有穴少功宏之效。

### 3. 典型病例

张某，男，58岁，干部。1993年12月16日初诊。反复右侧面痛 12 年，加剧 1 个月。患者于 1981 年冬季无明显诱因出现右下颌部阵发性隐痛，常因洗脸时擦洗面部引起疼痛发作。其后逐年加重，多在秋冬季节发作。1993 年 11 月中旬右侧面痛加重，呈阵发性闪电样剧痛，每隔 15 分钟左右疼痛 1 次。服用卡马西平、颅痛定等药物无效。脉浮紧，舌暗淡夹青，苔白。辨证：风寒入络，经脉痹阻。诊断：原发性三叉神经痛；面痛（齿槽风）。治疗经过：取下关、太阳、颊车面穴齐刺法，配取止痛穴（位于翳风穴与天容穴连线之中点，约在翳风穴下 1.5 寸）、牙痛穴（掌心第 3、4 掌骨间，距掌指横纹后约 1 寸），电针连续波，频率 80 次 / 分。留针 30 分钟。针治后，疼痛发作次数明显减少。隔 1～2 日针治 1 次，治疗 25 次后，面痛消失。随访 3 年，疼痛未复发。

## （四）四针恢刺法

### 1. 针刺方法

《灵枢·官针》："恢刺者，直刺傍之，举之前后，恢筋急，以治筋痹也。"《内经》所述的恢刺方法是：直刺在筋的旁边，或前或后的提插捻运，扩大针孔，以舒缓筋急的现象，适应于治疗筋脉拘挛而疼痛的筋痹病。管老在《内经》恢刺的基础上，发展为"四针恢刺法"，主要治疗肌肉、肌腱、韧带等挛急疼痛的病症。如取穴虎口、大骨空、后骨空（大骨空与阳溪穴之连线上，拇指掌关节背侧正中陷中）、地神穴（位于手拇指与掌交界之横纹中点），四针恢刺治疗屈指拇指肌腱鞘炎。脑炎后遗症或中风后遗症患者的跟腱挛缩、足下垂：昆仑、太溪、复溜、跗阳四针恢刺，解溪、商丘、丘墟、脑清四针恢刺，交替取穴。肘关节挛急疼痛：尺泽、曲泽、少海、天井四针恢刺法。本法对缓解肌腱挛缩、关节疼痛，有较好疗效。

### 2.临床运用

屈指拇肌腱鞘炎，肌筋膜炎，腓肠肌痉挛，斜方肌痉挛，颈椎间盘突出症，颈椎病，肌肉关节挛缩疼痛，软组织挫伤等。

### 3.典型病例

蔡某，女，42岁，工人。1985年3月15日初诊。右拇指关节疼痛、不能自主屈伸1年余。查：右手拇指呈内屈状态，由于多次外敷中草药，局部皮肤粗糙，破损结痂，拇指关节不能伸直，被动上翘时有弹响，向桡腕部放射疼痛。右掌指关节内侧压痛明显，并可摸到豆状结节；拇指掌指关节背侧及桡骨茎突部亦有压痛。脉细涩，舌暗红有瘀斑，苔薄白。

辨证：气血凝滞，筋脉瘀阻。

诊断：屈指拇肌腱鞘炎；筋痹。

治疗取主穴：地神、虎口、大骨空、后骨空四针恢刺。配穴：凤眼（屈指，手拇指关节横纹桡侧缘，指骨关节横纹头赤白肉际处）、明眼(屈指，手拇指关节横纹头尺侧端)、阳溪、太渊。治疗2次后，疼痛明显减轻。隔日治疗1次，5次后拇指活动基本自如。共治疗8次，症状完全消失。随访1年，疗效巩固。

## （五）五针扬刺法

### 1. 针刺方法

《灵枢·官针》："扬刺者，正内一，傍内四，而浮之，以治寒气之博大者也。"《内经》扬刺法，主要治疗寒气羁留面积较广而浅的病症。管老发展了扬刺针法，扩大了扬刺治疗范围。

### 2. 临床运用

管老运用扬刺法治疗腱鞘囊肿，在囊肿的上下左右各平刺一针，再从囊肿隆起最高点直刺一针至囊底，治疗腕关节腱鞘囊肿。督阳五花针刺法：先针大椎穴，次针崇骨、陶道，再针定喘。主治：头项强痛、恶寒发热、咳嗽哮喘等。或是：先针灵台，次针心俞、膈俞，治疗肺结核，背痛疗疮，肋间神经痛等。任阴梅花刺针法：先针中脘，次针上脘、建里，再针梁门。主治胃脘疼痛，呕吐呃逆，纳呆泄痢等；或先针关元，次针中极、石门，再针水道。主治宫寒不孕，阳痿早泄，尿频、尿闭等。

### 3. 典型病例

艾某，女，36岁，护士。1984年7月12日初诊。右腕关节囊肿3个月余。患者于1983年7月参加劳动后，自觉右腕关节酸痛，2个月后在腕关节指总伸肌肌腱尺侧出现约2cm×1.5cm的囊肿。1984年3月下旬行手术切除。术后3个月，在手术瘢痕尺侧隆起 2cm×2.5cm 的囊肿，外形光滑，质软，触之有饱胀感，右腕关节酸痛，右臂乏力。

诊断：右腕关节腱鞘囊肿。

治疗经过：按五针扬刺法，在囊肿周围基底部平刺 4 针，囊肿中间直刺 1 针至囊底。针后囊肿上垫纱布加压按揉 5 分钟；艾条温和灸 10 分钟。针治 2 次后囊肿明显缩小，10 次后囊肿完全消失。随访 2 年未复发。

## （六）多针连刺法

### 1. 针刺方法

《内经》中的多针刺法，主要有齐刺、扬刺、傍针刺、赞刺、豹文刺等。多针连刺法是《内经》多针刺法的发展，临床运用时分浮刺法和连刺法两种针法。多针浮刺法治疗因感受风寒引起的背阔肌、冈内侧肌拘急疼痛、斜方肌痉挛等。管老汲取输刺进针较深的特点，对颈椎病、腰椎间盘突出症采用多针连刺法。如脊椎九宫穴多针连刺法：依据 CT 扫描及临床检查，以压痛点最显著的病变椎节棘突间定为中宫，沿督脉在中宫上下棘突间定乾宫、坤宫，挟乾宫、中宫、坤宫旁开 1～1.5 寸，依次定取巽、兑、坎、离、艮、震六宫穴。进针顺序为：先针中宫，次针乾宫、坤宫，直刺或略向上斜刺 0.8～1.2 寸，依次取巽、兑、坎、离、艮、震六宫穴，针尖斜向椎体，进针 1.2～2 寸，获得针感后，按病情施以补泻手法。

2. 临床运用

经常用于风湿性肌纤维质炎，肌筋膜炎，皮神经炎，神经性皮炎，荨麻疹，脊柱骨关节炎，急、慢性腰骶关节劳损，颈椎病，腰椎间盘突出症等。

3. 典型病例

付某，女，35岁，售货员。1983年6月10日初诊。右大腿前外侧皮肤疼痛麻木6年余。患者于1977年3月分娩时难产，产后胎盘滞留，行胎盘剥离术，致出血性休克。经抢救后渐愈。后遗双下肢无力，大腿前外侧皮肤疼痛伴有蚁行感，站立或行走后加重。经服药、理疗等治疗3年后，左下肢症状基本消失，右股外侧麻木疼痛症状加重。查：右下肢无明显运动功能障碍，股部肌群肌张力减退，膝腱反射减弱。右股外侧约10cm×20cm范围内皮肤感觉减退，局部皮肤枯燥干涩。脉细涩，舌暗红有瘀斑。

辨证：肝血亏虚，瘀血痹阻。

诊断：股外侧皮神经炎。

治疗：沿股外侧疼痛麻木区，采用多针刺法，循经配穴，隔日针灸1次。其间曾配合维生素 $B_1$、维生素 $B_{12}$、当归注射液等穴位注射。共治疗54次，右下肢麻木疼痛症状消失。随访1年，疗效巩固。

## 四、管氏基础补泻手法

### 1. 补法

乘病人呼气时进针；入皮后，缓慢分几度捻进；行针时，着力在针尖，插的手法多，提的手法少；捻针时，拇指向前用力重而急，拇指向后用力轻而缓，针感缓和而感应较小；留针时间短或不留针；乘病人吸气出针，出针时快而轻；出针后揉按针孔。

### 2. 泻法

乘病人吸气时进针；入皮后，进针疾速，很快地插到所需的深度；行针时，提的手法多，插的手法少；捻针时，拇指向后用力重而急，拇指向前用力轻而缓。留针时间长，在留针过程中加强手法捻转行针，力求感应较重和循经感传，乘病人呼气出针；出针缓慢并摇大针孔；出针后不按揉针孔。

管氏基础补泻手法，从进针、行针、留针、出针做了由博返约的归纳提炼，内容简明扼要，操作层次清楚，具有易学实用的特点。

## 五、管氏复式补泻手法

管氏复式补泻手法，主要包括："太极纯真补泻法"，即"烧山火""透天凉"；"飞经走气四法"（又称通关接气大段法，青龙摆尾、白虎摇头、苍龟探穴、赤凤迎源）；以及"两仪生化六法"（阳中隐阴、阴中隐阳、龙虎交战、子午捣臼、龙虎升降、凤凰展翅）等。

## （一）太极纯真补泻法

### 1. 烧山火

(1) 适应证：能补阳除寒，适用于一切虚寒证，有"增阳"的作用。治久患瘫痪，顽麻冷痹，癫风寒疟，四肢逆冷，心肾不交的失眠，肾虚性的腰酸、遗精、早泄、阳痿，心脾不足的经闭，肝肾双虚的视瞻昏渺和云雾移睛，内脏下陷的胃下垂，子宫脱垂，虚寒性的胃病、腹痛，消化不良，气虚便秘，寒泻，五更泻，中风脱证，命火衰微，虚性的高血压，外感风寒等。

(2) 手法操作

① 行降阴法。用左手押准穴位，右手持针刺入穴内。将针分三次渐次的下降，先进至皮下天部，次进入人部，再进至地部，最后再由地部直接提出于皮肤外面。先浅后深，使针力着重于深部，徐内疾出。针体进入穴内后，由浅部徐缓地微捻纳入深部，再由深部疾速捻退到浅部，上下往来，以气调为度，可以使之实，为补。即针尖徐进，由浅而深，引阳气由外入内，为补。因为要达到阳气入实，充满于腠理的目的，就须从阳（外）引阴（内），将天部所生的阳气，逐层引入地部，使阳热胜过阴寒，故曰"降阴"。

②在酸麻胀重感觉的基础上捻针时，使指力向下，将针向左方捻转，每次180°～360°，即将持针的右手（刺手）拇指进前，食指退后的捻转方向，反复行之，即产生热的感觉。

③慢提紧按。以"紧"字的含义，作"重"字解。"慢"字的含义，作"轻"字解。进针在天人地部提插针时，要用重插轻提。

④行九阳数（《周易》：单数、奇数为阳。九阳为老阳，七数为少阳）。进针在天人地部捻转（或提插）时，针尖向下压插，使力在针尖，每部各捻转（或提插）三次，三三得九，为九阳数（亦可在每部各行九阳数），可少停，反复行之。

管老在行九阳数时，强调实效，不泥于古数，注重病人体质、敏感程度等客观情况，临床上有时仅用三三得九，有时用三九二十七数，需灵活运用。

⑤随而济之。随顺其经气的运行而补其气，如手之三阴经及足之三阳经，经气从上而下运行，于进针后捻插时，使酸麻胀重感觉，向下感传，与经气的去路相顺。

管老不仅重视针刺方向顺行经气，更强调针感顺应经气，并且巧妙地应用押手、循按、阻压等辅助手法，屡能达到针感顺经之目的。

⑥行震刮术。先用左手拇、食指固定针体，再用右手拇指，向下震刮针柄，震刮30～60次，即可产生热的感觉。

⑦乘病人呼气进针，吸气出针。

⑧出针后，立即以指（或棉球）按揉针孔。即于出针之时速按揉针孔，以挽正气，使真气存留，不任已入之阳气外

逸。故闭针孔是务使正气内存，仍合于引阳入内为补的原则。

## 2. 透天凉

(1) 适应证：能泻阳除热，适用于一切实热证，有"滋阴"的作用。治风痰中风，喉风，癫狂，疟疾，肌热骨蒸，伏邪化热，相火亢盛，胃家实的发热，胃痛，腹痛，便秘，实性高血压，痹证偏风胜者，热入血室的经闭，暑泄，赤痢，风热牙痛，火眼，一切炎症（如咽喉炎，牙龈炎，中耳炎，扁桃体炎等），外科肿疡，中风闭症及外感风热等。

(2) 手法操作

① 行升阳法。押手及刺手式，均同烧山火。系将针直刺入地部，然后分三次，作阶梯状，经人部天部提出皮肤外面。先深后浅，使针力着重于表层，疾内徐出。一是指由浅部疾速捻入深部，再由深部徐缓地微捻退至浅部，上下往来，以气调为度，可以使之虚，为泻。即急速刺入，徐徐分层退出，引邪气外出而发散之，为泻。二是因为要阴气隆至，则必须在阳邪已退之后，阴胜于阳，才能达到目的，故须从阴（内）引阳（外），将亢盛的火气，由地部逐层引导至天部而散泄之，阳去阴至，故曰"升阳"。

② 在酸麻胀重感觉的基础上捻针时，使指力向上，将针向右方捻转，每次90°～180°，即将持针的右手（刺手）拇指退后，食指进前的捻转方向，反复使用，即可产生凉的感觉。

③ 紧提慢按。退针在地人天部提插针时，要用重提轻插。

④ 行六阴数。（《周易》：双数、偶数为阴，六数为老阴，

八数为少阴）。退针在地人天部捻转（或提插）时，针尖向上提起，使力在针体，每部各捻转（或提插）二次，二三得六，为六阴数（亦可在每部各行六阴数），可少停，反复行之。

⑤ 迎而夺之。与经络的循行流往方向相反，如手之三阳经及足之三阴经，经气从下向上运行，于针刺及捻转提插时，使酸麻胀重感觉，向下感传，与经气来路相逆。

⑥ 行震刮术。先用左手拇、食指固定针体，再用右手食指（或拇指）向上震刮针柄，震刮30～60次，即可产生凉的感觉。

⑦ 乘病人吸气进针，呼气出针。

⑧ 出针时，将针摇动，以扩大针孔，起针后不按揉针孔。于出针之时，摇大其穴，不按揉针孔，以散邪气。故开针孔是为了更有效地宣泄阳邪，而使阴气大至，仍合于导阴外出为泻的原则。

从以上烧山火、透天凉手法的操作及应用，可看出管老针刺手法的精巧细腻，确属匠心独具，别具特色。

## （二）飞经走气四法

### 1. 青龙摆尾

(1) 适应证：行气补虚，温通气血。适用于癥瘕积聚，瘿瘤瘰疬，关节痹痛，胃脘腹痛等。

(2) 手法操作：进针得气以后，提针至穴位浅层（天部），斜扳针身，使针尖指向病所，执住针柄不进不退，向左右（45°角以内）或前后慢慢摆动，往返拨针如扶船舵之状。摇摆9次，甚则 27 次之数，使针刺感应逐渐扩散。手法结束后，缓缓将针拔出，急闭针孔。

## 2. 白虎摇头

(1) 适应证：行气泻实，祛风清热。适用于高热烦躁，神昏癫狂，痉挛项强，痰热壅盛等。

(2) 手法操作：进针至穴位深层（地部），针体保持直立。插针时拇指向前用力，左转一呼一摇；提针时拇指向后用力，右转一吸一摇。向内进针时，用力较轻，进针快而摇动小；向外退针则用力较重，退针慢而摇动大。一般左右摇针 6 次或18 次，实热重者，操作摇针 36 次。

## 3. 苍龟探穴

(1) 适应证：行气补虚，疏通经络。适用于腰膝酸软，关节痛痹，肩臂麻疼，中风痿躄等。

(2) 手法操作：直刺进针得气后，自穴位深层（地部）一次退至穴位浅层（天部），按上下左右四方斜刺，由浅入深，各三进一退。

## 4. 赤凤迎源

(1) 适应证：行气活血，疏经通络。适用于项背酸痛，腰腿疼痛，关节红肿，脘腹胀满等。

(2) 手法操作：先进针刺入穴位深层（地部），再退针至穴位浅层（天部），待针下得气，针体摇动时，即插针至穴位中层（人部），边提插边捻转。病在上吸气时右转提针，病在下呼气时左转插针。拇指循针柄向外向上，食指循柄向内向下，一捻一放，两指展开有如飞状。行捻放飞法，要以针裹气，插而不入，提而不出，转而不动，使经气扩散。

（手法操作可参阅徐凤《针灸大全·金针赋》："赤凤迎源，展翅之仪，入针至地，提针至天，候针自摇，复进其原，上下左右，四围飞旋，病在上吸而退之，病在下呼而进之。"）

## （三）两仪生化六法

《易传·系辞》曰："易有太极，是生两仪，两仪生四象，四象生八卦。"两仪生化六法包括阴中隐阳，阳中隐阴，龙虎交战，子午捣臼，龙虎升腾，凤凰展翅。这六种手法或先补后泻，或先泻后补，或补泻交替，或补泻兼施，因系阴阳补泻生化演变出的六种复式补泻手法，故称"两仪生化六法"。

### 1. 阳中隐阴

(1) 适应证：阳中隐阴法，以补阳为主，兼能清热。临床上适用于先寒后热的疟疾，或寒多热少，寒热错杂（内热表寒以表寒为主），虚实夹杂（内实外虚）的杂病。

(2) 手法操作：嘱患者自然的鼻吸口呼，随其呼气，用单指押手法，将针进至天部，候其气至，即将针急插至人部，在人部1分上下的范围内，拇指向前捻针紧按慢提九阳之数（9次、27次、49次），患者如有热感，稍停片刻候热感消失。然后嘱患者改为口吸鼻呼的呼吸，医生改用舒张押手法，将针缓慢地插至地部，再在地部1分上下的范围内，拇指向后捻针慢按紧提六阴之数（6次、18次、36次），待针下凉感，稍停片刻，即将针提至天部，留针3～5分钟，将针拔出，缓慢揉按针孔。

**2. 阴中隐阳**

(1) 适应证：阴中隐阳法，以泻热为主，兼能补阳。临床上适用于先热后寒的疟疾，或热多寒少，寒热错杂（内热表寒以内热为主），虚实夹杂（内实外虚以内实为主）的杂病。

(2) 手法操作：嘱患者自然的口吸鼻呼，随其吸气，用舒张押手法，缓慢地将针进至地部，在地部1分上下的范围内，拇指向后捻针，慢按紧提六阴之数（6次、18次、36次），如有凉感，稍停片刻，候凉感消失。然后嘱患者改为鼻吸口呼的呼吸，医生改为单指押手法，将针退至人部，在人部上下1分左右，拇指向前捻针紧按慢提九阳之数（9次、27次、81次）待热感产生，留针3～5分钟，将针拔出，轻压针孔。

**3. 龙虎交战**

(1) 适应证：疏通经络，行气止痛，临床上适用于风寒痹痛，胃火牙痛，胃脘疼痛等；亦可用于疟疾等寒热往来之证。

(2) 手法操作：进针至天部，先用拇指向前捻针9次，使九阳数足，再以拇指向后右转6次，使六阴数足；再进针地部，先用拇指向后捻针 6 次，使六阴数足，再以拇指向前捻针 9 次，九阳数足；再提至人部，视病情而定先补后泻或先泻后补；反复交替，运行操作。

管老运用的"龙虎交战"手法，分天、人、地三部施行，各部手法操作，有序而又不相同。管老曰："九为至阳之数，龙，象征阳，指左转，为补；虎，象征阴，指右转，为泻。两法反复，交替进行，故称"交战"。管老的龙虎交战法，既不同于《金针赋》，又有别于《针灸问对》，手法操作，独具特色。

### 4. 子午捣臼

(1) 适应证：导引阴阳，壮阳制水，补阳泻阴，消肿利水。临床上适用于阳气不行，水湿泛滥所致的水肿、鼓胀；亦可用于伤食腹痛，石淋癃闭。

(2) 手法操作：下针得气后，将针上下提插，三进一退，如此三度，计为九入六出。在进针时分三部，每部紧按慢提 81 次；退针时分二部，每部紧提慢按 64 次。同时，在紧按慢提时，结合左转针；在紧提慢按时，结合右转针。手法完整的完成，需在每度行针时三进二退，在五个分部内提插捻转 371 次，3 度行针，共提插和捻转 1113 次。

### 5. 龙虎升降

(1) 适应证：调和阴阳，疏通经气。临床上适用于舌强言謇，半身不遂，关节酸痛，肌肤不仁以及疼痛痒麻等营卫虚实不调病证。

（2）手法操作：先进针至天部，持针向左捻转一圈，指力偏重于拇指，乘势按针至人部，再提至天部，右盘一圈，指力偏重于食指，紧按至人部，提至天部，然后用中指按住针身，微向下插，如拔弓弩的姿势。如此反复施行 9 次，行青龙纯阳之数，引天部阳气深入，是为龙降。然后进针达地部，先右盘一圈，提至人部，再慢按至地部，左盘一圈，紧提人部，再按至地部，然后用中指按住针身，微向下插，如拔弓弩之状，如此反复施行 6 次，合白虎纯阴之数，以引地部阴气外出，是为虎升，两者相并，故称龙虎升降。

### 6. 凤凰展翅

（1）适应证：疏经活络，行气、守气。临床上适用于头昏头痛，肩臂麻痛，腰腿疼痛，胃脘胀痛，关节痹痛等。

（2）手法操作：先进针刺入穴位地部，再退针至穴位天部，待针下得气，插针至人部，先行小幅度提插捻转，然后拇指循针柄向下向内，食指循针柄向上向外，一捻一放，手指翩翩展合，有如凤凰展翅飞翔。凤凰理羽手法则是拇指向前、向上，食指从拇指尖向第二节向后徐徐捻转，一捻一放，手法舒展柔和，有如凤凰理羽之状。

凤凰展翅与赤凤迎源的主要区别在于拇指、食指循针柄捻飞方向不同，捻飞的角度与力度不同，因而手法作用亦不相同。管老的凤凰展翅法，尤宜守气行气，使针感速至病所，手法操作，优美潇洒。

# 六、管氏特殊补泻手法

## （一）婴幼儿针刺补泻手法

管老依据《内经》"半刺法"等论述（《灵枢·官针》："半刺者，浅内而疾发针，无针伤肉，如拔毛状，以取皮气"），根据婴幼儿生理、病理特点，结合多年临床经验，总结出一套独特的婴幼儿补泻手法。

### 1. 补法

选用 30 号 0.5 寸或 1 寸毫针，刺入选用穴位，拇指向前捻转 3 次或 9 次，稍停，为一度补法，一般行三度或九度手法。在捻针时，进皮 0.1～0.3 寸。不留针。疾速出针，出针后按压针孔。适应证：小儿腹泻，小儿消化不良，遗尿，小儿面瘫，小儿慢惊风，小儿麻痹后遗症等。

### 2. 泻法

选用 28 号或 30 号 0.5～1 寸毫针，在选定穴位上，进针 0.2～0.5 寸，拇指向后大弧度捻转 6 次，稍停，为一度泻法，一般行六度或八度手法。不留针。出针后，用酒精棉球轻擦针眼。适应证：小儿积滞，外感发热，风热咳嗽，小儿急惊风。小儿哮喘发作期等。

## （二）拽拉升提和拽拉行气手法

### 1. 拽拉升提手法

(1) 手法操作：在针感传至病所后，拇指向前顺经单向捻转，当针体捻转不动时，表示针体已被肌肉组织缠住，这时不能放松针柄，而要和缓地、有节律地向上拽拉针体，使针身牵动周围组织，病人即会产生牵动收缩之感觉。本手法属补法范畴的特殊手法。

(2) 适应证：主要用于脏器下垂的虚证，如子宫脱垂，胃下垂，直肠脱出等。

### 2. 拽拉行气手法

(1) 手法操作：在针感传到病所后，拇指向后单向逆经捻转，当针体被肌肉纤维缠住捻不动时，宜捏紧针柄，和缓地、有节律地摇摆针尾，以加强和控制感应的传导。本法属泻法范畴的特殊手法。

(2) 适应证：适应于气血壅滞不通的实证和前后阴炎症疼痛，如睾丸炎，膀胱炎，尿道炎，肛门术后疼痛，外痔等。

拽拉升提和拽拉行气手法，主要应用于环跳、秩边及腹部、背部俞穴，采用深刺或平刺透针法。因针刺较深，感应较强，操作时必须注意，手法要轻巧而缓和，提插幅度不宜过大，切忌手法过猛，刺激过强。

## （三）管氏过梁针法

管氏过梁针法，是管老在继承前人经验和在家传针法的基础上，发展和完善起来的一种特殊针法。管氏过梁针，主要应用 24 个过梁奇穴，穴名及取法，完全有异于十四经穴，在手法操作上，亦别具特点。

### 1. 手法操作

选用特制的 26 号（或 28 号）过梁针，采用单手两指疾速直刺法，进皮后，左手扶持押手，右手小弧度捻转，缓慢进针，进针到穴位深度的一半时，左手扶托于穴位肢体的对侧，以探测针尖到达的位置，直至进针刺到对测皮下。

(1) 过梁针补法：行"凤凰理羽"手法九次，三九二十七次，或九九八十一次。

(2) 过梁针泻法：行"凤凰展翅"手法六次，六六三十六次，或八八六十四次。

留针 30 分钟，行针时，有的病人可能出现无力、出汗等症状，应及时减轻手法和行针次数，以免病人虚脱。起针时，应缓慢退针，出针后休息 20 分钟。

### 2. 适应证

癔症性瘫痪，脊髓损伤，外伤性截瘫，痹证，痿证等。

# 七、管氏针刺手法特点及分析

## （一）针刺手法整体观

"针刺手法整体观"，是管氏针刺手法的主要学术特点。这在管老的著作中，有充分的体现。《杏轩针灸经·手法篇》所载的《针刺十要》谓："辨证明，虚实清，别经脉，定腧穴，量深浅，审部位，视禀赋，合时令，参舌脉，查针具"。这是管老总结多年临床经验，制定出的一套针刺操作程序。他强调指出，针刺手法，不仅仅是单纯的操作技巧，而是针灸临床辨证论治的重要组成部分。《针刺十要》较全面地提示了针刺施术的注意要点，反映出管老对针刺手法的缜密思考和灵活运用，突出体现了管氏针刺手法的整体观的学术特点。

## （二）管氏针刺手法之灵魂——治神

《素问·宝命全形论》："凡刺之真，必先治神。"《灵枢·九针十二原》："粗守形，上守神。"

实施针刺手法的关键，须先聚精会神，了解脏腑的虚实，脉舌的变化，然后下针。必须注重病人的精神活动，以及气血盛衰的情况。神乃情气所化，不仅是人体生命活动的外在表象，而且具有主宰和调节人体各种功能活动以及意识思维活动的重要作用。

## （三）管氏针刺手法的核心——调气

《灵枢·终始》：凡刺之道，气调而止。

针刺的原则，以达到调和脏腑阴阳之气为目的。调气包括：候气，催气，得气，守气，运气等内涵。

### 1. 候气

《灵枢·九针十二原》曰："刺之而气不至，无问其数。"《素问·离合真邪论》："静以久留，以气至为故，如待所贵，不知日暮。"

针刺没有得气，应当继续施行手法，以求气至；留针时候，要冷静虔诚，以达到气至为度。

### 2. 催气

气未至者可采用循、扣、搓、捻、颤、摇、飞、弹等手法以催气至，若仍不至者当留针以候气至；留针后再用提捻法、循摄法一般即可得气。

### 3. 得气

《灵枢·九针十二原》："为刺之要，气至而有效，效之信，若风之吹云，明乎若见苍天。"得气是施行各种补泻手法的前提。所谓得气就是指针下所感觉得到的气感，在医者应感到针下沉紧如鱼吞钩饵之状，在患者则有酸、麻、胀、重等感觉。

### 4. 守气

《素问·宝命全形论篇》："经气已至，慎守勿失，深浅在志，远近若一，如临深渊，手如握虎，神无营于众物。"经气已到，运针应专心一意，或补或泻，慎守其法。

### 5. 运气

运气是通过补泻手法达到调气的目的。《灵枢·九针十二原》说："凡用针者，虚则实之，满则泻之，菀陈则除之，邪盛则虚之。"《灵枢·经脉》："盛则泻之，虚则补之，寒则留之，热则疾之，陷下则灸之，不盛不虚，以经取之。"

各种补泻手法的施用要以针下气感之虚实状态为凭，其行针深浅、角度、力度、幅度的大小等均应以针下气感调到松紧柔韧、不僵不懈为宜；病人当以针后感到轻松舒适为度。

所谓调气的内涵，就要采用各种手法令其得气，掌握气至的时机，依据邪正虚实而施行补泻手法而调和气血，补虚泻实，疏通经络，平衡阴阳。

## （四）管氏补泻手法的技巧关键——捻转手法

实施捻转手法六要素：时机；方向；进退；力度；频率；押手。

### 1. 时机

根据手法需要，因时制宜，实施捻转手法。不得气时，捻转催气，如"凤凰展翅"；运气时，采用"赤凤迎源"，疏通经络，通关接气。

### 2. 方向

以捻针方向分热凉补泻：在酸麻胀重感觉的基础上捻针时，使指力向下，将针向左方捻转，每次 180°～360°，即将持针的右手（刺手）拇指近前，食指退后的捻转方向，反复行之，即产生热的感觉；是行补法。在酸麻胀重感觉的基础上捻针时，使指力向上，将针向右方捻转，每次 90°～180°，即将持针的右手（刺手）拇指退后，食指近前的捻转方向，反复使用，即可产生凉的感觉，是行泻法。

### 3. 进退

进退捻转定补泻：将针分三次渐次的进针，先进至皮下天部，次进入人部，再进至地部，最后再由地部直接提出于皮肤下面。进针在天人地部捻转时，针尖向下压插，使力在针尖，每部各捻转三次，三三得九，为九阳数（亦可在每部各行九阳数），可少停，反复行之；先浅后深为补。将针直刺入地部，然后分三次，作阶梯状，经人部天部退至皮肤下面。退针在地人天部捻转时，针尖向上提起，使力在针体，每部各捻转二次，二三得六，为六阴数（亦可在每部各行六阴数），可少停，反复行之；先深后浅为泻。再者以进退捻转，控制针刺感传方向，如赤凤迎源"病在上吸而退之，病在下呼而进之"。

针尖指向病所，捻转手法可控制针感感传。

### 4. 力度

捻转力度以区别补泻：捻针时，着力在针尖，拇指向前用力重而急，拇指向后用力轻而缓，为补法；捻针时，拇指向后用力重而急，拇指向前用力轻而缓，为泻法。

### 5. 频率

频率快慢区分补泻：针下得气后，捻转角度小，用力轻，频率慢，操作时间短者为补法。捻转角度大，用力重，频率快，操作时间长者为泻法。

### 6. 押手

《难经·第七十八难》云："知为针者，信其左，不知为针者，信其右。"押手（左手）在穴位按压循努、进针、控制针感和实施补泻手法时，起到重要的辅助作用。

## （五）结语

分析管氏针刺手法的特点，主要有：针刺手法整体观；管氏针刺手法之灵魂——治神；管氏手法的核心——调气；管氏补泻手法的技巧关键——捻转手法。

管氏针刺手法体系，在学术思想与操作技巧上，独树一帜，形成了较具特色的管氏针灸学术流派。

### 参考文献

[1] 管遵惠.热针治疗漏肩风 60 例临床疗效观察 [J].中国针灸，1983 (4)：13–14.

[2] 管遵惠 .GZH 型热针仪的研制及原理 [J].中国兵工科技，1984，(1)：19–22.

[3] 管遵惠 .GZH 型热针仪治疗 380 例临床小结 [J].云南中医杂志，1986，(2)：1–3.

[4] 管遵惠 .热针治疗哮喘 64 例临床观察 [J].中国针灸，1987，(1)：11–12.

[5] 管遵惠 .热针九宫穴治疗腰椎肥大性脊椎炎 82 例疗效观察 [J].河南中医，1989，(2)：33–34.

[6] 管遵惠 .新型针灸治疗仪器 GZH–3A 型热针仪的研制原理及临床应用 [J].针灸学报，1989，(2)：8–10.

[7] 管遵惠，谭保华，陈莉莉等 .热针综合疗法治疗坐骨神经痛 208 例 [J].云南中医杂志，1989，(3)：35–37.

[8] 管遵惠，陈莉莉 .热针治疗增生性脊椎炎 100 例临床观察 [J].云南中医杂志，1991，(2)：26–27.

[9] 管遵惠 .GZH 型热针仪的研制原理及临床实践 [J].云南中医杂志，1992，(3)：40–41.

[10] 管遵惠，王波 .GZH 型热针仪治疗腰椎间盘突出症 220 例临床观察 [J].针灸临床杂志，1993，(3)：34–35.

[11] 管遵惠 .GZH 型热针仪的回顾总结及改型研究 [J].中国针灸，1994，第 14 卷　增刊：415–417.

[12] 管遵惠，徐杰.热针对腰椎间盘突出症甲襞微循环影响的观察 [J].云南中医药杂志，1995，16(5)：45-54.

[13] 管遵惠，王祖红.热针九宫穴治疗腰椎间盘突出症的临床观察及肌电图分析 [J].中国中医药科技，1995，2(6)：38-39.

[14] 管遵惠，谭保华.热针对血液流变学影响的观察 [J].针灸临床杂志，1996，12(6)：38-39.

[15] 管遵惠，徐杰.热针对腰椎间盘突出症甲襞微循环影响的观察 [J].中国针灸，1996，16(5)：1-3.

[16] 管遵惠，沈静.热针治疗腰椎间盘突出症的肌电图观察 [J].云南中医药杂志，1996，17(3)：39-42.

[17] 管遵惠.GZH 型热针仪——热针作用机理的研究 [J].湖南中医药导报，1996，2(3)：107-108.

[18] 管遵惠.热针的作用机理 [J].云南中医学院学报，1996，19(3)：34-36.

[19] 管遵惠，王祖红.热针治疗腰椎间盘突出症的肌电图分析 [J].中国针灸，1997，17(3)：135-137.

[20] 管遵惠.热针治疗腰椎间盘突出症 418 例临床总结 [J].针灸临床杂志，1997，13(3)：30-31.

[21] 管遵惠，陈莉莉.热针治疗腰椎间盘突出症 436 例临床观察及影像学分析 [J].中国针灸，1997，（7）：391-392.

[22] 管遵惠.热针对人体免疫球蛋白影响的观察 [J].针灸临床杂志，1997，13(12)：21-22.

[23] 管遵惠.热针仪治疗腰椎间盘突出症的机理探讨 [J].针灸临床杂志，1998，14(5)：28-30.

[24] 管遵惠. 热针九宫穴治疗腰椎间盘突出症 825 例临床总结及机理研究 [J]. 国际针灸临床杂志，1999，(1)：32–34.

[25] 管遵惠. 热针对哮喘及类风湿性关节炎患者免疫球蛋白的影响 [J]. 中国中医药科技，1999，6(1)：54–55.

[26] 管遵惠. 热针疗法的临床运用及机理研究 [J]. 现代医学与临床，2001，1(10)：40–41.

[27] 管遵惠. 热针疗法的临床运用及机理研究 [J]. 中国针灸，2002，22(6)：417–419.

[28] 管遵惠. 热针疗法的特点与临床应用 [J]. 中国针灸，2003 年增刊：130–131.

[29] 管遵惠. 热针疗法临床应用举隅 [J]. 上海中医药杂志，2005，39(1)：34–35.

[30] Guanzunhui.CLINCAL OBSERVATION ON 100 CASES WITH LUMBAR INTERVERTEBRAL DISKS HERNIA BY HOT NEEDLE[C]. 巴黎：第二届世界针灸学术大会交流.1990.

[31] Guanzunhui.ACLINICAL OBSERVATION OF 418 CASES OF LUMBAR INTERVERTEBRAL DISK HERNIA TREATED WITH HOT NEEDLES[C]. 纽约：第四届世界针灸学术大会交流.1996.

[32] Guanzunhui.CLINICAL OBSERVATION AND RADIOLOGICAL ANALYSIS OF 436 CASES OF LUMBAR INTERVERTEBRAL DISK PROTRUSION TREATED WITH HOT NEEDLE[C]. 北京：世界针灸学会联合会成立十周年学术大会交流.1997.

[33] Guanzunhui.AN OBSERVATION OF THE EFFECT OF HOT NEEDLES ON HEMORHEOLOGY[C].北京：世界针灸学会联合会成立十周年学术大会交流 .1997.

[34] Guanzunhui.Clinical Application of Heat–Acupuncture Therapy [J].Journal of Traditional Chinese MedicineVo26.No4.2006.

[35] 陈壁琉，郑卓人 . 灵枢经白话解 [M]. 人民卫生出版社，1962：72.

[36] 管遵信，管遵惠等 . 管正斋老医师运用环跳穴治疗前后阴病经验介绍 [J]. 云南中医杂志，1982，(3)：28.

[37] 上海第一医学院华山医院等 . 实用神经病学 [M]. 上海：上海科技出版社，1978：202.

[38] 上海第一医院 . 实用内科学 . 6 版 [M]. 北京：人民卫生出版社，1978：1202.

[39] 吴阶平，裘洁祖 . 黄家驷外科学 . 4 版 [M]. 北京：人民卫生出版社，1986：2179.

[40] 俞大方 . 推拿学 [M]. 上海：上海科技出版社，1985：1–25.

[41] 林安侠，沈翰燊，李树添等 . 腰椎间盘突出症的诊断和手术综合疗法（附 300 例临床资料分析）[J]. 中华骨科杂志，1983，(3)：163.

[42] 胡有谷 . 腰椎间盘突出症 [M]. 北京：人民卫生出版社，1986：117.

[43] 张英杰，刘元梅等 . 手法治疗腰椎间盘突出症机理探析（附 95 例报告）[J]. 中国中医骨伤科杂志，1994，(1)：28.

[44] Guan Zun hui，et al.Acupuncture and Maxibustion on Lmmunoglobulius[J].International Journal of Clinical Acupuncture 1995；6（1）：15.

[45] 毛宾尧. CT 影像对腰椎间盘突出症手术前后的评价 [J]. 骨与关节损伤杂志，1995，10（6）：336.

[46] 周国林，吴培明. 肌电图对腰椎间盘突出症的诊断价值 [J]. 中华理疗杂志，1985，8：227.

[47] 赵耕源. 临床肌电图学 [M]. 广州：中山医学院二院，1979：38.

[48] 周国林. H 反射对腰椎间盘突出症的诊断价值 [C]. 上海市颈肩腰腿痛防治经验交流会论文汇编，1980：46.

[49] Leyshon A，et al.Electrieal studies in the diagncsis of compression of the lumbar root[J].J Bone Joint Surg（Br）1981，14：11.

[50] 田牛. 微循环基础与临床 [M]. 北京：人民出版社，1986：340.

[51] 田牛. 微循环 [M]. 北京：科学出版社，1980：64-72.

[52] 胡有谷. 腰椎间盘突出症 [M]. 北京：人民卫生出版社，1985：135.

[53] Chiyoui ohkubo et al.Acupuncture and electrothor apeutics RES INTJ [J].　1987,（12）：45.

[54] 修瑞娟. 针刺对微血管自律运动的影响 [J]. 中华医学杂志，1988,（9）：489.

[55] 陈文杰. 血液流变学 [M]. 天津科学技术出版社，1987：

252.

[56] 管遵惠.管氏针灸经验集 [M].北京：人民卫生出版社，2002：210-240.

[57] 云南省热针治疗协作组.GZH型热针仪治疗380例小结[J].云南中医杂志，1986，（2）：1.

[58] 管遵惠，鲁京平，徐杰等.脊椎九宫穴的临床应用[J].云南中医杂志，1988，9（3）：26.

[59] 管遵惠.热针治疗哮喘64例临床观察[J].中国针灸，1987，（1）：11.

# 管氏针灸第五代

## 管傲然　管薇薇
## 《管氏针灸经络辨证
## 针灸法》(节选)

**管氏针灸学术流派第五代代表性传承人**

管傲然（1972—　），昆明医科大学医学硕士，教授，主任医师。全国名老中医管遵惠的学术继承人。

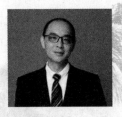

管傲然

管薇薇（1974—　），美国佛罗里达大学康复医学博士，美国针灸学硕士。全国名老中医管遵惠的学术继承人。整理传承管氏针灸学术流派学术理论及家传临床经验。主要学术著作有《管遵惠针余笔谈》《管遵惠医案》等。

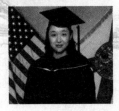

管薇薇

# 第9章 经络概论篇

## 一、经络学说总论

经络学说是中医学理论体系的重要组成部分，与脏象学说有着不可分割的关系，两者的结合，相互补充，相互印证，完整地反映了中医对人体生理病理的基本观点，成为中医学理论体系的核心。

经络学说在中医理论体系中，是一门成熟较早的学术理论，它对中医理论体系基本观点的形成具有决定性的意义。这些基本观点，如整体观点、能动观点、权衡观点等，乃是辨证论治最根本的理论根据，也是中医理论体系的立足点和出发点。通过长期的医疗实践和反复的临床验证，无可辩驳地证明：经络学说不仅在学术理论上，具有很高的学术价值，而且在医疗实践中，对中医临床各科，均有普遍的指导意义。因此，对经络学说的理论进行深入地研究，并使之与临床实践相结合，不仅是继承与发展中医学遗产的需要，而且对促进中医事业的发展，也具有非常重大的现实意义和深远的历史意义。

## 1. 经络的含义

经络是经脉和络脉的统称。经有"径"的意思。譬如径路，是经络系统中的主干。络有"网"的含义，譬如网络，它比经脉细小，纵横全身，是经络系统中的分支。

《灵枢·海论》说："夫十二经脉者，内属于府藏，外络于支节。"

经与络构成一个贯穿上下，沟通内外，联系四肢百骸的一个完整的循环系统、反应系统与调节系统。

《灵枢·本藏》说："经脉者，所以行血气而营阴阳，濡筋骨，利关节者也。"

气血通过经络不停地运行，营养脏腑肌肉，濡滑皮肤筋骨，以营其新陈代谢功能，并使机体与外界环境起着相适应的作用。

## 2. 经络系统的内容

经络系统的内容，可分为经络部分与连属部分。经络部分分为经脉和络脉。

经脉方面，十二经脉是全部经络的主体（包括经脉和络脉），故后人又称它为十二正经。十二正经离合出入别行的支脉，称为经别。除十二经脉之外，还有八条"别道奇行"的经脉，它们不内连脏腑，无表里相配，其主要作用为调节溢蓄正经的脉气，称为奇经八脉。

络脉方面，十五络是所有络脉的主体，通常叫"十五络脉"。从十五别络分出的横斜散布的脉，一般统称络脉。从络脉中分出的细小支脉，称为孙络。络脉浮现于体表的叫做浮络。

经络系统的连属部分为内部、外部两方面。在内，经络深入体腔，分别"属""络"于五脏（六脏）六腑。经络与脏腑之间的关系是密切相联不可分割的：经气源于脏腑之气，故脏腑之气的盛衰，决定着经气的虚实。

经络在外的连属部分渗灌濡养着体表组织。经络与体表相联系，主要是十二经筋和十二皮部。十二经之气结、聚、散、络于筋肉、关节的体系，称为"经筋"。十二经脉所支配的皮肤部位，称为"十二皮部"。

经络系统就是以经脉、络脉为气血运行散布的径路，在体内同有关各脏腑连属，在体表与筋肉、皮肤等联系，内外通贯，纵横交叉，把人体内脏和肢体各部紧密连贯起来，组成统一的不可分割的有机整体。

现将经络系统的内容，总结说明如下（图9-1）。

经络系统内容：经络系统包括经络部分、连属部分。经络部分包括经脉、络脉。经脉包括十二经脉、十二经别、奇经八脉。络脉包括别络、浮络、孙络。连属部分包括内属、外连两部分，内属包括五脏、六腑，外连部分包括十二经筋、十二皮部。

### 3. 经气的含义

经络是人体气血运行的通路，气血在经络中运行，主要

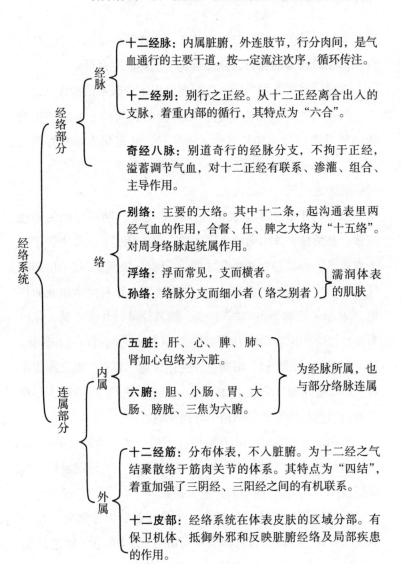

经络系统

经络部分

经脉
　**十二经脉**：内属脏腑，外连肢节，行分肉间，是气血通行的主要干道，按一定流注次序，循环传注。

　**十二经别**：别行之正经。从十二正经离合出入的支脉，着重内部的循行，其特点为"六合"。

　**奇经八脉**：别道奇行的经脉分支，不拘于正经，溢蓄调节气血，对十二正经有联系、渗灌、组合、主导作用。

络
　**别络**：主要的大络。其中十二条，起沟通表里两经气血的作用，合督、任、脾之大络为"十五络"。对周身络脉起统属作用。

　**浮络**：浮而常见，支而横者。
　**孙络**：络脉分支而细小者（络之别者）　濡润体表的肌肤

连属部分

内属
　**五脏**：肝、心、脾、肺、肾加心包络为六脏。

　**六腑**：胆、小肠、胃、大肠、膀胱、三焦为六腑。

　为经脉所属，也与部分络脉连属

外属
　**十二经筋**：分布体表，不入脏腑。为十二经之气结聚散络于筋肉关节的体系。其特点为"四结"，着重加强了三阴经、三阳经之间的有机联系。

　**十二皮部**：经络系统在体表皮肤的区域分部。有保卫机体、抵御外邪和反映脏腑经络及局部疾患的作用。

图9-1　经络系统

是依靠经气的推动。经气循环传注，昼夜不停地运行于人体全身，推动着血液的循行，从而维持了机体的生命活动。

理解"经气"的内涵，先要明了以下中医术语的含义。

气：气的广义概念，包括两方面的含义：一是维持生命活动的基本物质，如从肺吸入的空气，从脾化生的水谷精气等；二是指推动人体脏腑组织功能活动的动力，如真气、经气、脏腑之气等。

血：行于脉中，运载精气，营养全身，循环流动的赤色液体。是维持人体生命的主要物质，血的化生，主要来源于三个方面：①脾胃是血液生化之源。《灵枢·决气》说："中焦受气取汁，变化而赤，是谓血。"②营气入心脉有化生血液的作用。《灵枢·邪客》说："营气者，泌其津液，注之于脉，化以为血，以荣四末，内注五脏六腑。"③精血之间可以互相转化。肾主藏精，主骨生髓，精髓可以变化为血。故有"血之源头在肾"，"精血同源"之说。如《张氏医通》说："气不耗，归精于肾而为精；精不泄，归精于肝而化清血。"

气和血互相依赖，相互滋生，不可分离。血赖气的推动，气靠血的化生。"气为血之帅，血为气之母，气行则血行，气滞则血瘀"。二者一阴一阳，紧密联系。

营气：营运于脉中的精气，生于水谷，源于脾胃，出于中焦。有化生血液，以营养周身的功用。故《素问·痹论》说："营者，水谷之精气也，和调于五脏，洒陈于六腑，乃能入于脉也，故循脉上下，贯五脏，络六腑也"。

卫气：生于水谷，源于脾胃，出于上焦。其性慓疾滑利，善于游走窜透，所以它不受脉道的约束。在内熏于肓膜，散于胸腹，使五脏六腑得以温养；在外则循于肌肤分肉之间，濡润温养肌肉皮肤。《灵枢·本脏》说："卫气者，所以温分肉，充皮肤，肥腠理，司开阖者也"，对卫气的功能做了简要的概括。

宗气：饮食水谷所化生的营卫之气和吸入的大自然之气相合，积于胸中，称为宗气，也就是"后天之气"。它的功能是：走息道以司呼吸；贯心脉以行血气。故凡呼吸声音的强弱以及气血的运行都与宗气有关。《灵枢·邪客》说："宗气积于胸中，出于喉咙，以贯心脉，而行呼吸焉。"

真气：先天之气（元气）与后天之气（大自然之精气和水谷之精气）两者结合形成真气。故《灵枢·刺节真邪》说："真气者，所受于天，与谷气并而充身者也。"

由于先天之气和后天之气相互联系，相互滋生，相互结合，运行于经脉之中，起到充养周身，维持生命的作用。因此，运行于经脉中的气——经气，实际上就是真气。《素问·离合真邪论》明确地说："真气者，经气也"。可见，所谓"经气"就是水谷化生的精微，吸入的大气，和肾藏精气的综合功能体现。

综上所述，经络中的经气，其范围包括营气、卫气、宗气和元气。营气和卫气运行于全身，宗气是推动的力量，元气是经络功能活动的基础。它们紧密配合，具有不可分割的关系。

### 4. 经络学说的定义

经络学说，是研究人体经络系统的生理功能、病理变化及其与脏腑相互关系的学说，是中医学理论体系的重要组成部分。经络学说是我国人民几千年来同疾病作斗争的经验总结。

经络学说是古代医家对人体解剖、生理、病理客观规律性的归纳总结。

经络学说是在长期医疗实践经验的基础上，根据穴位主治的疗效，归纳病理反映的现象，推理生理活动的功能，由感性认识逐步上升为理性认识，从而创立的一门学说。经络学说体现了中医学的整体观点，强调了人体是由经络系统联系构成的统一有机体。

经络学说是阐述完整统一体生命活动的规律及用以研究人体脏腑器官及周身组织相互关系与相互影响的一种机体联系学说。

## 二、经络学说各论

### 1. 十二经脉的主要特点

十二经脉是经络系统中的主要组成部分。经络系统中的经别、奇经和络脉都是以十二经脉为主体，彼此互相配合发挥作用。十二经脉的主要特点是：

(1) 每条经脉的分布部位都有一定的规律；

(2) 每条经脉都有内属脏腑，与外络肢节两个部分；

(3) 每条经脉都隶属于一个内脏，在脏与腑之间有表（腑）、里（脏）相互属、络的关系；

(4) 每条经脉在经气发生病理变化时都有其特殊的证候群表现；

(5) 各条经脉在体表都有腧穴的分布。十二经脉对于维持人体生命活动、处理各种疾病，调整机体虚实等方面，具有极为重要的意义。中医学中的整体观点和辨证施治的方法，就是以十二经脉为主体的经络学说和脏腑学说紧密结合而形成的。

### 2. 十二经脉的循行路线和特点分析

#### (1) 手太阴肺经

《灵枢·经脉》说："肺手太阴之脉，起于中焦，下络大肠，还循胃口，上膈属肺，从肺系横出腋下，下循臑内，行少阴心主之前，下肘中，循臂内上骨下廉，入寸口，上鱼，循鱼际，出大指之端。其支者，从腕后直出次指内廉，出其端。"

语释：肺手太阴的经脉，起始于中焦腹部，向下绕行络大肠，返回循行胃的上口，向上穿过横膈膜，会属于本经的肺脏，再从气管横走而出腋窝部，沿着上臑内侧下行，走在手少阴心经与手厥阴心包络经二经的前面，直下至肘内，顺着前臂的内侧，经掌后高骨的下缘，入寸口动脉处，上手鱼，沿手鱼际的边缘，出拇指尖端；另有一条支脉，从手腕后分出，沿着食指拇侧的尖端，与手阳明大肠经相衔接（图 9-2）。

手太阴肺经循行路线分析

① 内行线：从胃部（中焦）开始，向下与大肠联络，再从大肠回过来，沿着胃的上向上通过横膈肌，入属于肺脏。再从肺脏到喉咙部横出去，走到腋窝下面，走出到上臂的内侧。

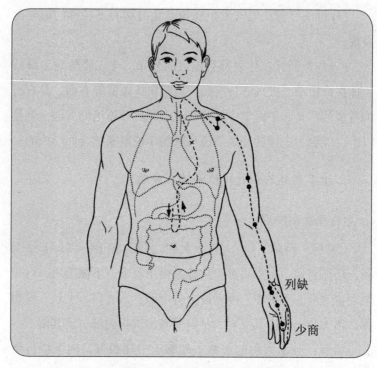

图 9-2　手太阴肺经循行示意图

②外行线：从腋下沿着前臂的内侧，行于手少阴心经与手厥阴心包络经二经的前面（肱二头肌前缘），向下到肘弯中（肱二头肌肌腱前缘），顺着前臂的内侧，到腕后桡骨茎突内侧边，从腕后寸口（桡动脉）走到大鱼际，沿着鱼际边缘，延展到大拇指桡侧的末端。

它的分支，从腕后桡骨茎突的上方分出，通过桡动脉外侧，向手背面一直走到食指桡侧的末端。

③联系脏腑：属肺，络大肠；与胃和肾等相联系。

④ 所属经穴：中府，云门，天府，侠白，尺泽，孔最，列缺，经渠，太渊，鱼际，少商。共 11 穴。

(2) 手阳明大肠经

《灵枢·经脉》说："大肠手阳明之脉，起于大指次指之端，循指上廉，出合谷两骨之间，上入两筋之中，循臂上廉，入肘外廉，上臑外前廉，上肩，出髃骨之前廉，上出于柱骨之会上，下入缺盆，络肺，下膈，属大肠。其支者，从缺盆上颈，贯颊，入下齿中，还出挟口，交人中，左之右，右之左，上挟鼻孔。"

语释：大肠手阳明的经脉，起于食指的尖端，沿食指拇侧的上缘，通过拇指、食指歧骨间的合谷，向上经过拇指后两筋之中的凹陷处，沿前臂上方，进入肘外侧，再沿上臂外侧前缘，上肩，出肩峰前缘，通过巨骨穴横行走到脊柱高骨之上，与诸阳经会合于大椎穴。复折行再向下入缺盆，与本经互为表里的肺脏相联络，向下贯穿横膈膜，会属于大肠本腑。另有一条支脉，从缺盆上走颈部，通过颊部，而深入下齿龈中，又从内回出络绕上唇，在人中处相交叉，左脉向右，右脉向左，上行挟于鼻孔两侧，与足阳明胃经相衔接（图 9-3）。

手阳明大肠经循行路线分析。

① 外行线：从食指末端桡侧起始，沿着食指桡侧上缘，走出第 1 和第 2 掌骨间（合谷两骨之间），向上进入伸拇长肌腱和伸拇短肌腱的当中，沿着前臂的桡侧上缘，通过腕长伸肌腱和腕短伸肌腱之间，进入肘弯的桡侧外面，通过肘窝桡侧横纹头与肱骨外上髁之间，再沿着上臂的外侧前行，经过肱骨桡

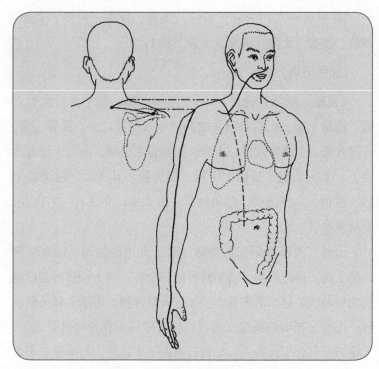

图 9-3　手阳明大肠经循行示意图

侧、肱三头肌前缘，通过三角肌下端，走向肩关节的前上方，（肩峰与肱骨大结节之间，三角肌上部中点），通过锁骨肩峰端与肩胛冈之间，在肩部同手太阳经的秉风穴交会后，向上出于第 7 颈椎棘突下，与督脉的大椎穴（六阳经会聚处）交会，再走向锁骨上窝（缺盆）入胸腔。

　　它的分支，从锁骨窝经胸锁乳头肌下部后缘，上颈至面颊，进入下牙床中，再回转过来，挟着嘴唇，经过足阳明胃经的地仓穴，然后交叉相会于人中沟中央的人中穴，左边的经脉行到右边，右边的经脉行到左边，分别向上挟着鼻孔旁边。

②内行线：从缺盆进入胸腔后，向下和表里经肺脏联络，向下通过膈肌，统属于大肠。

③联系脏腑：属大肠，络肺，并同胃有直接联系。

④所属经穴：商阳，二间，三间，合谷，阳溪，偏历，温溜，下廉，上廉，手三里，曲池，肘髎，手五里，臂臑，肩髃，巨骨，天鼎，扶突，禾髎，迎香。共20穴。

交会穴：秉风（手太阳），大椎（督脉），人中（督脉），地仓（足阳明）。

本经与4条经脉的经穴交会，共4个交会穴。

(3) 足阳明胃经

《灵枢·经脉》说："胃足阳明之脉，起于鼻之交频中，旁纳太阳之脉，下循鼻外，入上齿中，还出挟口，环唇，下交承浆，却行颐后下廉，出大迎，循颊车，上耳前，过客主人，循发际，至额颅。其支者，从大迎前下人迎，循喉咙，入缺盆，下膈，属胃，络脾。其直者，从缺盆下乳内廉，下挟脐，入气街中。其支者，起于胃口，下循腹里，下至气街中而合。以下髀关，抵伏兔，下膝膑中，下循胫外廉，下足跗，入中指内间。其支者，下廉三寸而别，下入中指外间。其支者，别跗上，入大指间，出其端。"

语释：胃足阳明的经脉，起于鼻孔两旁手阳明大肠经的终止穴迎香，由此上行，左右相交于鼻根，旁纳足太阳的经脉，经过睛明穴，下沿鼻外侧，入上齿龈内，回出来环绕口唇，相交于唇下沟的承浆穴处，再沿腮下后方，出大迎穴，沿颊车穴，上行至耳前，通过足少阳经的客主人穴，沿发际，至额颅部；它有一条支脉，从大迎穴的前面，向下至人迎穴，沿喉咙入缺盆，向下横贯膈肌，会属于本经的胃腑，联络与本经相表里的脾脏；其直行的经脉，从缺盆下行至乳房的内侧，再向下挟着脐的两侧而行，直至阴毛两侧的气冲部；另有一条支脉，从胃下口，约当下脘处发出，循腹下行，至气冲部，与前直行的经脉相会合，再由此下行，经大腿前方的髀关穴，直达伏兔部，下至膝盖，沿胫骨前外侧，下至足背部，入中趾内侧；另一支脉，从膝下三寸处分出，下行到足中趾的外侧；又有一条支脉，从足背面的冲阳穴开始，斜出足厥阴的外侧，进入足大趾，直出大趾尖端，与足太阴脾经相衔接（图9-4）。

足阳明胃经循行路线分析

①外行线：开始于鼻的两旁，上行而左右交会于鼻根（頞）部，向旁交会足太阳经于睛明穴，向下沿着鼻外方进入到上齿中，回转过来挟着口角环绕口唇，向上交会于督脉的人中穴，向下交会于颏唇沟处任脉的承浆穴，退转来沿着下颌的后下方，浅出于咬肌停止部前缘的大迎穴，沿着下颌角前下方咬肌上的颊车穴，向上经颧弓下缘，下颌骨髁状突之前方，经过耳前颧弓上缘，与足少阳胆经的上关穴（客主人）交会，沿着鬓发边缘，交会于足少阳胆经于悬厘、颔厌穴，经头维穴到前额交会督脉于神庭穴。它的分支，从大迎穴的前边向下到颈部结喉旁的人迎穴，经胸锁乳突肌前方，沿颈总动脉内侧，向下沿着喉咙，到锁骨上窝，向后交会于督脉大椎穴后，回到缺盆入胸腔。本经直行分布的脉，从锁骨凹陷处直下到乳部内侧

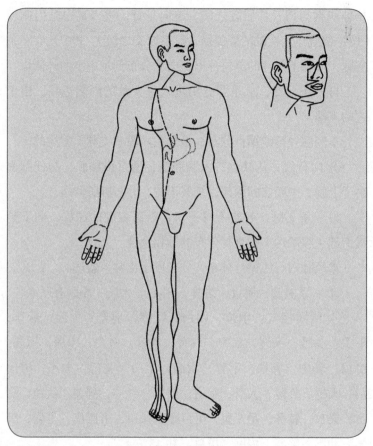

图 9-4　足阳明胃经循行示意图

边缘，到了腹部，沿距腹中线 2 寸的位置挟脐直下，进入到腹
股沟部。这支直行的脉和内行线的一支脉气相合后，沿着髂前
上嵴直下，经缝匠肌与阔筋膜张肌之间，通过股直肌肌腹，向
下沿股直肌和股外侧肌之间，向下进入膑骨中，经膑骨外下缘
与膑骨韧带外缘，再向下沿着胫骨外侧的胫前肌中，通过趾

长伸肌腱与拇长伸肌腱之间，走向足背，进入足中趾内侧缘（按：似应作足次趾的外侧缘，疑系原文之误）。其中还有一条支脉，从膝下三寸的部位分出，向下分布到足中趾的外侧缘。

再一条分支，从足背分出进入足大趾的内侧边缘，出于它的末端。

本经脉外行线循行分布，是分为六段（支脉）叙述的。

② 内行线：从缺盆进入胸腔后，通过横膈膜，与任脉交会于上脘、中脘穴的深部，统属于胃，并与脾脏联络。

另一条支脉，起始于胃下口，沿着腹腔的深层，向下到气街部（腹股沟）同直行分布的脉相会合。

本经脉内行线循行分布，分二段（支脉）叙述。

③ 联系脏腑：属胃，络脾。和心、大肠、小肠有联系。

④ 所属经穴：承泣，四白，巨髎，地仓，大迎，颊车，下关，头维，人迎，水突，气舍，缺盆，气户，库房，屋翳，膺窗，乳中，乳根，不容，承满，梁门，关门，太乙，滑肉门，天枢，外陵，大巨，水道，归来，气冲，髀关，伏兔，阴市，梁丘，犊鼻，足三里，上巨虚，条口，下巨虚，丰隆，解溪，冲阳，陷谷，内庭，厉兑。共45穴。

交会穴：迎香（手阳明），睛明（足太阳），上关，悬厘，颔厌（足少阳），人中，神庭，大椎（督脉），承浆，上脘，中脘（任脉）。

本经与5条经脉的经穴交会，共11个交会穴。

(4) 足太阴脾经

《灵枢·经脉》说："脾足太阴之脉，起于大指之端，循指

346

内侧白肉际，过核骨后，上内踝前廉，上端内，循胫骨后，交出厥阴之前，上膝股内前廉，入腹，属脾，络胃，上膈，挟咽，连舌本，散舌下。其支者，复从胃别上膈，注心中。"

语释：脾足太阴的经脉，起于足大趾的尖端，沿着大趾内侧的白肉际边缘，经过足大趾本节后核骨，上行内踝前边缘，上循行小腿肚，循行胫骨的后面，上行交会于足厥阴肝经，行足厥阴肝经前面，上行膝内侧和股内侧的前缘，直上入腹内，会属于本经脾脏，联络与本经相表里的胃腑，向上穿过横膈膜，挟行咽喉部，连于舌根，散布于舌下；它有一条之脉，再从胃腑分出，上行通过膈肌，注入心中，与手少阴心经相衔接（图9-5）。

足太阴脾经循行路线分析

① 外行线：起始于足踇趾内侧的末端，沿着踇趾内侧边缘掌侧和背侧的交界线（赤白肉际），经过第一跖趾关节突起（核骨）的后面，向上经内踝前与舟状骨结节之间，分布到小腿内侧，沿着胫骨的内缘和比目鱼肌之间，交叉浅出于足厥阴肝经的前面，经胫骨内缘下沿，循行上走膝关节的内侧到达大腿内侧的前面，沿缝匠肌内缘，向上经腹股沟进入腹腔。[管按：其外行的支脉，从腹股沟外侧上方，沿股动脉外，向上挟腹中线4寸上行，上至第九肋软骨附着部，循胸，挟正中线6寸上行，至第2肋间胸大肌中然后转向腋下，行至腋下6寸，散布于胸胁部。]

② 内行线：从腹股沟深入到腹内，交会任脉于中极，关元，下脘等穴，统属于脾脏，并同胃联络，再向上交会足少阳

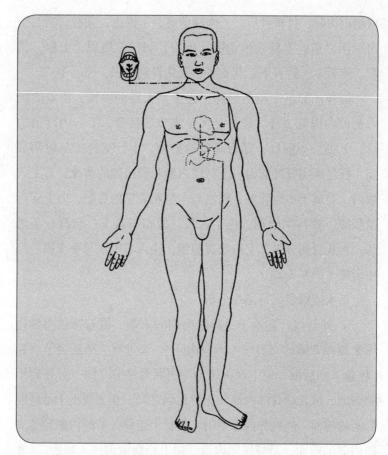

图 9-5 足太阴脾经循行示意图

于日月穴，与足厥阴相会于期门穴，通过横膈膜，行于食道的旁边，经过手太阴肺经的中府穴，通连到舌根部，散布于舌下部位。

它的分支，又从胃部分出，另行通过膈肌，脉气输注于心脏中。

本经经脉外行线分二段支脉；内行线亦分二段支脉叙述。

③ **联系脏腑**：属脾，络胃。和心、肺及大肠、小肠有联系。

④ **所属经穴**：隐白，大都，太白，公孙，商丘，三阴交，漏谷，地机，阴陵泉，血海，箕门，冲门，府舍，腹结，大横，腹哀，食窦，天溪，胸乡，周荣，大包。共 21 穴。

交会穴：中极，关元，下脘（任脉），日月（足少阳），期门（足厥阴），中府（手太阴）。

本经与 3 条经脉的经穴交会，共有 6 个交会穴。

(5) 手少阴心经

《灵枢·经脉》说："心手少阴之脉，起于心中，出属心系，下膈，络小肠。其支者，从心系上挟咽，系目系。其直者，复从心系却上肺，下出腋下，循臑内后廉，行手太阴、心主之后，下肘内，循臂内后廉，抵掌后锐骨之端，入掌内后廉，循小指之内，出其端。"

语释：心手少阴的经脉，起始于心脏内，出属于心脏的脉络，下贯横膈膜，联络与本脏相表里的小肠，它有一条支脉，从心系的脉络向上循行，挟于咽喉，维系到眼球内连于脑的脉络；它的直行的经脉，又从心脏的脉络上行于肺部，向下横出于腋窝下，再向下沿上臂内侧的后缘，行于手太阴肺经和手厥阴心包络经的后面，下行肘内，沿前臂内侧的后缘，直达掌后小指侧高骨的尖端，入掌内后侧，沿小指内侧至指端，与手太阳小肠经相衔接（图 9-6）。

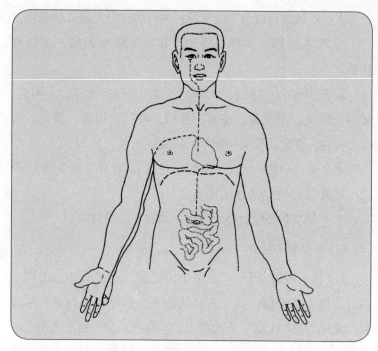

图 9-6  手少阴心经循行示意图

手少阴心经循行路线分析

① 内行线：起始于心中，出属于心脏周围血管等组织（心系），向下通过膈肌，与小肠相联络。

它的分支，从心系分出，向上行于食道旁边，联系于眼球连脑的脉络。

另一支直行的脉，从心脏的脉络系统，直上到肺脏，然后向下斜走出于腋窝下面。

本经脉内行线，从心系分为三支，分别叙述。

② 外行线：从腋窝走出，经过胸大肌外下缘，沿着上臂

内侧后缘，行于手太阴肺经和手厥阴心包络经的后面，经过肱二头肌内侧缘，到达肱骨内上髁前，从肘的内后方，沿着前臂内侧后边的尺神经方向，通过掌长肌与尺侧腕屈肌，到达腕关节尺侧豌豆骨突起处，通过尺侧腕屈肌腱与屈指浅肌之间，进入到手掌靠近小指的一侧，经第4、5掌骨之间，沿着小指的内侧，走到指甲内侧末端。

本经外行线无分支的论述。

③联系脏腑：属心，络小肠。并与肺和肾有联系。

④所属经穴：极泉，青灵，少海，灵道，通里，阴郄，神门，少府，少冲。共9穴。

(6) 手太阳小肠经

《灵枢·经脉》说："小肠手太阳之脉，起于小指之端，循手外侧，上腕，出踝中，直上循臂骨下廉，出肘内侧两骨之间，上循臑外后廉，出肩解，绕肩胛，交肩上，入缺盆，络心，循咽，下膈，抵胃，属小肠。其支者，从缺盆循颈，上颊，至目锐眦，却入耳中。其支者，别颊，上𬇙，抵鼻，至目内眦，斜络于颧。"

语释：小肠手太阳的经脉，起于小指外侧的尖端，循行手外侧，向上进入腕部，出于腕上小指侧的高骨，直上沿前臂骨下缘，出肘后内侧两骨中间，再上沿上臂外侧后缘，出肩后骨缝，绕行肩胛部相交于肩上，入缺盆，而后深入内脏，和本经相表里的心脏相联络，再沿食道下穿横膈膜，至胃，再向下会属于本经小肠；它的支脉，从缺盆循颈向上抵颊部，至眼外眦，回入耳内，另一条支脉，从颊部别出走入眼眶下而至鼻部，再至眼内眦，而又斜行络于颧骨部（图9-7）。

手太阳小肠经循行路线分析：

①外行线：起始于手小指外侧的末端，沿着掌侧和背侧的交界线，走向腕关节的尺侧面，经过尺骨茎突与三角骨之间，直向上沿着尺骨下面边缘，经过尺侧伸腕肌尺侧缘，到肘尖后面尺骨鹰嘴和肱骨内上髁的中间，向上沿着上臂外侧后边，通过肱三头肌尺侧，沿腋后纹头，抵达肩胛冈下缘，出于肩关节后面，绕行于肩胛冈的上下窝，至肩背与足太阳膀胱经

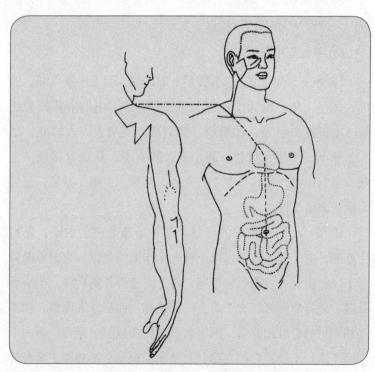

图9-7　手太阳小肠经循行示意图

交会于附分、大杼，并与督脉的大椎穴相交会，再向前进入锁骨窝中。

它的分支，从锁骨窝上颈，行胸锁乳突肌的后缘，向上穿过胸锁乳突肌至其前缘，从下颌角上面颊，到目外眦与足少阳胆经交会于瞳子髎穴后，又退回来经过手少阳三焦经的和髎穴进入耳中。

另一条支脉，从面颊部分出，斜向眼眶下缘到达鼻根部的目内眦，与足太阳膀胱经交会于睛明穴，同时横斜分布于颧部。

本经外行线分三段支脉叙述。

② 内行线：外行线经过与大椎穴交会后，进入缺盆，深入体腔与心脏联络，沿着食道，通过膈肌，到达胃部，和任脉交会于上脘、中脘穴的深部，统属于小肠。

③ 联系脏腑：属小肠，络心，并与胃有联系。

④ 所属经穴：少泽，前谷，后溪，腕骨，阳谷，养老，支正，小海，肩贞，臑俞，天宗，秉风，曲垣，肩外俞，肩中俞，天窗，天容，颧髎，听宫。共19穴。

交会穴：大椎（督脉），上脘，中脘（任脉），睛明，大杼，附分（足太阳），和髎（手少阳），瞳子髎（足少阳）。

本经与5条经脉的经穴交会，共8个交会穴。

(7) 足太阳膀胱经

《灵枢·经脉》说："膀胱足太阳之脉，起于目内眦，上额，交巅。其支者，从巅至耳上角。其直者，从巅入络脑，还出别下项，循肩膊内，挟脊抵腰中，入循膂，络肾，属膀胱。

其支者，从腰中下挟脊，贯臀，入腘中。其支者，从膊内左右，别下贯胛，挟脊内，过髀枢，循髀外，从后廉下合腘中，以下贯踹内，出外踝之后，循京骨，至小指外侧。"

语释：膀胱足太阳的经脉，起始于目内眦，向上过额部，交会于头顶；其中一条支脉，从头顶行至耳上角。其直行的经脉，从巅顶深入络于脑髓，退还循出向下通过颈项后，沿肩膊内侧，夹行于脊柱的两旁，抵达腰中，沿脊梁骨深入内行，和本经相表里的肾脏相联络，会属于膀胱本腑。另有一条支脉，从腰部挟脊柱外侧下行，贯穿臀部，下入膝腘窝中。又有一条支脉，从左右的肩膊骨分出，通过肩胛，挟脊柱，由内部下行，通过股骨上端有转枢的地方，经环跳穴沿大腿外侧后缘，向下行，与前一支直行的经脉会合于膝弯内，向下通过小腿肚，出外踝骨的后方，沿小趾本节后外侧突出的半圆骨，至小趾外侧尖端，与足少阴肾经相衔接（图9-8）。

足太阳膀胱经循行路线分析

① 外行线：起始于眼睛内眦角，沿眶上切迹上行，到额部与督脉交会于神庭穴，并与足少阳胆经交会于头临泣穴，本经距矢状缝1.5寸，上至头顶，再和督脉交会于百会穴。

它的分支，从头顶部分出，走向耳上角部，与足少阴胆经交会于曲鬓，率谷，浮白，头窍阴，完骨等穴。

直行的脉，从头顶向里通于脑，回出来沿枕骨旁距顶后中线1.3寸的位置向下循行到项部，沿着肩胛肌肉的内侧，交会督脉于大椎、陶道穴，傍脊柱1.5寸的位置，沿骶棘肌，直下抵达腰部，脉气入循挟腰骶脊旁的肌肉后，入里属内行线。

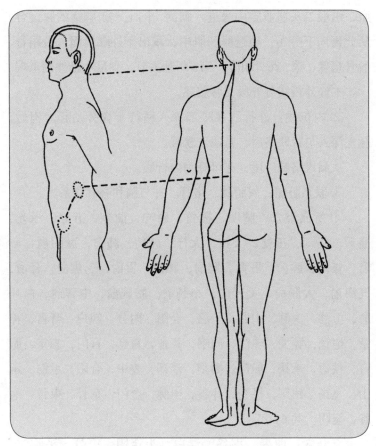

图 9-8　足太阳膀胱经循行示意图

　　它的一条支脉，从腰部向下行，沿脊椎旁经过臀部，再进入到膝腘窝中的股二头肌肌腱与半腱肌肌腱之间。

　　它的另一条经脉，从肩胛内缘向下行，挟脊柱 3 寸，通过肩胛，沿着脊柱，经过股部大转子，交会于足少阳胆经的环跳穴，穿过臀大肌，梨状肌，沿着大腿外侧的后面，通过股二头肌，沿股二头肌肌腱内缘进入腘窝，同上一条腘窝的脉会合，从此再向下分布，通过腓肠肌中，浅出于外踝后面，沿跟骨、骰骨粗隆、第5跖骨粗隆、第5跖趾关节，到足小趾外侧末端。

本经外行线分五段支脉叙述。

②内行线：外行线在腰部深入循行于脊旁劲起之肉后，脉气深入与肾联络后，直属于膀胱。

从巅入络脑一段，亦可算为内行线。

③联系脏腑：属膀胱，络肾。并与脑和心有联系。

④所属经穴：睛明，攒竹，眉冲，曲差，五处，承光，通天，络却，玉枕，天柱，大杼，风门，肺俞，厥阴俞，心俞，督俞，膈俞，肝俞，胆俞，脾俞，胃俞，三焦俞，肾俞，气海俞，大肠俞，关元俞，小肠俞，膀胱俞，中膂俞，白环俞，上髎，次髎，中髎，下髎，会阳，附分，魄户，膏肓，神堂，谚语，膈关，魂门，阳纲，意舍，胃仓，肓门，志室，胞肓，秩边，承扶，殷门，委阳，浮郄，委中，合阳，承筋，承山，飞扬，跗阳，昆仑，仆参，申脉，金门，京骨，束骨，通谷，至阴。共67穴。

交会穴：曲鬓，率谷，浮白，头窍阴，完骨，头临泣，环跳（足少阳），神庭，百会，脑户，大椎，陶道（督脉）。

本经与2条经脉的经穴交会，共有12个交会穴。

(8) 足少阴肾经

《灵枢·经脉》说："肾足少阴之脉，起于小指之下，斜走足心，出于然谷之下，循内踝之后，别入跟中，以上踹内，出腘内廉，上股内后廉，贯脊属肾，络膀胱。其直者，从肾上贯肝膈，入肺中，循喉咙，挟舌本。其支者，从肺出络心，注胸中。"

语释：肾足少阴的经脉，起始于足小趾之下，斜走足掌心部，出于内踝前大骨的然谷穴，沿内踝骨的后方，别而下行，入于足跟部，由足跟上行经小腿肚内侧，出腘窝内侧，再沿股部内侧后缘，贯穿脊柱，会属于本经的肾脏，与本经互为表里的膀胱相联络；其直行的经脉，从肾脏向上行，经过肝和横膈膜，进入肺部，沿着喉咙而挟于舌根；有一条支脉，从肺分出，绕行络于心脏，注于胸中的膻中，与手厥阴心包络经相衔接（图9-9）。

足少阴肾经循行路线分析

①外行线：起始于小脚趾的下面，斜走向足底心，出于足舟骨粗隆下方，先入内踝及跟腱之间，再沿跟腱内侧缘下行跟骨后，从内踝下与距骨关节之间，向上循行于胫骨后面，与足太阴脾经交会于三阴交穴，沿比目鱼肌与腓肠肌之间，向上分布到腘窝内侧，经过胫骨内髁后方的半腱肌腱与半膜肌腱之间，再上行大腿内侧的后方，通过半腱肌，半膜肌，股薄肌等肌群后，至尾骨端的长强穴和督脉相交（进入腹腔后属内行线）。

行于体表的一条支脉，沿耻骨联合上缘内侧，距腹中线0.5寸，挟脐上行，至脐上6寸，斜循上胸至第5肋间，挟胸骨中线2寸，直上循胸至锁骨下缘而散。（按：此段系笔者加）。

②内行线：外行线在尾骨端与督脉长强穴相交后，穿过

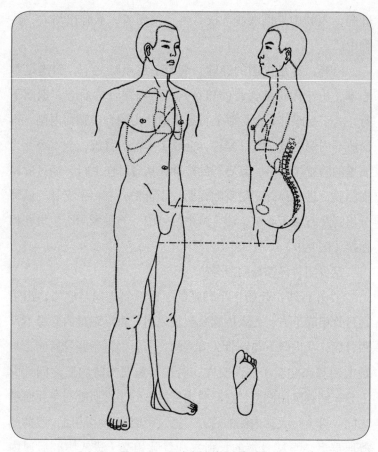

图 9-9  足少阴肾经示意图

脊柱里面，统属于肾，联络膀胱，并与任脉交会于关元、中极穴。

它的直行的脉，向上通过肝脏和膈肌，进入肺部，沿着喉咙，分布于舌部。

它的另一分支，从肺脏分出，同心脏联系，并散布于胸部。

本经内行线分三段支脉叙述。

③联系脏腑：属肾，络膀胱。并与肝，肺，心等脏联系。

④所属经穴：涌泉，然谷，太溪，大钟，水泉，照海，复溜，交信，筑宾，阴谷，横骨，大赫，气穴，四满，中注，肓俞，商曲，石关，阴都，通谷，幽门，步廊，神封，灵墟，神藏，彧中，俞府。共27穴。

交会穴：三阴交（足太阴），长强（督脉），关元，中极（任脉）。

本经与3条经脉的经穴交会，共4个交会穴。

(9) 手厥阴心包络经

《灵枢·经脉》说："心主手厥阴心包络之脉，起于胸中，出属心包络，下膈，历络三焦。其支者，循胸出胁，下腋三寸，上抵腋下，循臑内，行太阴少阴之间，入肘中，下臂，行两筋之间，入掌中，循中指出其端。其支者，别掌中，循小指次指出其端。"

语释：心主手厥阴心包络的经脉，起于两乳之间的胸中，会属于本经的心包络，下行贯穿横膈膜，循行胸部与本经互为表里的三焦相联络；它有一条支脉，循行胸中，横出胁下，当腋窝下三寸处，复向上行抵腋窝部，再沿着上臂内侧，行于手太阴肺经与手少阴心经两经的中间，入肘中，下行前臂掌侧两经的中间，入掌内，循中指，直达指尖；另一条支脉，从掌内分出，沿无名指直达指尖，与手少阳三焦经相衔接（图9-10）。

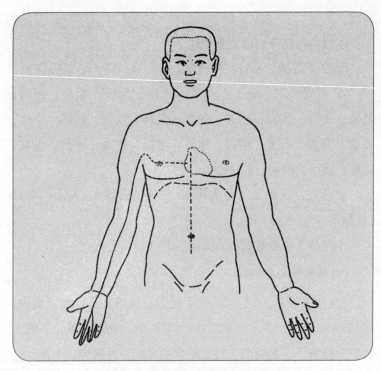

图 9-10　手厥阴心包络经循行示意图

手厥阴心包络经循行路线分析

① 内行线：起始于两乳之间的胸中，统属于心包络，向下通过横膈膜，经历上、中、下三部，与三焦挨次联络。

它的分支，沿着胸部而浅出分布于胁肋，到腋下三寸的部位，又向上到腋窝的下面。出腋窝行于臑内而属外行线。

本经内行线分两段支脉叙述。

② 外行线：从腋窝走出，循胸大肌外下部后，沿着上臂内侧，经过肱二头肌长头与短头之间，循行在手太阴肺经与手

少阴心经两经的中间，进入肘弯中央肱二头肌肌腱的尺侧，下行至前臂，经过桡侧腕屈肌腱和掌长肌腱之间，进入手掌中，行二、三掌骨之间，沿着中指内侧延展到中指末端。

它的另一分支，从掌中别出，沿着无名指靠小指的一侧循行分布于手指末端。

本经外行线分两段支脉叙述。

③ 联系脏腑：属心包络，络三焦。

④ 所属经穴：天池，天泉，曲泽，郄门，间使，内关，大陵，劳宫，中冲。共9穴。

(10) 手少阳三焦经

《灵枢·经脉》说："三焦手少阳之脉，起于小指次指之端，上出两指之间，循手表腕，出臂外两骨之间，上贯肘，循臑外，上肩而交出足少阳之后，入缺盆，布膻中，散络心包，下膈，循属三焦。其支者，从膻中上出缺盆，上项，系耳后，直上出耳上角，以屈下颊至𬌩。其支者，从耳后入耳中，走出耳前，过客主人前，交颊，至目锐眦。"

语释：三焦手少阳的经脉，起于无名指的尖端，上出小指与无名指的中间，沿手背至手腕，出前臂外侧两骨的中间，向上穿过肘，沿上臂外侧，上至肩部，交出足少阳之后，交会大椎穴，向前入缺盆，分布于两乳之间的膻中部，散布络绕于心包络，下过横膈膜，依次会属于本经的上、中、下三焦；它有一条支脉，从胸部的膻中上行，出缺盆，沿颈项，连耳后，直上出耳上角，由此屈折下行，绕颊部，至眼眶下；另有一支脉，从耳后进入耳内，再走出耳前，通过足少阳胆经客主人穴

的前方，与前一条支脉交会于颊部，而至眼外角，与足少阳胆
经相衔接（图 9-11）。

手少阳三焦经循行路线分析

①外行线：起始于无名指靠小指一侧的末端，向上循行
于第 4 和第 5 掌骨的中间，沿着手背到腕关节外侧，通过伸指
总肌腱与伸小指固有肌腱之间，向上行于前臂桡骨和尺骨之

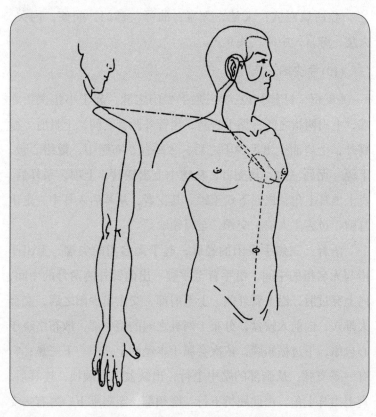

图 9-11　手少阳三焦经循行示意图

间，直向上经过伸指总肌和尺侧伸腕肌之间，到达肘尖，穿过肱骨下端后面的鹰嘴窝，上行于上臂外侧，经过肱三头肌肌腹与三角肌后缘，抵达肩胛骨肩峰的后下缘，经过肩关节后方，上肩交手太阳于秉风穴，并与督脉会于大椎穴，从足少阳胆经的后面，交会足少阳胆经于肩井穴。向前穿过足少阳胆经入缺盆属内行线。

它的分支，从锁骨上窝上颈，行胸锁乳突肌后缘，到下颌角之后下方，经过耳垂之后，沿乳突一直向上走出于耳上角，经过耳郭根上缘、耳上肌中，与足少阳胆经交会于悬厘、颔厌，再弯曲下行走向面颊，一直到眼眶下面颧骨内连上牙床的部位，和手太阳小肠经交会于颧髎穴。

它的另一分支，从耳朵后进入耳中，再走出来行于耳朵前面，交会手太阳小肠经于听宫穴，穿过颧弓，经过足少阳胆经的上关穴的前面，交接于面颊部，抵达眼睛外眦角部位。

本经外行线分三段支脉叙述。

②内行线：外行线会大椎穴后交足少阳胆经，向前进入缺盆，分布于两乳之间的膻中部位，脉气散布，联络于心包络，向下通过横膈膜，循行统属上、中、下三焦。

它的分支，从膻中部位分出，向上浅出于锁骨窝中，接连外行线。

本经内行线分两段支脉叙述。

③联系脏腑：属三焦，络心包络。

④所属经穴：关冲，液门，中渚，阳池，外关，支沟，会宗，三阳络，四渎，天井，清泠渊，消泺，臑会，肩髎，天

髎，天牖，翳风，瘛脉，颅息，角孙，耳门，和髎，丝竹空。共23穴。

交会穴：秉风，颧髎，听宫（手太阳），瞳子髎，上关，颔厌，悬厘，肩井（足少阳），大椎（督脉）。

本经与3条经脉的经穴交会，共9个交会穴。

(11) 足少阳胆经

《灵枢·经脉》篇说："胆足少阳之脉，起于目锐眦，上抵头角，下耳后，循颈，行手少阳之前，至肩上，却交出手少阳之后，入缺盆。其支者，从耳后入耳中，出走耳前，至目锐眦后。其支者，别锐眦，下大迎，合于手少阳，抵于䪼，下加颊车，下颈，合缺盆。以下胸中，贯膈，络肝，属胆，循胁里，出气街，绕毛际，横入髀厌中。其直者，从缺盆下腋，循胸，过季胁，下合髀厌中。以下循髀阳，出膝外廉，下外辅骨之前，直下抵绝骨之端，下出外踝之前，循足跗上，入小指次指之间。其支者，别跗上，入大指之间，循大指歧骨内，出其端，还贯爪甲，出三毛。"

语释：胆足少阳的经脉，起于眼外角，向上行抵额角，折而向下绕至耳后，再向下沿着颈部，行于手少阳三焦经的前面，至肩上，交叉到手少阳三焦经的后面，交会于大椎穴后，再返回进入缺盆；它的一条支脉，从耳后进入耳中，又回出走向耳前，至眼外角的后方；另有一条支脉，从眼外角分出，下行至大迎穴附近，上与手少阳三焦经相合，循至眼眶下部，向下至颊车穴，再下颈，与前入缺盆的支脉相合，下行至胸中，通过横膈膜，与本经相表里的肝脏相联络后，会属于本经的胆腑，沿胁里，向下出于少腹两侧的气冲穴，绕过阴毛际的边缘，横入环跳部；其直行的经脉，从缺盆下走腋，沿胸部过季胁，与前一条支脉相会合于环跳部，再下沿髀关节的外侧出膝外侧，下行于腓骨之前，直下至外踝上部的骨凹陷处，下出外踝之前，沿着足背，入足小趾与第四趾的中间；另有一条支脉，由足背，走向足大趾间，沿足大趾次趾侧的骨缝之中，至大趾的尖端，再回转来，穿过爪甲后的三毛处，于足厥阴肝经相衔接（图 9-12）。

足少阳胆经循行路线分析

① 外行线：起始于眼睛的外眦角，上行头角，下至耳后，沿颈走手少阳之前，至肩上又交叉到手少阳之后，交会大椎穴后，返回下入缺盆。

按语：此段经脉叙述，过于精简，与穴位排列和循行路线不甚吻合，现按穴位分布顺序，叙述如下：起始于眼外角，向下穿过颧弓，行耳前，到耳屏下切迹，还循上行经过颧弓上缘，上行抵达头颞部，再从侧头部颞肌下行到耳上前方鬓发中，然后环耳至耳尖上沿，上行 1.5 寸后，向下距耳郭根 2 寸循绕耳后至乳突后下缘，再回转绕行上头，挟头正中线 3 寸向前上行至额，直对瞳孔，下至眉弓上方，又从眉上 1 寸再次上额循头，挟头正中线 2.25 寸，由前向后，绕头下行，经过乳头后方与枕骨粗隆之间，穿过胸锁乳头肌和斜方肌停止部的凹陷处，以下循颈，行手少阳三焦经的后面，脉气交会于大椎穴后至肩部与手少阳三焦经交叉，行至手少阳三焦经的前面，进入锁骨上窝部。

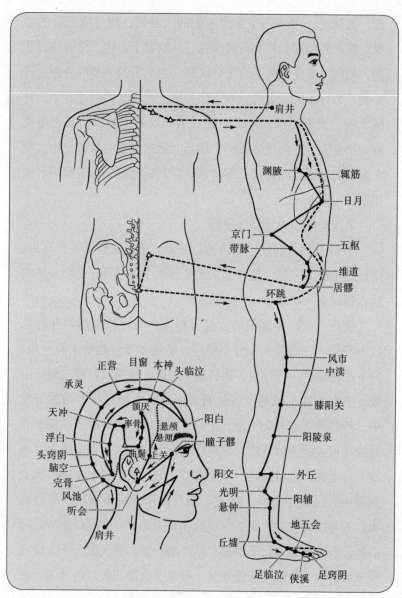

图 9-12 足少阳胆经循行示意图

它的分支，从耳后进入耳中，又浅出行于耳前，穿过颧弓，到达眼外眦角的后面。

它的另一分支，从眼的外眦角分开，向下到咬肌停止部前缘的大迎穴，又会合手少阳三焦经，到达眼眶下面，再向下经过下颌角前咬肌中的颊车穴，下循颈部，同上一条脉在锁骨窝会合。在此分成内行、外行两条支脉。

外行其直行的脉，从锁骨窝向下到腋部，沿着胸侧，经过季胁，交会于足厥阴肝经的章门穴后，又与足太阳膀胱经的上髎、下髎穴相交会，向下会合于股关节部，从此向下沿着大腿外侧，经过股外侧肌与股二头肌之间，走出于膝关节的外侧，通过腓骨小头前缘，向下分布于腓骨的前面，一直向下到达腓骨下端，经过外踝前下方凹陷处，沿着足背上面，进入于第四和第五跖骨的趾缝间，走出第四趾外侧末端。

它的又一条分支，从脚背上分出，沿着第一和第二跖骨之间，走出于脚踇趾的末端，回转过来通过趾甲，分布于脚大趾背上丛毛部。

本经外行线分五段支脉叙述。

②内行线：外行线在锁骨上窝会合后，从缺盆向下进入胸中，在深部经过手厥阴心包络经的天池穴，通过膈肌，同肝脏联络，统属于胆，沿着胁肋里面，走出于腹股沟的部位，环绕阴毛周围，横向进入股骨大转子。

③联系脏腑：属胆，络肝。并与心有联系。

④所属经穴：瞳子髎，听会，上关，颔厌，悬颅，悬厘，曲鬓，率谷，天冲，浮白，窍阴，完骨，本神，阳白，头临

泣，目窗，正营，承灵，脑空，风池，肩井，渊腋，辄筋，日月，京门，带脉，五枢，维道，居髎，环跳，风市，中渎，阳关，阳陵泉，阳交，外丘，光明，阳辅，悬钟，丘墟，足临泣，地五会，侠溪，足窍阴。共44穴。

交会穴：头维，下关（足阳明），翳风，角孙，和髎（手少阳），听宫，天容，秉风，（手太阳），大椎（督脉），章门（足厥阴），上髎，下髎（足太阳），天池（手厥阴）。本经与7条经脉的经穴交会，共13个交会穴。

(12) 足厥阴肝经

《灵枢·经脉》说："肝足厥阴之脉，起于大指丛毛之际，上循足跗上廉，去内踝一寸，上踝八寸，交出太阴之后，上腘内廉，循股阴，入毛中，过阴器，抵小腹，挟胃，属肝，络胆，上贯膈，布胁肋，循喉咙之后，上入颃颡，连目系，上出额，与督脉交会于巅。其支者，从目系，下颊里，环唇内。其支者，复从肝，别贯膈，上注肺。"

语释：肝足厥阴的经脉，起于足大趾爪甲后丛毛的边缘，向上沿足背上侧，到达内踝前一寸处，向上至踝骨上八寸处，交叉到足太阴脾经的后方，上膝弯内缘，沿大腿的内侧，进入阴毛中，绕过阴器，再至少腹部和胃经并行，挟于胃的两旁，会属于本经肝脏，与本经互为表里的胆腑相联络，上行贯穿横膈膜，散布于胁肋部，沿喉咙的后侧，经过上腭骨的上窍，联系于眼球与脑相连的脉络，复向上行出额部，与督脉会合于头顶的百会；它有一条支脉，从眼球入脑处的脉络分出，向下行于颊部内侧，环绕口唇之内；另有一条支脉，从肝脏贯穿横膈膜，上注于肺脏于手太阴肺经相衔接。形成十二经脉循环周流的一个系统（9–13）。

足厥阴肝经循行路线分析

① 外行线：起始于大踇趾上丛毛的边际，向上行于第一、

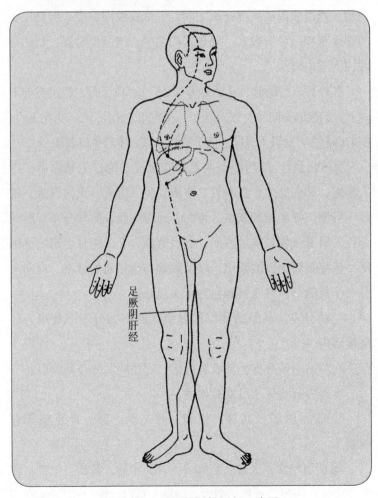

足厥阴肝经

图9-13　足厥阴肝经循行示意图

二趾骨间，内踝前 1 寸经过舟状结节的上方，向上与足太阴脾经交会于三阴交穴，沿着胫骨内侧缘与比目鱼肌之间，上行至内踝上 8 寸部位，与足太阴脾经交叉后，走到脾经的后面，到达膝内缘，经过胫骨内侧髁后缘与半膜肌腱之间，上行于大腿内侧，通过股内肌与缝匠肌之间，上抵腹股沟部位，折交足太阴脾经于冲门、府舍穴，分布于阴毛中，绕过生殖器，到达小腹内而属内行线。

其外行直行的脉，从阴器旁开 2.5 寸部位上行，经过髂前上棘前方的腹侧斜向外上方，到达十一浮肋前的章门穴，再向上行，斜向内上方，达乳下二肋，散于胁肋。（按：本段系笔者加。）

②内行线：外行线在阴毛分布部位，绕过生殖器后，进入小腹，和任脉交会在曲骨、中极、关元等穴，走向胃旁，统属于肝脏，并和胆相联络，再向上通过膈肌，脉气分布于胁肋部位，沿着气管喉咙的后面，通过咽峡，上入腭骨上窍的鼻咽部，连接眼睛周围的组织，联系眼睛与脑相通的脉络，再向上分布于前额部，并与督脉会合于头顶处。

它的分支，从眼睛周围的脉络，向下循行于面颊里，环绕嘴唇内。

它的另一条分支，从肝脏分出，通过膈肌分布到肺脏。

本经内行线分三段支脉叙述。

③联系脏腑：属肝，络胆。并与肺、胃、肾及脑等有联系。

④所属经穴：大敦，行间，太冲，中封，蠡沟，中都，膝关，曲泉，阴包，五里，阴廉，急脉，章门，期门。共 14 穴。

交会穴：三阴交，冲门，府舍（足太阴），曲骨，中极，关元（任脉）。

本经与 2 条经脉的经穴交会，共 6 个交会穴。

以上对十二经脉的循行路线特点作了叙述和分析。现再将有关共性方面的特点加以归纳说明。

**经络内行线：**系指经脉在体腔内深部的循行，着重于内部脏腑器官联系的经脉，它们或是本经外行线的延伸；或是外行经脉的分支；或是源于脏腑的经脉。

十二经脉中，手三阴经（手太阴肺经，手厥阴心包络经，手少阴心经），三条经脉内行线是源于脏腑的经脉，都从腋窝浅出而接外行线。

手三阳经（手阳明大肠经，手少阳三焦经，手太阳小肠经），三条经脉的内行线都是外行经脉的延伸，都从缺盆进入体腔。

足三阳经（足阳明胃经，足太阳膀胱经，足少阳胆经）三条经脉的内行线是外行经脉的支脉，胃与胆经从缺盆入体腔，膀胱经从腰部入体腔。

足三阴经（足太阴脾经，足少阴肾经，足厥阴肝经）的内行线都是外行经脉的延伸，深入腹腔的部位基本上都在腹股沟及会阴部位。

**经脉的外行线：**系指经脉着重于体表循行的路线。它们或是源于所属脏腑的内行经脉延伸浅出于体表的经脉或分支；或是受接于表里经脉气而循行于体表的经脉。

手三阴经的外行线，都是内行经脉浅出于体表的延伸（内行经脉的分支），此三条经脉外行线起始部位均在腋窝附近，终于手指末端。

手三阳经的外行线，都是受接于上经脉气而循行于体表的经脉，此三条经脉的外行线起始部位均在手指末端，终于头面部。

足三阳经的外行线，都是受接于上经脉气，起始于头面部循行于躯体而终于足趾末端。

足三阴经的外行线，都是受接于上经脉气，起始于足趾端，循行于下肢，到腹股沟部位进入腹腔。按《灵枢·经脉》等篇记载，均无论及足三阴经在腹部以上外行线的循行部位。笔者根据个人学习体会，权宜补述。

**所属经穴**：系指属于本经的穴位。分布在本经经脉的外行线上。以主治本经脏腑、经脉的疾患为主。

**交会穴**：系指本经脉与它经脉脉气交会的穴位。在十二经脉中，对部分经脉脉气有统辖作用或作用较重要的交会穴。

大椎—手三阳、足三阳、督脉之会。

关元—足三阴、任脉之会。

三阴交—足三阴经之会。

缺盆—手三阳、足少阳、足阳明脉气所过。

（上述穴位旨在示范举例；十二经中大部分会穴已在各经分述时分别出，故不复赘述。）

# 第10章 十二经脉经络辨证篇

## 一、经络辨证概论

中医学之精髓在于辨证论治。辨证论治是指导针灸临床诊治疾病的基本法则。中医辨证方法主要有：经络辨证、八纲辨证、脏腑辨证、气血津液辨证、六经辨证、卫气营血辨证、三焦辨证、病邪辨证等。诸法各具特点，运用各有侧重，但就学术渊源及理论内容而论，经络辨证是基础，脏腑辨证是核心，八纲辨证是纲纪。

针灸临床中，尤当重视经络辨证，临证诊疗宜以循经辨证为纲；病候辨证为纬；兼及奇经辨证及皮部、经筋等有关理论；并须与脏腑辨证、八纲辨证等紧密结合，融会贯通，灵活运用。

经络辨证是以经络学说和脏腑学说为指导理论；而以经络学说为基础的一种综合性的临床辨证方法。经络辨证的主要特点是：用十二经脉和奇经八脉去分析，归纳证候；结合脏腑等理论，推究病机，判断病变性质和正邪盛衰的状况。根据不

同的经脉脏腑的生理功能及病理变化，来分析症状，辨证分
经，这是经络辨证的基本方法。因此，熟悉各条经脉的循行，
生理功能，是动、所生病候等规律，则是掌握经络辨证的基本
功。正如《灵枢·经别》所说："夫十二经脉者，人之所以生，
病之所以成，人之所以治，病之所以起，学之所始，工之所止
也。"《灵枢·经脉》说："经脉者，所以决死生，处百病，调
虚实，不可不通。"

## 二、循经辨证为纲

循经辨证为纲，临床应用主要有以下四个方面。

### 1. 经脉所过，主治所及

"经脉所过，主治所及"，是循经辨证施治的基本准则。
如手阳明经脉"入下齿中，还出挟口"，故下牙痛取合谷；足
厥阴肝经"布胁肋"，肝气横逆的胁痛则取章门。

同一症状发生于不同部位，可按经络循行路线而辨证。
例如头痛，可以根据病位之不同，依据经脉循行分经论治。手
阳明大肠经，"其支者，从缺盆上颈，贯颊，入下齿中，环出
挟口，交人中，左之右，右之左，上挟鼻孔"。足阳明胃经，
"起于鼻之交颏中，旁纳太阳之脉，下循鼻外，入上齿中，还
出挟口，环唇，下交承浆，却循颐后下廉，出大迎，循颊车，
上耳前，过客主人，循发际，至额颅"。故前额部的头痛归属
阳明经头痛。足太阳膀胱经，"起于目内眦，上额，交巅。其

支者，从巅至耳上角。其直者，从巅入络脑，还出别下项"。故后头痛归属太阳经头痛。足少阳胆经，"起于目锐眦，上抵头角，下耳后，循颈，行手少阳之前，至肩上，却交出手少阳之后，入缺盆。其支者，从耳后入耳中，出走耳前，至目锐眦后。其支者，别锐眦，下大迎，合于手少阳，抵于顺，下加颊车，下颈，合缺盆"。故头颞侧疼痛归属少阳经头痛。足厥阴肝经，"挟胃，属肝，络胆，上贯膈，布胁肋，循喉咙之后，上入颃颡，连目系，上出额，与督脉交会于巅"。故巅顶头痛归属厥阴经头痛。

### 例1　牙痛

赵某，男，32岁，经理，2005年8月16日初诊。

牙痛2天。患者于3天前，饮酒吃羊肉过量，次日出现牙齿作疼，牙龈红热肿胀，口渴，口臭，大便秘结。脉洪数，舌苔黄。

经络辨证：手阳明大肠经"从缺盆上颈，贯颊，入下齿中，还出挟口，交人中，左之右，右之左，上挟鼻孔"。足阳明胃经"入上齿中，还出挟口，环唇，下交承浆，却循颐后下廉，出大迎，循颊车，上耳前，过客主人，循发际，至额颅"。由于过食辛辣厚味，胃肠郁热，湿热蕴蒸，循经上攻牙龈，故牙龈红肿胀痛。阳明热盛，伤津劫液，故脉洪数，苔黄，口渴，口臭，便秘。证属：胃火炽盛，循经上扰。病位：手阳明，足阳明经。

诊断：牙痛。

治则：清热泻火，活血通络。

治疗处方：合谷，内庭，下关，颊车。合谷持续捻转泻法1分钟，下关、颊车、内庭均泻法；针后牙疼立止，针治2次后，牙疼消失，牙龈红肿消退，大便通畅。

按：合谷泻气清热，内庭清降胃火，下关、颊车活血通络；疏调阳明经气，泄气血之壅滞。气有余便是火，泻气即泻火，热去火清，其痛自止。

### 例2　面痛（三叉神经痛）

刘某，女，56岁，退休干部。1998年8月17日初诊。

主诉：右面颊疼痛2年，复发加重3天，患者于1996年夏季突发右面颊疼痛，先后拔牙2颗，仍剧痛不已，后经服药等多方治疗，半年后疼痛渐消。近一周因事繁忙，情绪激动，诱发右面颊阵发性剧痛，每日发作10余次，每次持续10秒钟左右，洗脸，刷牙均诱发疼痛，鼻旁、唇旁有触发点。舌红有瘀斑、苔黄、脉弦紧。

经络辨证：《灵枢·经脉》："胃足阳明之脉……入上齿中，还出挟口，环唇，下交承浆，却循颐后下廉，出大迎，循颊车，上耳前，过客主人，循发际，至额颅。""小肠手太阳之脉……其支者，从缺盆循颈，上颊，至目锐眦，却入耳中；其支者，别颊，上䪼，抵鼻，至目内眦，斜络于颧"。患者右面颊阵发性剧痛，洗脸刷牙诱发疼痛发作，鼻旁、唇旁有触发点。舌红有瘀斑、苔黄、脉弦紧。此系肝郁气滞，胃火上炎，热扰经络，经枢不利，证属：气血瘀滞，脉络闭阻。病位：足阳明，手阳明，足少阳，手太阳经。

诊断：面痛（三叉神经痛）。

治则：疏肝理气，清泻胃火，行气活血，疏经通络。

治疗处方：主穴：下关、太阳、颊车（齐刺），颧髎（深刺）；配穴：禾髎透颧髎、合谷、复溜、太冲。泻法。第1次针治后，当天疼痛加重，发作次数增多；次日疼痛减轻。间隔三天后，继续针治，治疗4次后，疼痛明显减轻，发作次数减少。针治10次后疼痛全止。随访1年未复发。

按：按其"经脉所过，主治所及"和"以痛为腧"的取穴原则，故取下关、太阳、颊车面穴齐刺：太阳、颊车深针斜刺，下关直刺；颧髎深刺，泻法。力求出现"触电样"针感，方能获得较佳的止痛效果。禾髎透颧髎、合谷，疏调阳明经气；复溜、太冲，滋水涵木，益肾平肝，行气活血，疏经通络。部分病人如在第一次针刺后，症状反而加重发作次数增加，甚至出现持续性疼痛。可采取：①适当减少面部腧穴，增加循经取穴；②在病人可耐受的前提下，加大电针强度，增加留针时间；③选取扳机点上的穴位，小剂量普鲁卡因加强的松龙穴位注射。约3～5次治疗后，疼痛可逐渐缓解，继续治疗多能获得痛止病愈的效果。

## 2. 本经自病，调其本经

《灵枢·终始》云："故阴阳不相移，虚实不相倾，取之其经。"《难经·六十九难》曰："不虚不实，以经取之者，是正经自生病，不中他邪也，当自取其经。"即一经经气失调，还未波及他经时，只需取本经之穴调之即可，具体如下。

肺病：咳喘、咯血，取太渊、列缺、鱼际、尺泽、中府。

心病：心悸、怔忡、失眠、癫痫，取神门、通里、灵道。

脾病：泄泻、下痢、腹痛、腹满，取公孙、大横、腹哀、三阴交。

肾病：遗精、遗尿、阳痿、水肿，取复溜、太溪、然谷、气穴、中注。

肝病：胁痛、黄疸、疝气，取太冲、行间、大敦、期门、章门。

心包病：心痛、心烦、吐血、癫痫，取劳宫、大陵、内关、间使、天池。

胃病：疼痛、呕吐、胀闷、消化不良、呃逆、反胃、噎膈，取上巨虚、足三里、梁门、天枢。

膀胱病：遗尿、小便不通，取膀胱俞、肾俞、气海俞、关元俞。

胆病：肋胁痛、黄疸，取日月、京门、渊腋、阳陵泉。

三焦病：肋胁疼痛、瘿瘤，取外关、支沟、天井。

大肠病：肠鸣、腹痛、小便不利，取曲池、温溜、下廉、合谷。

小肠病：少腹痛、小便不利，取少泽、后溪、小海。

任脉病：七疝、白带、癥瘕，取曲骨、中极、关元、气海。

督脉病：脊强、反折，取大椎、腰阳关、筋缩、命门。

在"本经自病，调其本经"的施治中，还可结合本经子母穴的应用，如痛在颞侧的"少阳头痛"，可取侠溪（母穴）以壮水，针阳辅（子穴）以泻火；一补一泻同施于一经，济其不足而夺其有余，调整经气之偏颇，自可平治于权衡；又如痛在前额的"阳明头痛"，则补解溪（母穴），泻厉兑（子穴）；如痛在后枕的"太阳头痛"，则应泻束骨，补委中，（按理当补至阴，但因至阴难施手法，另按"补井当补合"的变通方法，故改补委中以增益经气）。同理，如痛在巅顶之"厥阴头痛"，可补曲泉，泻行间。

### 例3　颞颌关节功能紊乱综合征

孙某，女，32岁，干部，1996年5月16日初诊。

左耳前及头颞部酸胀疼痛1月，张口及咀嚼时疼痛加重。查：左侧颞下颌关节区无红肿，左侧下关穴明显压痛，左头颞部太阳穴轻度压痛，颞颌关节轻度弹响，张口疼痛明显，牙龈无急性炎症。脉浮紧，舌淡夹青，苔薄白。

经络辨证：《灵枢·经脉》："胃足阳明之脉……却循颐后下廉，出大迎，循颊车，上耳前，过客主人，循发际，至额颅。"患者左耳前及头颞部酸胀疼痛，颞颌关节轻度弹响，张口疼痛明显，脉浮紧，舌淡夹青，苔薄白。证属：气血凝滞，脉络痹阻。病位：足阳明经。

诊断：左颞颌关节功能紊乱综合征。

治则：行气活血，疏经通络。

治疗处方：下关、太阳、颊车、面三穴（齐刺法），配取合谷、足三里。平补平泻手法，得气后加电20分钟，针后加灸 15 分钟。经治 2 次后症状明显减轻，4 次告愈。随访一年，疗效巩固。

按：《灵枢·官针》："齐刺者，直入一，傍入二，以治寒气小深者。"取下关、太阳、颊车，循经取穴，面三穴齐刺法，配合谷，足三里，行气活血，清利关节，疏经通络。

### 例 4  头痛（太阳经输不利）

张某，男，43 岁，干部，2008 年 3 月 13 日初诊。

头痛，项、背、腰痛 1 天。昨天上山植树，山上遇雨，全身淋湿，回程乘车，临窗受凉。当晚恶寒发热，服酚氨咖敏片后，晨起热退。仍感头痛，项背拘急，腰痛，俯仰不能自如。脉浮，舌苔薄白。

经络辨证：感受风寒，风寒之邪束于肌表，卫气不能温分肉，司开阖，故见恶寒；正邪相争，故有发热。服药后汗出热退，然外邪未净。足太阳膀胱经"其直者，从巅入络脑，还出别下项，循肩膊内，挟脊抵腰中……""是动则病冲头痛……项如拔，脊痛，腰似折。"风寒之邪入于太阳经输，经气不利，气血凝滞，经脉失养，故出现头痛，项、背、腰痛。邪在体表，气血向外抵抗，故现脉浮，苔薄白。证属：风寒袭表，太阳中风；病位：足太阳经。

诊断：头痛（太阳经输不利）。

治则：解肌祛风，疏调经脉。

治疗处方：天柱，风门，膈俞，肝俞，大肠俞，委中。平补平泻手法；针后沿背部足太阳膀胱经拔火罐。治疗 1 次后，头、项、背、腰疼痛消失；项背腰活动自如。

按：风寒之邪初客体表，按经络辨证，外邪入于足太阳膀胱经，取足太阳膀胱经经穴，调其本经经气，经气调和，经络舒通，痛止病除。

### 3. 某经病症，表里经同治

十二经脉中，每条经脉都有与它互为表里的经脉，手之三阴经与手之三阳经相表里，足之三阴经与足之三阳经相表里；阴经属脏络腑，阳经属腑络脏。按经脉循行次序，十二经脉具体的表里关系如下：手太阴肺经与手阳明大肠经相表里；足阳明胃经与足太阴脾经相表里；手少阴心经与手太阳小肠经相表里；足太阳膀胱经与足少阴肾经相表里；手厥阴心包络经与手少阳三焦经相表里；足少阳胆经与足厥阴肝经相表里。表里之间，关系至为密切，其联系途径，在体腔有属络关系；在四肢有脉气交接关系；加强体内深部联系者有经别之"出入离合"；加强外经脉气联系的又有"别络"之沟通。所以，本经有病，表里经同治，是循经辨证施治的重要方法之一。如胃气虚寒，取足三里配公孙；脾虚泄泻，取阴陵泉配足三里等即是。

疾病侵入人体，可以通过经脉的表里关系而相互传变。针灸临床上常采用"主客原络"配穴法施治。主客原络配穴法，属于表里经同治的范畴；但不是按表里两经随便配用，而是以原发疾病的经脉的原穴为主，以相为表里的经脉的络穴为辅。例如，鼻塞不闻香臭。手阳明大肠经，"其支者，从缺盆上颈，贯颊，入下齿中，还出挟口，交人中，左之右，右之左，上挟鼻孔。"鼻，为手阳明大肠经经脉所过，故此症取手阳明大肠经之原穴合谷为主；"肺开窍于鼻"，取手太阴肺经之络穴列缺为辅，此即为主客原络配穴法。又如，流感、胸痛、喉痛，其病在肺，应取手太阴肺经之原穴太渊为主，配手阳明大肠经之络穴偏历为辅。这种以原为主，以络为客的用法，也是针灸处方的基本法则之一。

### 例5 胃脘痛

王某，男，52岁，干部。1998年10月8日初诊。

胃脘疼痛，大便溏薄3年余。一周前，吃西瓜1块，胃胀满、疼痛加重，腹泻，泛吐清水，喜按喜暖，得热痛减，神疲肢软，手足不温，舌苔薄白，脉细弱。

经络辨证：脾胃虚寒则运化迟缓，胃气阻滞，故胃脘疼痛；脾虚中寒，运化失司，故大便溏薄；水不得运化而上逆，泛吐清水；寒得温而散，按则气充，脉充气行，得热痛减；脾主四肢，脾阳不振则神疲肢软，手足不温；苔薄白，脉细弱为脾胃虚寒之征象。证属：脾胃虚寒。病位：足太阴，足阳明经。

诊断：胃脘痛。

治则：健脾和胃，温中散寒。

治疗处方：脾俞，胃俞，中脘，章门，足三里，阴陵泉，三阴交，公孙。针刺补法，施以灸法。针灸24次，调治二月余，胃痛消失，大便正常，疾病渐愈。

按：足阳明胃经"……下膈，属胃，络脾……"，脾胃在病理上密切联系。取脾俞与章门，胃俞与中脘，属俞募配穴法，以健脾和胃，温中散寒；足三里是胃经合穴，阴陵泉是脾经合穴。《灵枢·邪气脏腑病形》："合治内腑。"《灵枢·顺气一日分为四时》说："病在胃，及以饮食不节得病者，取之合。"三阴交为交会穴，公孙是脾经络穴，通任脉，有健脾和胃，益气养血的作用。

### 例6　癃闭（尿潴留）

吕某，男，72岁，离休干部，2000年10月23日初诊。

患者小便不利1周。小腹坠胀，候便时间长，滴沥不爽，排尿无力；有时小便欲解不得出，腰膝酸软，精神不振，纳呆，面色淡白，舌质淡红，苔薄白，脉沉细弱。

经络辨证：患者年逾七旬，命门火衰，肾气亏虚，膀胱气化无力，故滴沥不爽，排尿无力；或小便欲解不得出；肾虚命门火衰，故腰膝酸软，精神不振；肾阳虚不能温养脾阳，脾失温煦，则纳呆，面色淡白。舌质淡红，苔薄白，脉沉细弱为肾气亏虚之象。证属：肾气亏虚，膀胱气化无权。病位：足太阳，足少阴经。

诊断：癃闭（尿潴留）。

治则：温阳补肾，益气启闭。

治疗处方：关元，中极，水道，命门，肾俞，膀胱俞，委中，足三里，三阴交，太溪。针用补法，关元，水道，命门，肾俞加灸法。每次4～5穴。针灸6次后，小便较前通畅，小腹坠胀基本消失；针灸 15 次后，小便基本正常。

按：《素问·灵兰秘典论》说："膀胱者，州都之官，津液藏焉，气化则能出焉"，肾主水，主气化；故表里经同治。中极配膀胱俞，俞募配穴，补肾利尿通闭；关元与命门，肾俞相配，有温阳益气之功；委中下合穴，"合治内腑"；太溪原穴，"五脏有疾也，当取之十二原"。足三里、水道，健脾和中，扶正培元；三阴交补脾通滞，疏调下焦。

**4. 本经有病，兼调子母经**

根据病变部位，先确定其病变所属经脉，在调其本经气血的基础上，根据"虚则补其母，实则泻其子"的原则，调其子母经，亦属循经辨证的范畴。兹举病例说明。

### 例 7　眩晕（高血压病）

林某，男，59 岁，2009 年 10 月 12 日初诊。

主诉：眩晕、耳鸣 1 月余，加重并头痛，眩晕，耳鸣，头不自主振摇，肢体麻木，腰酸腿软，盗汗，咽干 3 天。脉弦细数，舌红少苔。血压：150/100mmHg。昆明市第一人民医院 MRI 报告：双侧额叶皮层下、左侧基底节区小缺血损害灶。

经络辨证：肝风上扰，故有眩晕，头不自主振摇，肝藏血，肝阴不足，血不荣筋，故肢体麻木。肝阳上亢，故头痛。肾开窍于耳，肾阴不足，精气虚衰，不能上荣于耳，故耳鸣；腰为肾之府，肾藏精，主命门火。肾阴不足，肾气虚弱，故腰酸腿软。肝肾两虚，故咽干，盗汗。脉细数，舌红少苔，肾阴虚之征。证属：肝肾阴虚，肝阳上亢；病位：足厥阴，足少阴经，脑。

诊断：眩晕（高血压病）。

治则：平肝息风，滋水涵木，育阴潜阳。

治疗处方：主穴：太冲，行间，风池，百会，少府（均泻）；太溪，复溜，经渠，足三里（均补）；配穴：丰隆、曲池、合谷、阳陵泉、悬钟（平补平泻）。每次选取5～7穴，治疗15次后，诸症俱悉，血压基本稳定在120/90mmHg左右。

按：《灵枢·经脉》说："肝足厥阴之脉，……属肝，络胆，上贯膈，布胁肋，循喉咙之后，上入颃颡，连目系，上出额，与督脉交会于巅。""诸风掉眩，皆属于肝。"故取肝经原穴太冲。《难经·六十九难》曰："实者泻其子"，故泻足厥阴肝经子穴行间。肝经的"子经"是手少阴心经，心经的"子穴"是少府穴，故泻少府。百会为手足三阳、督脉、足厥阴交会穴，故泻百会平肝熄风，取风池，表里经同治，定晕降压。《难经·六十九难》曰："虚者补其母"，故补母经足少阴肾经的原穴太溪；和母经的母穴复溜，滋水涵木。足少阴肾经的母经是手太阴肺经，母经的母穴是经渠穴，故补经渠。"见肝之病先实脾"，补足阳明胃经合穴足三里，健脾胃，以抑制"木旺克土"，寓有平肝息风，育阴潜阳的作用。


### 例8　乳痈（急性乳腺炎）

钟某，女，30岁，1959年8月2日初诊。

产后8天，乳汁壅滞不下，右乳房上方肿胀疼痛，按之坚硬如鸡蛋大。壮热（体温：39.6℃），烦躁，面热焮红，大便二日未行。脉洪紧，舌质红，苔黄。

经络辨证：患者乳汁壅滞，乳房肿胀疼痛，壮热烦躁，面热焮红，便秘。脉洪紧，舌质红，苔黄。证属：阳明热结，乳汁瘀阻；病位：足阳明经。

诊断：乳痈（急性乳腺炎）。

治则：清热散结，疏经通络。

治疗：处方：厉兑（刺出血）、内庭、足三里（泻）、尺泽（泻）。针刺二次后，肿痛大减，身热亦退。又针治二次，并予中药外敷，乳汁得下，结块渐消，针治六次而愈。

按：《灵枢·经脉》："胃足阳明之脉。……其直者，从缺盆下乳内廉。"阳明热结，经脉阻滞。《难经·六十九难》曰："实者泻其子"，故泻胃经子穴厉兑及子经（肺经）子穴尺泽。因足阳明胃经多气多血，厉兑为其井穴，井为脉气所出，故大泻放血，泻合穴足三里，以疏其流而清热源。尺泽为肺之合穴，泻尺泽有清气分，泄经满之效。内庭为足阳明之荥穴，《难经》云："荥主身热"，故泻阳明热结以通络。

# 三、十二经病候是纬

十二经脉在正常情况下，起着运行气血，濡养人体组织器官等作用，而当人体受到某种致病因子的侵袭，机体的生理功能发生异常变化时，经络就会通过它所联系的有关部位，反映出各种症状和体征。《灵枢·经脉》所载的十二经"是动所生"

病候，即是按十二经脉分经归纳的症候群，它是经络学说的一个组成部分，是经络辨证的重要依据。十二经病候每经均有外经病候与内脏病候两部分，各经病候就是各条经脉所循行部位和所联系的脏腑器官在病理情况下出现的症候群的概括。病候与本经腧穴的关系，可视为经穴主治范围的归纳和总结。

## （一）十二经脉病候的论述及分析

### 1.手太阴肺经

《灵枢·经脉》："是动则病，肺胀满，膨膨而喘咳，缺盆中痛，甚者交两手而瞀，此为臂厥。是主肺所生病者，咳，上气，喘渴，烦心，胸满，臑臂内前廉痛厥，掌中热。气盛有余，则肩背痛，风寒汗出中风，小便数而欠。气虚则肩背痛，寒，少气不足以息，溺色变。"

语释：本经脉气变动异常出现下列病症：肺部胀闷，膨膨而咳喘，咽喉肿痛，严重时交捧双手，心胸闷乱，视物模糊，还可发生前臂的气血阻逆如厥冷、麻木、疼痛等症。本经穴主治有关"肺"方面所发生的病症：咳嗽，气急，喘息，口渴，心烦，胸闷，上臂、前臂的内侧前缘酸痛或厥冷，或掌心发热。当气盛有余时，可见肩背酸痛，感受风寒而汗出，伤风，小便频数，张口嘘气；而气虚不足时，则见肩背冷痛，气短，小便颜色异常。

病候分析：按《灵枢·经脉》记载，十二经每条经脉病候均分为"是动""所生病"两部分。关于是动、所生病的意义，后面专题讨论。本节主要根据《灵枢·经脉》原文进行分析，部分经脉的病候参阅补充了《内经》其他有关篇幅的内容。

十二经病候中提出了"气盛有余"和"气虚"——即"实证"和"虚证"的概念，虽然所提的虚、实证候仅是开首三条和肾经最常见的肾虚见证，但可视作为其他各经作出的示范，对其辨证论治是有指导意义的。

现按其原文含义，将每经病候分为外经病候和内脏病候两部分进行分析。

(1) 外经病候：怕冷发热，无汗或汗出，鼻塞，头痛，锁骨上窝（缺盆）疼痛，胸痛，或肩背痛，手臂冷痛。

(2) 内脏病候：咳嗽，哮喘，气急，胸部满闷，吐痰涎，咽喉干燥，尿色改变，心烦，或见唾血，手心发热。有时兼见腹胀满，大便溏泄。

(3) 气盛有余——实证：肩背作痛，如感受了风寒，就会发生汗自出等外感中风证，或小便次数增多，而尿量减少。

(4) 气虚不足——虚证：肩背痛和怕冷，呼吸短促，小便颜色有不正常的变化。

### 2. 手阳明大肠经

《灵枢·经脉》："是动则病，齿痛，颈肿。是主津液所生病者，目黄，口干，鼽衄，喉痹，肩前臑痛，大指次指不用。气有余，则当脉所过者热肿；虚，则寒慄不复。"

语释：本经脉气变动异常出现下列病症：齿痛，面颊部肿胀。本经穴主治有关"津"方面所发生的病症：眼睛昏黄，口干，鼻流清涕或出血，喉咙痛，肩前、上臂部痛，食指疼痛、活动不利。当气盛有余时，经脉所过部位发热、肿胀；而气虚不足时，则发冷、战慄，难以复温。

病候分析：

(1) 外经病候：发热口燥渴，咽喉疼痛，鼻衄，牙齿痛，目赤痛，颈肿，肩胛及上臂痛，或红肿灼热，或有寒冷感，手食指活动不便。

(2) 内脏病候：脐腹部疼痛，或腹痛走窜无定处，肠鸣，大便溏泄，目黄，或排出黄色黏腻物，有的可兼见气急喘逆。

(3) 气盛有余——实证：经脉所过处发热而肿。

(4) 气虚不足——虚证：发冷颤抖，不易恢复温暖。

### 3. 足阳明胃经

《灵枢·经脉》："是动则病，洒洒振寒，善伸，数欠，颜黑，病至则恶人与火，闻木声则惕然而惊，心欲动，独闭户塞牖而处，甚者欲上高而歌，弃衣而走，贲响腹胀，是为骭厥。是主血所生病者，狂，疟，温淫，汗出，鼽衄，口喎，唇胗，颈肿，喉痹，大腹水肿，膝膑肿痛，循膺乳、气街、股、伏兔、骭外廉、足跗上皆痛，中指不用。气盛，则身以前皆热，其有余于胃，则消谷善饥，溺色黄；气不足，则身以前皆寒慄，胃中寒则胀满。"

语释：本经脉气变动异常出现下列病症：溲溲颤抖发冷，喜欢伸腰，频频呵欠，面黑。病发时，厌恶别人和火光，听到木器声音就惕惕惊慌，心要跳动，独自关闭户门、遮塞窗户而睡。严重的则可能登高而歌，不穿衣服就走。胸膈部响，腹部胀满。还可发为小腿部的气血阻逆，如厥冷、麻木、酸痛等症。本经穴主治有关"血"方面所发生的病症：躁狂，疟疾，温热病，自汗出，鼻塞流涕或出血，口㖞，唇生疮疹，颈部肿，喉咙痛，大腹水肿，膝关节肿痛；沿着胸前、乳部、气街（气冲穴部）、腹股沟部、大腿前、小腿外侧、足背上均痛，足中趾不能运用。凡属于气盛有余的症状，则身体前面都发热，有余的症状表现在胃部，则消化强而容易饥饿，小便颜色黄。属于气虚不足的症状，则身体前面都发冷、寒战，胃部寒冷则感到胀满。

病候分析：

(1) 外经病候：发高热或疟疾，面赤，汗出，神昏谵语，狂躁，有的有怕冷感；或目痛，鼻干燥及衄血，唇口生疮，喉痛，颈肿，或口唇歪斜，以及胸膺疼痛，腿足红肿疼痛，或腿足发冷。

(2) 内脏病候：腹部膨大，胀满，水肿，或觉卧不安，或癫狂，并可见消谷善饥，尿色发黄。

(3) 气盛有余——实证：身前胸腹部发热，胃热有余则消化增强，容易饥饿，小便颜色发黄。

(4) 经气不足——虚证：身前胸腹部感觉冷而战栗，如胃中阳虚有寒，水谷停滞中焦，就会发生胀满。

### 4. 足太阴脾经

《灵枢·经脉》："是动则病，舌本强，食则呕，胃脘痛，腹胀，善噫，得后与气，则快然如衰，身体皆重。是主脾所生病者，舌本痛，体重不能动摇，食不下，烦心，心下急痛，溏瘕泄，水闭，黄疸，不能卧，强立，股膝内肿，厥，足大指不用。"

语释：本经脉气变动异常出现下列病症：舌根部发强，食后就要呕，胃脘痛，腹胀，好嗳气，得到大便或矢气后就感到轻松，全身感到沉重无力。本经穴主治有关"脾"方面所发生的病症：舌根部痛，身体不能活动，吃不下，心胸烦闷，心窝下急痛，大便溏，腹有痞块，泄泻，或小便不通，黄疸，不能安睡，想打呵欠而气不畅，大腿和小腿内侧肿、厥冷，足大趾不能运用。

病候分析：

(1) 外经病候：头重，体重，身热，肢倦乏力，或颔、颊部疼痛，舌强硬、疼痛、伸缩不灵，或四肢肌肉痿削，出现腿膝内寒冷感，或腿足浮肿。

(2) 内脏病候：胃脘痛，大便溏泄，或完谷不化，肠鸣，呕噁，腹部痞块，纳食减少，或黄疸，或腹满肿胀，小便不利。

### 5. 手少阴心经

《灵枢·经脉》："是动则病，嗌干，心痛，渴而欲饮，是为臂厥。是主心所生病者，目黄，胁痛，臑臂内后廉痛，厥，掌中热痛。"

语释：本经脉气变动异常出现下列病症：咽喉干燥，心痛，口渴想喝水；还可发生前臂部的气血阻逆，如厥冷、麻木、疼痛等症。本经穴主治有关"心"方面所发生的病症：眼睛昏黄，胁肋疼痛，上臂、前臂的内侧后边疼痛、厥冷，掌心热。

病候分析：

(1) 外经病候：身热，头痛，目痛，膺背疼痛，咽干，口渴引饮，手心热痛，或手足逆冷，或肩胛及前臂内侧痛。

(2) 内脏病候：心痛，胁肋支满疼痛，胁下痛，心烦，气急，卧不安，或眩晕昏仆，或精神失常。

### 6. 手太阳小肠经

《灵枢·经脉》："是动则病，嗌痛，颔肿，不可以顾，肩似拔，臑似折。是主液所生病者，耳聋，目黄，颊肿，颈、颔、肩、臑、肘、臂外后廉痛。"

语释：本经脉气变动异常出现下列病症：咽喉痛，颔下肿不能回顾，肩部牵拉样疼痛，上臂痛如折断。本经穴主治有关"液"方面所发生的病症：耳聋，眼睛发黄，面颊肿，颈部、颔下、肩胛、上臂、前臂的外侧后边疼痛。

病候分析：

(1) 外经病候：口舌糜烂，颔颊部疼痛，咽痛多泪，颈项强直，肩臂外侧疼痛。

(2) 内脏病候：少腹胀痛，痛连腰部，少腹痛引睾丸，大便泄泻，或腹痛有燥粪，便闭不通。

### 7. 足太阳膀胱经

《灵枢·经脉》："是动则病，冲头痛，目似脱，项如拔，脊痛，腰似折，髀不可以曲，腘如结，腨如裂，是为踝厥。是主筋所生病者，痔，疟，狂，癫疾，头囟项痛，目黄，泪出，鼽衄，项、背、腰、尻、腘、腨、脚皆痛，小指不用。"

语释：本经脉气变动异常出现下列病症：头重痛，眼睛要脱出，后项像被牵引，脊背痛，腰好像要折断，股关节不能弯曲，腘窝好像凝结，腓肠肌像要裂开；还可发生外踝部的气血阻逆，如厥冷、麻木、酸痛等症。本经穴主治有关"筋"方面所发生的病症：痔，疟疾，躁狂，癫痫，头囟后项痛，眼睛昏黄，流泪，鼻塞、多涕或出血，后项、腰背部、骶尾部、腘窝、腓肠肌、脚都可发生病痛，小趾功能障碍。

病候分析：

(1) 外经病候：寒热，头痛，项强，腰脊疼痛，鼻塞，目痛多泪，或大腿、膝腘、小腿（腓肠肌）及脚痛。

(2) 内脏病候：痔疮，少腹胀痛，小便不利，闭癃，或遗尿，或神志失常，或见角弓反张。

## 8. 足少阴肾经

《灵枢·经脉》："是动则病，饥不欲食，面如漆柴，咳唾则有血，喝喝而喘，坐而欲起，目䀮䀮如无所见，心如悬若饥状，气不足则善恐，心惕惕如人将捕之，是为骨厥。是主肾所生病者，口热，舌干，咽肿，上气，嗌干及痛，烦心，心痛，黄疸，肠澼，脊股内后廉痛，痿，厥，嗜卧，足下热而痛。"

语释：本经脉气变动异常出现下列病症：饥饿而不想进食，面色黯黑像漆炭，咳嗽痰唾带血，喝喝气急，坐下想起来时，感到两眼昏花视物模糊不清，心像悬空而不安，有似饥饿；肾气虚的容易发生恐惧，心中怦怦跳动，好像有人要捉捕他，还可发生"骨"方面的深部的气血阻逆，如厥冷、酸痛等症。本经穴主治"肾"方面所发生的病症：口热，舌干燥，咽部发肿，气上逆，咽喉、食道发干而痛，心内烦扰且痛，黄疸，腹泻，脊柱、大腿内侧后边痛，痿软、厥冷，喜欢躺着，脚心发热而痛。

病候分析：

(1) 外经病候：背脊疼痛，腰痛，两足逆冷，足痿无力，或口干，咽痛，或髀部及腿部后面疼痛，足底痛。

(2) 内脏病候：眩晕，面部浮肿，面色灰黯，目视模糊，气短，气促，嗜睡，或心烦，大便溏薄，久泄，或大便艰涩，黄疸，腹胀，呕噁或阳痿。

(3) 气虚不足——虚证：常有恐惧的感觉，心中怦怦跳动，如有人来捕捉他一样。

按语：本经病候中，只提到"气不足"的虚证症候，而没有提到"气有余"的实证病候。诚然，足少阴肾经亦可有实证，如内经《灵枢·本神》说："肾气虚则厥，实则胀。"以及《灵枢·经脉》云："足少阴之别……其病气逆则烦闷，实则闭癃，虚则腰痛"等。我们临床亦可遇到肾病水肿的寒实证；和相火偏亢的肾热证。但在治疗上，往往通过对其他脏腑的攻邪去邪，以达到泻肾的目的。从肾脏的病机来分析，则绝大多数均属虚证，历代医家对足少阴经疾病亦大多从虚论治，如《伤寒论》少阴病四逆汤、真武汤等寒化之证，责在阳虚；黄连阿胶汤、猪苓汤热化之证，责在阴虚；温病后期，邪热久留，真阴被劫主要责在肝肾阴虚。在内科杂病方面，除了虚劳病久自汗盗汗，眩晕耳鸣，心悸，失眠，咽干，喘息，腰痛，遗精，阳痿等症，大多由于肾虚者外，其他如泄泻，消渴，水肿，痿躄，高血压，乃至一切疾病，凡耗伤精气到一定程度，都可以影响及肾，尤其是一般慢性病的后期及一些耗伤过度的患者，往往有肾虚的见证。肾阴虚的见热象；肾阳虚的见寒象。正如张景岳所说"水亏其源，则阴虚之病叠出；火衰其本，则阳虚之证迭生"（《类经附翼》)，是足少阴肾经在病机方面不同于其他脏腑之处。历代医家十分重视肾经在病机方面的特点，如李东垣主张："肾本无实，不可泻"（《李杲十书》)。再如李潆说："肾无实，不可泻，故无泻肾之药……"（《身经通考》)。由此可见，对足少阴肾经疾病虚实的辨证论治是：从病理角度言，肾病可有虚有实，而以虚为主；从治疗角度言，则主要在补。十二经病候中独于足少阴肾经言虚不言实，提示了肾病多虚这样一条重要病机，具有深刻的寓意，对临床辨证是有指导意义的。

### 9. 手厥阴心包络经

《灵枢·经脉》："是动则病，手心热，臂肘挛急，腋肿，甚者胸胁支满，心中憺憺大动，面赤，目黄，喜笑不休。是主脉所生病者，烦心，心痛，掌中热。"

语释：本经脉气变动异常出现下列病症：手心热，前臂和肘部拘挛疼痛，腋窝部肿胀，甚至胸中满闷，心悸，面赤，眼睛昏黄，喜笑不止。本经穴主治"脉"方面所发生的病症：心胸烦闷，心痛，掌心发热。

病候分析：

(1) 外经病候：头项强直，手足痉挛，面赤，目痛，腋下肿，肘臂部拘挛不能屈伸，手心热。

(2) 内脏病候：谵语，昏厥，心烦，胸胁满闷，舌不能言，或心悸不宁，心痛，亦可见喜笑不休等精神异常。

### 10. 手少阳三焦经

《灵枢·经脉》："是动则病，耳聋，浑浑焞焞，嗌肿，喉痹。是主气所生病者，汗出，目锐眦痛，颊肿，耳后、肩、臑、肘、臂外皆痛，小指次指不用。"

语释：本经脉气变动异常出现下列病症：耳聋，耳鸣，咽喉肿痛。本经穴主治"气"方面所发生的病症：自汗出，眼外眦痛，面颊肿，耳后、肩臂、肘部、前臂外侧均可发生疼痛，小指、无名指功能障碍。

病候分析：

(1) 外经病候：咽喉肿痛，腮颊部肿痛，目赤痛，耳聋，耳鸣，耳后、肩臂外侧疼痛。

(2) 内脏病候：腹部胀满，少腹硬满，小便不通，尿频尿急，皮肤水肿，遗尿。

### 11. 足少阳胆经

《灵枢·经脉》："是动则病，口苦，善太息，心胁痛，不能转侧，甚者面微有尘，体无膏泽，足外反热，是为阳厥。是主骨所生病者，头痛，颔痛，目锐眦痛，缺盆中肿痛，腋下肿，马刀侠瘿，汗出振寒，疟，胸、胁、肋、髀、膝外至胫、绝骨，外踝前及诸节皆痛，小指次指不用。"

语释：本经脉气变动异常出现下列病症：嘴里发苦，好叹气，胸胁痛不能转侧，甚则面孔像蒙着微薄的灰尘，身体没有脂润光泽，小腿外侧热，还可发为足少阳部的气血阻逆，如厥冷、麻木、酸痛等症。本经穴主治"骨"方面所发生的病症：头痛，颞痛，眼睛外眦痛，缺盆（锁骨上窝）中肿痛，腋下肿，如"马刀、侠瘿"等症，自汗出，战栗发冷，疟疾，胸部、胁肋、大腿及膝部外侧以及小腿腓骨下段（绝骨）、外踝的前面，以及各骨节都酸痛，足无名趾功能活动受限。

病候分析：

(1) 外经病候：寒热往来，头痛，疟疾，面色灰黯，目痛，颔痛，腋下肿，瘰疬，耳聋，髀部或腿、膝及腓骨部疼痛。

(2) 内脏病候：胁肋疼痛，呕吐，口苦，胸痛。

## 12. 足厥阴肝经

《灵枢·经脉》："是动则病，腰痛不可以俯仰，丈夫㿉疝，妇人少腹肿，甚则嗌干，面尘，脱色。是主肝所生病者，胸满，呕逆，飧泄，狐疝，遗溺，闭癃。"

语释：本经脉气变动异常出现下列病症：腰痛得不能前俯后仰，男人可出现小肠疝气，女人可出现小腹部肿胀，严重的见咽喉干，面部像有灰尘，脱了血色。本经穴主治"肝"方面所发生的病症：胸闷，恶心，呕吐，大便溏泄，疝气，遗尿或癃闭。

病候分析：

(1) 外经病候：头痛，眩晕，视物模糊，耳鸣，或发热，甚者手足痉挛。腰痛引睾。

(2) 内脏病候：胁肋胀满、疼痛，有痞块，胸脘部满闷，腹痛，呕吐，黄疸，梅核气，飧泄，小腹痛，疝气，遗尿，小便色黄，闭癃。

以上是十二经各经病候的论述，除了上述每经有特定的病候外，有些疾病和症状可见于几条不同的经脉病变中，现择要归纳如下：

① 黄疸：在十二经病候中见"黄疸"一病的有足太阴脾经与足少阴肾经。其他见"目黄"的有手阳明大肠经，手少阴心经，手太阳小肠经，足太阳膀胱经，手厥阴心包络经等5条经脉。

② 疟：见"疟"的有足阳明胃经，足太阳膀胱经，足少阳胆经，3条经脉。

③ 狂：见于足阳明胃经，足太阳膀胱经，2条经脉。手厥阴心包络经有"喜笑不休"的症状，亦可属于狂病范畴。

④ 喘：见于手太阴肺经与足少阴肾经，2条经脉。

⑤ 泄：见于足太阴脾经，足少阴肾经，足厥阴肝经，3条经脉。

⑥ 衄血：见于手阳明大肠经，足阳明胃经，足太阳膀胱经，3条经脉。

⑦ 呕：见于足太阴脾经与足厥阴肝经，2条经脉。

⑧喉痹：见于手阳明大肠经，足阳明胃经，手少阳三焦经，3条经脉。喉痹一症包括咽喉不利，干燥，肿痛等症候。"嗌"，咽喉，但多指食道。"嗌干"症候，见于手少阴心经，足少阴肾经，足厥阴肝经3条经脉。

⑨颌痛颊肿：颌痛颊肿，常见于外科疮疡，痄腮，发颐等病。十二经病候中，有手太阳小肠经，手少阳三焦经，足少阳胆经论及。另外，足阳明胃经有颈肿的病候。

⑩厥："厥"，一般是指手足不温的逆冷之候。而在十二经病候中提出了臂厥（手太阴肺经，手少阴心经），骭厥（足阳明胃经），踝厥（足太阳膀胱经），骨厥（足少阴肾经），阳厥（足少阳胆经），五种不同的"厥"的概念（包括6条经脉），其含义及临床意义，有待深入研究。

此外，十二经病候中，每条经都列举了沿经脉循行分布部位所出现的一些症候，并规定了"盛则泻之，虚则补之，热则疾之，寒则留之，陷下则灸之，不盛不虚，以经取之"的治疗原则。这对临床辨证施治和针灸治疗都具有指导意义。

## （二）十二经脉病候理论的探讨

### 1. "是动""所生病"含义的探讨

《灵枢·经脉》，是讨论十二经脉的专章，它对每条经脉病候的叙述，都分为"是动"和"所生病"两部分，但对"是动""所生病"的意义，历代学者却众说纷纭，莫衷一是，迄今仍有若干不同解释，成为中医学术上一个悬而未决的问题。

在深入研究经络辨证临床运用的同时，对"是动""所生病"加以探讨，它不仅有助于我们加深对十二经病候的理解，而且在经络学说的临床应用方面，亦具有一定的指导意义。

为此，笔者参阅古今较有代表性的部分医学文献，对"是动""所生病"的含义，初步探讨如下：

参照古代医家的解释，"是动"解释为"脉气变动失常"比较符合经旨。如虞庶（《难经集注》）、张景岳（《类经》）、张志聪（《灵枢集注》）、薛雪（《医经原旨》）、叶霖（《难经正义》）等均此观点。是动的意义，解为"脉动失常"，在经脉篇原文中，也曾有指出，如"脉之卒然动者，皆邪气居之。"又如《素问·刺禁论》指出："刺中心……其动为噫，刺中肝……其动为语，刺中肾……其动为嚏，刺中肺……其动为咳，刺中脾……其动为吞，刺中胆……其动为呕"等。此"动"字，也是指脏腑之气的变动而言。与近代有人解释"是动"是经络功能（或经气）发生异常变动时所出现的病证之观点基本是吻合的。

"所生病"的解释，马莳在《灵枢注证发微》中说："所生病，是皆某经所生之病耳"，较合经义。《灵枢·终始》云："必先通十二经脉之所生病，而后可得传于终始矣。"经脉篇的"是动"和"所生病"，是终始篇"十二经脉之所生病"的具体而微的部分，并不是它的全貌。又如《灵枢·百病始生》，在讨论上中下三部的病理变化时也曾提到"此内外三部之所生病者也"。故所生病者，不仅十二经脉所有，其他器官或组织所发生的病理变化，都可理解为器官或组织之所生病。故马莳的解释与近代认为"所生病是说本经或本脏等所主的各种病症"的观点基本一致。同时与"所生病，是说明该经经穴能够主治本经经气异常时所产生的病证"的观点亦有相同含义。

清代张志聪在《灵枢集注》中提出脏腑经脉内外传变说，对"是动""所生病"，不单纯就文字意义上来讨论，既解释为"病因于外"，"病因于内"，复进而说明其统一关系，提出了辩证的看法，亦能符合经脉和内脏病理传变的实际情况。比较难经派解释，确乎层楼更上。张氏解释与近代认为"是动是由外因侵犯本经之经气而发生的病变；所生病是由内因发生的病变涉及经络而出现的病证"的观点，具有雷同之处。

总之，"是动""所生病"，是对十二经脏腑经脉病变的概括，两者相互补充，共同来综述以经脉为主体的脏腑经络所主的病证，并说明经络和脏腑之间，息息相关的密切联系。

### 2.十二经病候是经穴主治范围的概括

中医学的施治方法，无论是内服药物，或针灸、推拿等外治及各种疗法，均是从调整经络脏腑之气，以达到治愈疾病的目的。

针灸穴位，在经络学说中称为腧穴，腧穴是人体经络脏腑之气输注聚集在体表的地方，所以又叫"气穴"。

每个穴位都具有一定的特异性——对某些脏器，部位，在功能上有特殊联系。如，头面器官病取合谷；泌尿、生殖系统疾患取三阴交；胃肠疾患取足三里等。而穴位与脏腑器官联系途径就是经络。所以，所有穴位同内脏及其他部位内在的共同联系和普遍规律，都是以经络循行分布部位为基础的；因为，每条经脉所属经穴的主治病症和适应范围，也是有其规律性的，简而言之，即"经脉所过，主治所及"。现归纳简述如下。

(1) 手三阴经

① 手太阴肺经经穴的主治范围和作用的部位：胸部，咽喉，气管，鼻部和肺脏疾患。

② 手厥阴心包络经经穴的主治范围和作用的部位：胸部，胃，心脏和精神方面的疾患。

③ 手少阴心经经穴的主治范围和作用的部位：胸部，舌，心脏和精神方面的疾患。

(2) 手三阳经

① 手阳明大肠经经穴的主治范围和作用的部位：头面，眼，耳，鼻，口齿，咽喉，肠和热性病方面的疾患。

② 手少阳三焦经经穴的主治范围和作用的部位：头颞，眼，耳部，咽喉，胸胁和热性病方面的疾患。

③手太阳小肠经经穴的主治范围和作用的部位：头，项，眼，耳部，咽喉，和热性病及精神方面的疾患。

(3) 足三阳经

① 足阳明胃经经穴的主治范围和作用的部位：头面，鼻部，口齿，咽喉，胃肠和热性病方面的疾患。

② 足少阳胆经经穴的主治范围和作用的部位：头颞，鼻，目部，咽喉，胸胁和热性病方面的疾患。

③足太阳膀胱经经穴的主治范围和作用的部位：头，项，巅顶，鼻，目部，腰背和热性病及精神方面的疾患。

(4) 足三阴经

①足太阴脾经经穴的主治范围和作用的部位：脐腹，胃，肠，和泌尿及生殖方面的疾患。

②足厥阴肝经经穴的主治范围和作用的部位：胁腹，少腹，生殖，泌尿和头部方面的疾患。

③足少阴肾经经穴的主治范围和作用的部位：腰腹，生殖，泌尿，咽喉及精神方面的疾患。

十二经病候，是各条经脉所循行分布的部位和所联系的脏腑器官在病理情况下出现的证候群的概括，所以经络病候与经穴主治的关系，可视为：十二经病候是十二经经穴主治范围的归纳和总结。

### 3. 十二经病候奠定了中医辨证论治的理论基础

中医临床的最大特色是辨证论治。在具体运用中有阴阳、表里、寒热、虚实的八纲辨证，有伤寒论的六经辨证及温病学的卫气营血和三焦等辨证方法，这些是历代医家在长期与疾病作斗争的过程中，不断总结经验，在原有基础上逐步发展而成的。尽管这些辨证方法的论证方法不同，却有一个共同的特点，就是根据"证"——病人的主诉和医生检查所得的一系列证候和体征，来分析其病因和病机的。换句话说，也就是：辨证论治的主要依据是证候群。十二经病候对疾病的症候作了非常系统地、完整和详细地论述。这些疾病与证候的出现，是脏腑经络病变的反应。这是古人在长期医疗实践中通过对许多疾病的临床观察，反复验证后朴素的纪实。它的作用，不仅在于对复杂征候作了系统归纳，更重要的是，它向人们揭示了一个非常重要的道理——即同时出现的和一个疾病在不同阶段所出现的个别征候和体征之间，具有内在的联系，包括病理上的联系和治疗上的联系。这一发现是非常重要的。人们只有在认识到症状与证候之间具有联系关系的前提下，才有可能从这一主导思想出发，根据这些外在症候的启示去追索内在的病机，才有可能树立起整体观点，从整体出发去研究和处理疾病，辨证论治也才有其客观的依据，否则的话，把各个征候和体征，都看成是各不相干的、孤立的、没有联系的、偶然的现象，那就根本谈不上什么辨证论治，而只能指导人们走向头痛医头、脚痛医脚、治标不治本的错误道路上去。由此可见，"八纲""六经""卫气营血""三焦"等重要的辨证方法，作为中医诊断疾病的有力武器，其基本原理，则与十二经病候的启示有不可分割的关系。

从上不难看出，从十二经病候归纳总结的指导思想，外经病候与内脏病候的症候分类，虚实概念的区分，治疗原则的确定等，它不仅已为中医学辨证分型奠定了基础，而且对中医辨证论治完整理论体系的形成起了决定性的促进作用。

## （三）十二经脉病候的临床运用

### 1. 分析病候，辨证论治

十二经病候对疾病的症候作了系统地、完整和详细地论述，这些疾病与证候的出现，是脏腑经络病变的反应；同时出现的和一个疾病在不同阶段所出现的个别征候和体征之间，具有内在的联系，包括病理上的联系和治疗上的联系。根据十二经脉病候，辨证论治，是经络辨证针灸法临床运用的重要内容。

如耳聋："手太阳小肠经……是主液所生病者，耳聋"；"手少阳三焦经……耳聋，浑浑焞焞"，两条经脉的病候都有耳聋的症状，但病候的描述，提示了辨证的区别，手太阳经的耳聋，是听觉失聪，听力下降；而手少阳经的耳聋，是听觉模糊，哄哄作响，耳闭昏闷。故手太阳小肠经发生病变而致的耳聋，主穴：后溪，腕骨，听宫。手少阳三焦经脉气变动失常出现的耳聋，主穴：外关，中渚，翳风，角孙，耳门。按十二经病候辨证论治时，亦要遵循"经脉所过，主治所及"的循经取穴规律。"足少阳胆经……其支者，从耳后入耳中，走出耳前，至目锐眦后。"故耳聋，还当取：听会，完骨，风池，丘墟，侠溪。《灵枢·经脉》说："为此诸病，盛则泻之，虚则补之，热则疾之，寒则留之，陷下则灸之，不盛不虚，以经取之。"既要根据十二经病候辨证分经；又要参照四诊舌脉辨证施治，才能体现出经络辨证针灸法的真谛和特点。

如喉痹：包括咽喉不利，干燥肿痛等症候。十二经病候中，有三条经脉有喉痹征候："手阳明大肠经……是主津液所生病者，目黄，口干，鼽衄，喉痹……""足阳明胃经……是主血所生病者，狂，疟，温淫，汗出，鼽衄……喉痹"；"手少阳三焦经……是动则病耳聋浑浑焞焞，嗌肿，喉痹……"

《素问·血气形志篇》说："夫人之常数，太阳常多血少气，少阳常少血多气，阳明常多气多血，少阴常少血多气，厥阴常多血少气，太阴常多气少血，此天之常数。""刺阳明，出血气；刺太阳，出血恶气；刺少阳，出气恶血；刺太阴，出气恶血；刺少阴，出气恶血；刺厥阴，出血恶气也。"手阳明经、足阳明经是多血多气之经，肺与大肠相表里，肺胃二经郁热上壅，咽喉肿痛，故喉痹一症，多属热病，实证。主穴：商阳，二间，合谷；厉兑，内庭，足三里。泻法。手少阳三焦经，是少血多气之经，"嗌肿，喉痹"，多属温邪犯肺，热邪上炎，而致喉痹。主穴：液门，阳池，天井。泻法。

十二经病候，在归纳总结病候的同时，指出了辨证的方向，提示了辨证施治的方法。如"嗌干"一症，出现在三条经脉的病候中："足少阴肾经……是主肾所生病者，口热，舌干，咽肿，上气，嗌干及痛……""手少阴心经：是动则病嗌干，心痛，渴而欲饮，是为臂厥……""足厥阴肝经：是动则病腰痛不可以俯仰，丈夫㿉疝，妇人少腹肿，甚则嗌干……"足少阴肾经的嗌干症，有口热，舌干等症；肾为少血多气之经，如肾精不足，肾阴不能上润咽喉，虚火上炎，即出现咽肿，嗌干及痛。此属阴虚证。治宜滋阴降火，养阴清热。主穴：太溪，照海，复溜。补法；或阴中隐阳手法。手少阴心经之嗌干症，渴而欲饮，而非大渴引饮，伴有心痛，当属心阴虚，血不养心，阴虚不能制阳，心火上炎，故嗌干，心痛，渴而欲饮。手少阴心经为少血多气之经，故治宜补血养阴，清心降火。主穴：少府，神门，通里。补法；或阴中隐阳手法。足厥阴肝经脉气变动失常，因足厥阴经脉"上贯膈，布胁肋，循喉咙之后，上入颃颡"，故出现嗌干征候，如肝火上炎，肝阳上亢的实证，可致口苦口干，咽干咽痛；如肝血亏虚，肝阴不足，阴虚火旺，可症见口燥嗌干。"经脉所过，主治所及"，主穴：行间，太冲，曲泉。临证时还当参阅脉舌及征候，辨证施治。

　　从上可以看出，分析十二经病候，辨证论治，是经络辨证针灸法的重要方法之一。

### 例1　耳聋、耳鸣

　　杨某，女，40岁，商业经理，2004年3月22日初诊。

　　耳聋耳鸣16天。因工作劳累，家事繁忙，情绪激动，突发耳聋耳鸣。经某医院诊断为："感音性耳聋"，经住院治疗12天，左耳听力有进步，右耳仍耳聋耳鸣。出院针灸治疗。现症：头晕目眩，心烦失眠，腰膝酸软，耳鸣如蝉，入夜更甚；电测听：左耳：听力计检查纯音和语言听阈40～50分贝；右耳：70～80分贝。脉细弦，舌质红，苔薄黄。

　　经络辨证：《灵枢·口问》："耳者宗脉之所聚也。"手太阳、手少阳经气逆乱，脉络闭阻，精气不能上充于耳，故耳聋、耳鸣。头晕目眩，腰膝酸软，是肾虚之征；心烦失眠，脉细弦，舌质红，苔薄黄，是阴虚火旺，心肾不交之象。证属：肾虚肝旺，经气逆乱，脉络闭阻，清窍失荣，病位：手太阳，手少阳，足少阳，足少阴，足厥阴经脉。

　　诊断：耳聋、耳鸣（神经性耳聋、耳鸣）。

　　治则：调和气血，疏经通络，濡养清窍。

治疗处方：听宫，听会，耳门，翳风，风池，外关，太溪，太冲，心俞，肝俞，肾俞。

太冲、肝俞泻法；太溪、肾俞补法；其余腧穴平补平泻手法。每次 4～6 穴，每日 1 次，治疗 24 小时后，左耳听力基本恢复，右耳听力进步，耳鸣减轻；改为隔日 1 次，治疗 3 个月后电测听复查，左耳：听阈 25dB(A) HL；右耳：听阈 35dB(A) HL。听力基本恢复正常。

按：《灵枢·经脉》："小肠手太阳之脉，是主液所生病者，耳聋"；"三焦手少阳之脉，是动则病耳聋，浑浑焞焞"。听宫是手太阳经穴；耳门、翳风、外关是手少阳经穴，按循经取穴。"胆足少阳之脉，其支者，从耳后入耳中，走出耳前"。故取听会、风池；肝胆相表里，肝主疏泄，故泻原穴太冲，肝俞；肾开窍于耳，故补肾经原穴太溪，肾俞，心俞；以补肾益精，交通心肾。

### 例 2　瘖哑

李某，女，45 岁，教师，2001 年 11 月 16 日初诊。

声音嘶哑 1 年，加重并发音困难 1 月。一年前母亲病故，劳累悲伤，出现口燥咽干，声音嘶哑，神倦乏力。经专科检查，诊断为"结节性声带炎"。经中西药物治疗，收效不显。近半年来，月经量少，闭经 2 个月，眩晕，盗汗。近 1 个月发音困难，某医院会诊诊断：慢性结节性声带炎；左声带麻痹。舌质红，少苔，脉细数。

经络辨证：《灵枢·经脉》："大肠手阳明之脉，口干……

喉痹。"肺与大肠相表里，肺主气，肺气虚，故神倦乏力；肺系连于喉咙，宗气鼓动无力，肺气不宣，气道不畅，故声音嘶哑。足少阴"入肺中，循喉咙"，肺肾阴虚，阴虚火旺，会厌失于濡养，故口燥咽干，发音困难。月经量少，经闭，眩晕，盗汗，舌质红，少苔，脉细数，乃肾阴亏虚征候。证属：肺肾阴虚，声门失养；病位：手太阴，足少阴经脉，喉。

诊断：瘖哑。

治则：补肺益肾，疏经通络。

治疗处方：天突，人迎，合谷，列缺，太溪；廉泉，水突，扶突，支沟，照海。轮换取穴，隔日一次，针刺补法，15次为一疗程。一个疗程后病情有所好转，五个疗程后病症渐愈。

按：《灵枢·经脉》："肾足少阴之脉……口热，舌干，咽肿，上气，嗌干及痛。"喉属肺系，肺脉通于会厌；故瘖哑一病与肺、肾关系密切。《直指方》说："肺为声音之门，肾为声音之根。"肺与大肠相表里，取合谷，列缺，原络配穴，补肺理气；肾经原穴太溪，荥穴照海，阴跷脉所生，八脉交会穴之一，具有滋肾阴，清虚热功效；取水突，扶突，人迎，疏调阳明，活络开音；支沟手少阳三焦经经穴，有清三焦，降逆火，濡咽喉之效。《灵枢·忧恚无言》说："喉咙者，气之所以上下者也。会厌者，声音之户也。"廉泉，天突，任脉、阴维之会穴，具有启会厌，开声音之疗效。

## 2. 归纳症候，辨证论治

如儿科："单纯性消化不良"，其临床主要表现为腹泻，蛋花水样大便，或带黄绿色，混有少量黏液，常有呕吐，发热，食欲不振，消瘦等。而"中毒性消化不良"，则主要表现为水泻喷溅，每日泄泻十余次，呕吐，高热。由于大量失水，而现皮肤干燥，尿量减少等。严重时甚至烦躁不安，意识朦胧，以至发生惊厥，手足厥冷等症状。这些症候，运用十二经病加以辨别，则大体属于足太阴脾经的病候。因足太阴："是动则病舌本强，食则呕，胃脘痛，腹胀，善噫，得后与气则快然如衰，身体皆重。是主脾所生病者，舌本痛，体重不能动摇，食不下，烦心，心下急痛，溏瘕泄，水闭，黄疸，不能卧，强立，股膝内肿、厥，足大指不用"与"消化不良"的临床表现大部吻合。因此，"消化不良"便可按脾经病证论治。又根据脾胃的表里关系，施治原则应健运脾胃。取穴则可根据经脉循行及穴位特性，循经取穴或配取背俞穴、募穴、会穴等。再根据辨证决定或针或灸，或补或泻。

### 例3 泄泻（急性胃肠炎）

冯某，女，20岁，学生，2003年5月5日初诊。

参加旅游活动，吃路边凉粉和饮用冷水后出现腹泻，胃脘疼痛，当晚便次增多，粪便清稀如水，腹痛肠鸣，身寒喜温，口不渴，恶心呕吐。舌苔白滑，脉濡缓。

经络辨证：患者进食生冷不洁之物，伤及肠胃，脾胃升降失常，大肠传导失司，故泄泻清稀，便次增多。"脾主运化，升清"。胃肠气机受阻，故腹痛肠鸣，恶心呕吐；寒湿为阴邪，寒湿困脾，损伤脾阳，阳气受遏，故身寒喜温；脾胃虚寒，故口不渴。舌苔白滑，脉濡缓为寒湿内盛之象。证属：寒湿困脾，胃肠运化失常。病位：足太阴，足阳明经。

诊断：泄泻（急性胃肠炎）。

治则：健脾止泻，祛湿散寒。

治疗处方：中脘，章门，天枢，足三里，阴陵泉。针刺泻法，留针 30 分钟；灸中脘，天枢，神阙。针灸 1 次，腹泻止；针灸 2 次，诸症悉愈。

按：足太阴脾经"是动则病……食则呕，胃脘痛，腹胀……溏瘕泄"。中脘为胃之募穴，又是八会穴中的腑会；章门是脾之募穴，又为脏之会穴；天枢为大肠募穴。募穴是脏腑之气汇聚之处，故三穴善调整脾、胃、肠之运化与传导功能。《灵枢·邪气藏府病形》："合治内府"，《灵枢·顺气一日为四时》："病在胃，及以饮食不节而得病者，取之合"，取足三里，阴陵泉，健脾和胃，祛湿散寒，故泻止病愈。

### 3. 症状分析，辨证论治

对于临床上某些疾病的症状，也可根据十二经病候加以辨别，并分经论治：如以呼吸急促，甚至张口抬肩为特征的喘症，从呼吸困难这一症状，手太阴和足少阴经病均可产生。手太阴经病"是动则病，肺胀满，膨膨而喘咳，缺盆中痛，甚则交两手而瞀，此为臂厥。是主肺所生病者，咳，上气，喘渴，烦心，胸满……"；而足少阴病"是动则病，饥不欲食，面如漆柴，咳唾则有血，喝喝而喘，坐而欲起，目眈眈如无所见，心如悬若饥状，气不足则善恐，心惕惕如人将捕之，是为骨厥"。运用两经病候理论对喘症加以辨别，则前者主要是指肺气不宣所引起的实喘；而后者则是肾不纳气，咳逆气短，虚证之喘息。前者临床多见于支气管哮喘，支气管扩张的病人；而后者常见于慢性支气管炎，肺气肿，心功能不全的病人。辨证清楚，即可分经论治。前者取穴以肺俞、膻中、尺泽、列缺为主，针刺用泻法，不灸；而后者取穴则以肾俞、气海、肺俞、膏肓俞、足三里、太溪、太渊为主，针刺用补法，加灸。可见，依据十二经病候，便于我们掌握病位，分经论治。

### 例4 风寒咳嗽（上呼吸道感染）

孙某，女，25岁，教师。2005年4月11日初诊。

患者郊外旅游衣单淋雨后，咳嗽咽痒，声重有力，咯痰清稀，色白，伴恶寒，发热（体温：38.2℃），头痛，鼻塞，流清涕，舌苔薄白，脉浮紧。

经络辨证：风寒犯肺，郁于气道，肺气不能宣畅，故见咳嗽咽痒，声重有力，咳痰清稀，色白。肺与大肠相表里，手阳明经"上挟鼻孔"。故鼻塞，流涕。风寒外束肌腠，故伴恶寒，发热，无汗，头痛等症。舌苔薄白，脉浮紧，为风寒在表之征。证属：风寒袭肺，肺失宣肃；病位：手太阴肺经。

诊断：风寒咳嗽（上呼吸道感染）。

治则：疏风散寒，宣肺止咳。

治疗处方：肺俞、列缺、合谷；尺泽、少商；大椎、外关。浅刺泻法，留针20分钟。肺俞拔罐。治疗1次后，汗出热退，咳嗽减轻，头痛、鼻塞明显好转；治疗3次，咳嗽已止，诸症消失，病愈。

按：手太阴肺经病候"是动则病，肺胀满，膨膨而喘咳"。肺主皮毛，司一身之表，故宜浅刺。手太阴与手阳明相为表里，取其络穴列缺，原穴合谷，配以肺俞，具宣肺解表之功，肺气通调，清肃有权，肺之功能得以恢复。尺泽、少商，清泄肺热，消肿利咽。大椎、外关，泻法，疏泄热邪，邪从外泄，发热自解。

### 例5　痰湿咳嗽（慢性支气管炎）

李某，男，65岁，农民。2005年11月10日初诊。

患者反复咳嗽近10年，加重二周。咳嗽痰多，咳声重浊，痰白而黏，伴胸脘痞闷，胃纳减少，舌苔白腻，脉象濡滑。

经络辨证：肺失宣降，故反复咳嗽。脾失健运，水湿不化，聚湿为痰，痰浊上渍于肺，阻碍肺气，故咳嗽痰多，咳声重浊，痰白而黏。水湿不化，内停中焦，气机不畅，故胸脘痞闷，胃纳减少。痰湿内盛，故出现舌苔白腻，脉象濡滑。证属：痰湿蕴肺，肺失宣降。病位：手太阴，足太阴经。

诊断：痰湿咳嗽（慢性支气管炎）。

治则：健脾化湿，宣肺止咳，祛湿化痰。

治疗处方：定喘、尺泽、列缺、丰隆（泻法）；肺俞、脾俞（平补平泻）；太白、足三里（补法）；风门、肺俞，脾俞、胃俞拔罐。针治1次后，即感咳嗽减轻，治疗10次后，咳嗽次数明显减少，痰液清稀。治疗36次，冬天、春季，咳嗽未复发。

按："肺手太阴之脉，是动则病，肺胀满、膨膨而喘咳……是主肺所生病者，咳，上气喘喝"；"脾为生痰之源，肺为贮痰之器"。肺俞、脾俞健脾化痰；脾经原穴太白，胃之合穴足三里为补土生金，以健脾化湿，补益肺气；丰隆为祛痰除湿效穴，以运中焦脾胃之气。使气行津布，痰湿得化，而肺脏自安；定喘为止咳定喘验穴，尺泽为肺之合穴，列缺为手太阴之络穴，均有止咳化痰之效。

### 例6　哮喘（喘息型慢性支气管炎并发肺气肿）

梁某，男，61岁，工人，1987年7月28日初诊。

咳嗽胸闷气喘20年，加重10年。患者1967年因感冒引起咳嗽，当时由于病情较轻，服用镇咳药，咳嗽即止，未注意根治，一遇感冒即咳嗽吐痰，胸闷气喘，闻及异味也感胸闷不适，虽然经常医治，但不能控制病情的反复发作。尤其近10年，每逢入冬或感寒受凉，咳喘加重，严重时喉中痰鸣，不能平卧。去年冬季因喘重而住院治疗，X线胸部透视检查："两肺透明度增强"，诊断为"喘息型慢性支气管炎并发肺气肿"。经中西医药治疗，收效不显。现症见：语言无力，咳声低弱，喘促短气，动则喘甚，胸闷汗出，张口抬肩，形寒肢冷。舌质淡紫，脉虚沉细。

经络辨证：足少阴肾经"其直者，从肾上贯肝膈，入肺中"。肺主呼气，肾主纳气。肺虚则气无所主，故喘促短气，语言无力，咳声低弱；肺气虚弱，卫外不固，故动则汗出。咳喘日久，必累及肾，肾为气之根，下元不固，不能纳气，故喘促短气，张口抬肩，不能平卧；病延日久，肾阳既衰，卫阳不固，故形寒肢冷。舌质淡紫，脉虚沉细，是为肾气虚弱之征。证属：肺气虚弱，肾虚失纳。病位：手太阴经，足少阴经脉。

诊断：哮喘（喘息型慢性支气管炎并发肺气肿）。

治则：补肺定喘，益肾纳气。

治疗处方：肺俞，大椎，风门；肾俞，关元，太溪；尺泽，太渊。平补平泻手法，背俞拔罐。针灸治疗后，哮喘渐平；该患者在3年夏秋季节中，前后共针灸132次，哮喘治愈，体质增强，远期疗效巩固。

按：肺俞具有调肺气，补虚损之功；风门有益气固表，祛风解表之效；大椎清热扶阳，肃肺调气；三穴合用，对支气管哮喘发作期可以平喘，缓解期有调节和改善肺功能的效果，能预防哮喘的反复发作。肾俞补益肾气，壮水益火；关元是任脉与足三阴经之会穴，具有培肾固本，补原纳气的作用；太溪属肾经的原穴，滋肾阴，壮元阳，补肾气。尺泽，太渊是手太阴经的子、母穴，子母同用，一补一泻，可调节肺经之虚实，治疗咳嗽有较好效果。

综上所述，循经辨证偏重于局部，多用于外经病证；

十二经病候辨证，偏重于整体，常用于内脏病证。经纬交织，循经、病候合参，是经络辨证临床应用之要点。

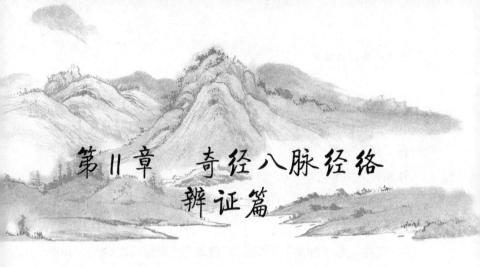

# 第11章　奇经八脉经络辨证篇

## 一、奇经八脉的功用

奇经八脉是经络系统中的重要组成部分。奇经八脉即指督脉、任脉、冲脉、带脉、阴维脉、阳维脉、阴跷脉、阳跷脉，八条经脉。

奇经八脉的主要特点是：不拘于正经，不属络脏腑，无表里关系，主要起调节气血，溢蓄正经脉气的作用，故《难经》把正经比作沟渠，奇经比作湖泽，正经之气隆盛则溢入奇经。八脉中除任、督二脉有本经所属腧穴外，其他六脉的腧穴都附丽于正经。奇经八脉通过十二经脉与脏腑联系，但它们有自己的循行路线与特定功能和所主病证。

"奇"有"离奇"，"单""不偶""另外""寄"之含义，因在其特点和功能上均有别于十二经脉，故称为奇经。

"督"有"督率""总督""督促""总""都"之含义，亦做"背缝""中"字解。督脉总督一身之阳气，为阳脉之督纲；手足三阳经经气皆会于督脉，是阳经经气之海。

它的主要功能：①统摄全身阳气；②维系人体元阳。

"任"有"担任""妊养""妊""容任""抱"的含义，亦做"衽"字解。总任一身之阴经，为阴脉之海。又具有妊养之作用，为生养之本。

它的主要功能：①总调人身之阴气；②荣养少腹，主妇、产等症。

"冲"有"冲要"，"要道""隧道"，"街道"之含义，亦做"通"字解。冲脉上行至头，下至于足，通受十二经之气血，是总领诸经气血之要冲，为十二经脉之海。

它的主要功能：①密切联系先后天之气，涵蓄人身之真气；②为血之海，主诸血症。

"带"有"束""缚"之含义，亦做"绅"字解。带脉回绕，横围于腰，犹如束带，总约阴阳诸脉，它的主要功能：①约束与升提诸脉，不使妄行及下陷；②调节脉气，使之通畅。

阴跷，阳跷：跷与蹻通用，有"举足行高""轻健跷捷"的含义。亦做"草履"，"强盛"解。

它的主要功能：①阴跷主左右一身之阴；阳跷主左右一身之阳；对阴经、阳经起协调作用；②司理人体运动功能及目的开合。

阴维，阳维："维"有"维系""连结""网维""维持"的含义。亦有人做"隅"，"区域"解。阴维维系三阴经行于营分，主一身之里；阳维维系三阳经，行于卫分，主一身之表。

它的主要功能：①同主宰一身之表里；②阴阳经气转相灌溉，有联系、统率十二经的作用。

简言之，督主一身之阳，任主一身之阴。带脉横束人体诸脉，冲脉涵蓄周身气血。阳维行卫分，主一身之表；阴维行营分，主一身之里。阴阳跷共主一身左右之阴阳。

# 二、奇经八脉理论的临床运用

奇经八脉将十二经脉中，某些性质相近的几条经脉联合组织起来，担任着联系、调节、组合和主导功能。因此，奇经的病候，主要是概括了各条奇经所统辖的经脉所主病候的某些合并疾病；是十二经脉病候的分类归纳。

奇经病候给人们一个非常重要的启示。即十二经脉中，某些性质相近的经脉在病理上还存在着内在的、更加密切的有机联系，它指导人们在中医辨证时，不仅要看到个别的脏腑和经络的病症，还应联系到性质相近或相关的脏腑和经络的病理联系。因此，奇经的理论，不仅补充和完善了中医辨证论治的方法，更重要的是，它指导人们全面地去分析、观察病情，更好地体现了中医的整体观点，把中医辨证论治提高到一个更高的阶段。现就疾病诊断、药物治疗和针灸疗法三个方面简述奇经理论的临床运用。

## 1.奇经理论在诊断疾病方面的运用

奇经病候，实际上就是各条奇经所统辖的经脉的综合症候，因而在临床上，当几条经脉同时出现病变，所表现出多种症状时，奇经病候就可以将其症状加以分类组合，对病因病机进行分析，作出诊断，指出主要是哪几条经脉的病变。这不仅适于一般的病症，对一些复杂的疑难病症，它提示了一种很好地归纳综合的诊断方法。反过来说，某些奇经疾病也许症状并不复杂，但它也提示了在考虑病因和分析病理机转时，必须同时注意到某些性质相关的经脉和内脏，这就避免了在诊断时的片面性。这在疾病诊断方面有着非常重要的指导意义。

在妇科，无论从生理、病理上，都与奇经之冲、任、带有密切联系。如《素问·上古天真论》说："二七而天癸至，任脉通，太冲脉盛，月事以时下，故有子……"《素问·骨空论》说"任脉为病，女子带下瘕聚。"王叔和《脉经》说："任脉也，动，苦少腹绕脐下引横骨，阴中切痛。""冲脉也，动，苦少腹痛，上抢心，有瘕疝，绝孕，遗矢溺……"徐灵胎说："凡治妇人，先明冲、任之脉"，又说："冲任脉皆起胞中，上循脊里，为经络之海。此皆血之所从生，胎之所由系，明于冲任之故，则本源洞悉，而后所生之病，千条万绪可以知其所从起"（《医略六书》）。刘宗厚说："带下以带为病而得名"等等。从这些论述可以看出，妇科胎、产、经、带，在病机上是非常重视冲、任及带脉的关系，把这些疾病归责于冲、任、带脉气的失调和它们所主的病症。这些疾病在病理上又与肝、脾、心、肾及胞宫等各脏腑、各经脉有密切联系；而这些经脉又受奇经中的冲、任、带脉所统率和主导，这样任、冲、带病的性质就包含了这些脏腑和经脉的综合病变。同时也把妇科疾病所涉及的有关脏腑、经脉以及它们之间的病理关系，条理清晰地分析出来。这对疾病的辨证论治是有深刻意义的。

## 2. 奇经理论在药物治疗方面的运用

奇经疾病在治疗上的处方遣药，主要是应用它所统辖的某些作用相近经脉的方药。如善补任、督二脉亏损的龟鹿二仙胶（鹿角、龟板、人参、枸杞，熬成胶，酒化服），鹿得天地之阳气最全，善通督脉；龟得天地之阴气最多，善通任脉；人参补气益阳，枸杞滋阴填精，故善补任、督脉。从主治范围分析，如病后虚弱，淋漓漏下，阳痿，遗精，早泄，带下，胎漏，小产等症；在内科用脏腑辨证，多属肝肾阴虚，脾肾阳虚，脾肺两虚之证。在药物归经上，鹿角入肝、肾，龟板入肾、肝，人参入脾、肺，枸杞入肾、肝。体现了任督二脉对肝、肾、脾、肺的密切联系和统率作用。

药物对奇经疾病的治疗也存在着相对的特异性，历代不少医家也注意总结了这方面的经验，如《得配本草》记载有入奇经的药物：巴戟天入冲脉，鳖甲行冲脉，龟板通任脉，川断、龙骨治带脉为病，白果通督脉，虎骨入阴阳二跷，桂枝走阳维等等。近代朱小南根据临床经验对带脉药物作了归纳：升提带脉：升麻，五味子。固托带脉：龙骨，牡蛎，乌贼骨，樗白皮。止带脉疼痛：白芍，甘草。温带脉之寒：艾叶，干姜。清带脉之湿热：黄芩，黄柏，白芷炭，车前子。补带脉之阴：当归，熟地。朱氏对维脉方药也做了一些考证，如阳维主药有黄芪，白芍，桂枝；并认为当归，川芎为阴维主药等等［见上海中医学院编《科研论文汇编》1962（6）］。

朱小南氏还在《冲任探讨》一文中［朱小南 . 冲任探讨 . 中

医杂志，1962，(8)：1-3]，对冲任脉的归经药做了归纳如下。

(1) 入冲脉药

补冲脉之气：吴茱萸（《本草纲目》引王好古言）；巴戟天《本草纲目》；枸杞子，甘草，鹿衔《得配本草》；鹿茸《女科要旨》；紫河车，肉苁蓉，紫石英，杜仲《临证指南》。

补冲脉之血：当归，鳖甲，丹参，川芎《得配本草》。

降冲脉之逆：木香，槟榔《得配本草》。

固冲脉：山药，莲子《傅青主女科》。

(2) 入任脉药

补任脉之气：鹿茸《女科要旨》；覆盆子《临诊指南》；紫河车《杏轩医案辑录》。

补任脉之血：龟板，丹参《得配本草》。

固任脉：白果《傅青主女科》。

朱氏及近代其他作者通过临床实践和动物实验等方面的研究，证明补冲任药有恢复和增加性腺激素的效能，因而具有调节月经，助长胞宫发育及恢复正常性生活的功效，从而也证明了冲任主血海和胞胎的奇经理论是有其根据的。对药物归奇经的研究，是很有临床价值的，它不仅补充完善奇经理论，充实经络学说内容，同时也论证了奇经理论在药物治疗方面的临床指导意义。

奇经理论在药物运用和指导临床实践方面有很广阔的研究前景，它使我们在辨证论治的原则下，开阔了治疗视野，使药物处方的治疗范围在有原则遵循的前提下，不断有所补充和扩大。进一步挖掘整理奇经理论，和在此基础上对药物处方深入研究，这对丰富和发展中医学理论，将大有裨益。

现举例说明奇经理论辨证论治的临床运用。

### 例1　痛经

马某，女，20岁，1975年12月5日初诊。

患者1975年5月，适值经期，因农忙冒雨插秧数天。其后每月月经愆期，经前腹痛如绞，经量减少，色黯黑。近半年来，嘴唇发麻，夜间小腿与足拇指常"抽筋"疼痛，影响睡眠。纳呆，泄泻。经某医院诊断："继发性痛经"。治疗数月，收效不显。初诊症见：面色白，畏寒肢冷，神倦懒语；舌质淡白，苔白根腻，脉沉紧。

经络辨证：经期下水淋雨，冲、任为寒湿之邪所袭，致使胞宫血海凝滞，寒血相搏，邪正相争，故经少，色黯，腹痛如绞。《灵枢·五音五味》云："冲脉任脉皆起于胞中，上循背里，为经络之海，其浮而外者，循腹上行，会于咽喉，别络唇口。"经脉寒则凝泣，气血不能上达敷布濡润，故有嘴唇发麻。冲脉，其支者"从胫骨内缘斜向外缘，再入足踝，到足跗上，分布于足大趾"，络脉受寒，寒主收引，夜间阴盛，致常有腓肠肌及足大趾抽痛。患者面色白，畏寒肢冷，神倦懒语，脉沉紧，苔白根腻，均属寒湿之象。寒气生浊，故经色黯黑。寒湿之邪上困脾胃，故纳呆；下袭大肠故泄泻。证属：冲任失调，寒湿凝滞血海胞宫。病位：冲脉、任脉。

诊断：痛经（继发性痛经）。

治则：调补冲任，驱寒化湿，温经暖宫。

治疗处方：关元，中极，气穴，气海，三阴交，地机。针用泻法，针灸并用，多灸。痛经时针灸，立竿见影，疼痛立止。因故不能前来针灸，改为中药治疗。

方药：白术 30g　茯苓 12g　淮山药 18g　巴戟天 15g　炒扁豆 10g　建莲子 30g　艾叶 6g　肉桂末 3g（冲服）　白果 15g（打碎）

方中以白术为君，温化腰脐间之寒湿，巴戟天，白果为臣，温通任脉；扁豆、山药、莲子为佐，以卫护冲脉；茯苓为使，渗湿健脾；加以艾叶暖宫，温经散寒入带脉，肉桂温经止痛，补命门火并壮肾阳。血受暖则散，脉得温则通，服药一帖见效，二帖后经水畅下，腹痛消失。前后调治三月余，服药26 帖，月经正常，诸症均悉。二年后随访，身健无恙。

### 3. 奇经理论经络辨证针灸法的临床运用

针灸疗法在指导理论和辨证方法上，与药物治疗相同，但在治疗方法的具体实施上，又与药物治疗各异。针灸疗法的基础在穴位，穴位处方是否得当，关系着针灸疗效的优劣。奇经八脉中，任督二脉分布有它本脉所属的穴位，但是任督二脉所主治的范围，又包括了任督二脉所统属的那些经络的合并病症，因此也就扩大了穴位适应证的范围。例如督脉中的哑门穴有治哑作用，但在古代医学文献所载的督脉病候中并没有哑病的记载，在阳维脉的病候中却列有"不能言语"的病症，而哑门正是阳维与督脉的交会穴，这说明奇经理论作为针灸疗法的指导理论之一，它指出的某些配穴原则，在临床上是有指导意义和行之有效的。奇经理论在经络辨证针灸法中占有重要地位，现举例说明奇经理论在针灸临床中的运用。

**例2　瘫痪（颈椎脊髓损伤）**

黄某，女，36岁，干部，1990年3月28日初诊。

四肢痉挛性瘫痪伴肌萎缩2年。患者1988年2月劳累后受凉，项背部疼痛，头项不能转侧回顾。请人做按摩时，因突然猛力旋转头颈，当即出现"脊髓休克"，四肢瘫痪。急送某医院抢救。X线摄片示：$C_5 \sim C_7$ 错位。经牵引、药物治疗及功能锻炼2年，大小便能自控，右上肢能持轻物，在人搀扶下，可慢步跛行。

检查：四肢痉挛性瘫痪，肌肉萎缩。第7胸椎平面以下浅感觉异常：左侧躯体痛觉、温觉消失，左侧肢体区域性感觉障碍，肌张力增高，手指不能自主屈伸；右侧肢体触觉敏感，针刺时有痒麻感。膝腱反射亢进，踝反射阵挛。言语謇涩，说话时面肌紧张，左胸锁乳突肌痉挛，左口眼联动征。1990年3月28日颈椎正侧位X线摄片示：颈椎生理曲度后凸，$C_3 \sim C_5$ 椎体间隙变窄，椎体前后缘骨质增生，颈椎轻度左侧弯，并韧带条状钙化。脉细弦，舌淡红夹青，苔薄白。

经络辨证：四肢痉挛性瘫痪，肌肉萎缩，脉细弦，舌淡红夹青，苔薄白。证属：督脉损伤，经气瘀滞，荣卫亏虚，经筋失养。病位：督脉。

诊断：颈椎脊髓损伤（高位截瘫）。

治则：疏调督脉，行气活血，调和荣卫，濡养经筋。

治疗：主穴：风府，大椎，陶道，天柱，身柱，夹脊。配穴：曲池、支沟、合谷、后溪；髀关、伏兔、足三里、三阴交；阳陵泉、绝骨、太冲、足临泣。获得针感后，行捻转提插补法，留针 30 分钟；同时予病人以低流量吸氧；留针期间，应用"运气法"行针 2 次。起针后，辅以复方当归与维生素 B$_{12}$ 注射液穴位注射。穴位注射常用穴位：风池、天柱、定喘、大杼、肺俞、心俞、膈俞、肝俞、脾俞、肾俞等。每次 2~3 穴，每穴 0.5ml。每日治疗 1 次，15 次为 1 疗程。疗程之间，休息 5~7 天。治疗 2 个疗程后，躯体浅感觉基本恢复，手指能自主屈伸。右侧肢体活动功能明显改善，能自己拿匙吃饭。治疗 4 个疗程后，四肢针感接近正常，肌萎缩有所恢复，能跛行上下楼梯，可单独在平地步行 1 公里，生活基本自理。患者仍说话缓慢，四肢关节及指、趾活动欠灵活，行走摇摆步态。

按：督脉入脑络肾，总督诸阳经，督率阳气和统摄真元，暴力损伤督脉，经络闭阻，经气瘀滞；故取督脉之风府，大椎，陶道穴，及天柱、坤柱（在第 4、5 颈椎棘突之间，旁开 1.5 寸，左右各一穴），夹脊，以疏调督脉，行气活血。患者病延日久，荣卫亏虚，《素问·逆调论》说："荣气虚则不仁，卫气虚则不用，荣卫俱虚，则不仁且不用。"经脉损伤离断，恢复较难，故采用针刺、吸氧经气疗法、穴位注射等综合治疗，尚需配合功能锻炼，可望逐渐有所恢复。

**例 3 外伤性截瘫**

王某，男，38 岁，农民，1984 年 9 月 10 日初诊。

双下肢瘫痪 5 个月。患者 1984 年 4 月 17 日在盖房时，屋梁倒塌，压伤左肩背部，当即昏迷不省人事。经某医院急救后，病人复苏。左上肢不能活动，双下肢弛缓性瘫痪，反射消失。X 线摄片提示：左锁骨骨折；$T_{12}\sim L_1$ 椎错位并 $L_1\sim L_2$ 椎压缩性骨折。经住院治疗后，锁骨骨折愈合，后遗双下肢瘫痪，大便 3～5 日一行，间歇性尿失禁。

检查：双下肢痉挛性瘫痪，肌肉萎缩，肌张力增高。左下肢肌力 I 级，右下肢肌力 II 级。膝腱反射、踝反射亢进。下腹壁反射消失，提睾反射消失，股上部及腹股沟触觉、痛觉减退，双膝以下皮温下降。舌淡夹青，苔薄黄，脉细涩。

经络辨证：$T_{12}\sim L_1$ 椎错位并 $L_1\sim L_2$ 椎压缩性骨折，双下肢痉挛性瘫痪，肌肉萎缩，肌张力增高，舌淡夹青，苔薄黄，脉细涩。证属：骨断筋伤，督脉受损，瘀血凝滞，经筋失养。病位：督脉。

诊断：外伤性截瘫（$L_1\sim L_2$ 压缩性骨折，脊髓损伤）。

治则：强筋壮骨，疏调督脉，行气活血，濡养经筋。

治疗：主穴：热针九宫穴，中宫 $T_{12}\sim L_2$，轮换取穴，坎离宫热针（GZH 型热针仪）；配穴：秩边、殷门、承山、跟腱（昆仑穴与太溪穴连线上跟腱之中点）；环跳、阳陵泉、悬钟、太冲；髀关、伏兔、足三里、三阴交、涌泉；深刺或透刺法，加用电针。配合氢溴酸加兰他敏 1mg、维生素 $B_1$ 100mg、维生素 $B_{12}$ 0.25mg、2% 普鲁卡因 2ml，混合后穴位注射。主穴：夹脊（$T_{11}$～$L_3$），循经配穴。每次 2～3 穴，每穴 0.5ml。隔日 1 次，15 次为 1 疗程。嘱患者每日自主的床上锻炼和被动的地上锻炼。第 1 疗程期间，下肢针刺和电针时，下肢屈曲或痉挛，并有时尿失禁。1 个疗程后，左下肢肌力Ⅱ级，右下肢肌力Ⅲ～Ⅳ级，可在人搀扶下站立。第 2 疗程后，患者大小便已可控制，下肢针刺时挛缩症状明显减轻。治疗 4 个疗程，患者可扶杖慢行。1 年后随访，患者扶杖跛行，生活基本自理。

按：督脉总督一身之阳气，为阳经经气之海。骨断筋伤，血离脉络，瘀血凝聚，压迫脊髓，督脉传导失常，故经络功能丧失。以热针九宫穴疏调督脉，振奋阳气；配取足三阳经穴，行气和血，濡养经筋；辅以夹脊穴小剂量穴位注射，帮助修复督脉的功能。患者坚持锻炼，亦有助于功能的恢复。

### 例 4　痿病（下肢瘫痪）

卢某，女，27 岁，工人，已婚。1978 年 7 月 11 日初诊。

双下肢瘫痪 40 天。患者身体素弱。产一女孩，已 1 岁 4 个月。于 1978 年 5 月 23 日因早孕而行人流术，术后骶部胀痛，腰腹坠痛，有里急后重感，阴道流有血性分泌物，经西药抗炎及服中药三帖后，反见流血不止。又于 5 月 31 日再次清宫，次日流血止，但双下肢酸软无力，发凉。6 月 2 日双下肢完全瘫痪。经昆明三个医院检查，分别诊断为"癔症性瘫痪""神经官能症""骶丛神经损伤？"等。经反复语言暗示，选用中西药物；并经理疗，电针等治疗 8 天，无效。初诊症见：腰以下皮温低，肌肉松软，膝以下皮色发紫，冰凉。脉沉涩，舌质淡，苔薄白。

经络辨证：患者身体素弱，复经二次清宫手术，冲任受损，经脉失养，故致双下肢瘫痪；肾阳亏虚，命门火衰，机体经络失于温煦，故腰以下皮温低，肌肉松软，膝以下皮色发紫，冰凉；脉沉涩，舌质淡，苔薄白，气血亏虚之征。证属：冲脉受损，气血亏虚，经络失荣，经筋失养。病位：冲脉，任脉。

诊断：痿病（下肢瘫痪）。

治则：调补冲任，益气活血，疏经通络，濡养经筋。

治疗：先以隔附子饼，大艾炷灸命门、次髎数壮，患者自诉腰骶部有股热流往下流传至腘窝，但不再往下传；再予委中穴针刺，行一度补法后，即出针，随后热感即下传到足外踝。灸毕后，又针足三里，三阴交，太冲，太溪行补法。针后下肢立感温暖，在爱人扶持下即可下床站立，针灸二次后，能下床自行活动，继以中药善后，患者逐渐康复。

按：先以隔附子饼，大艾炷灸命门、次髎，以温补肾阳，壮命门火，温经通络。冲脉为十二经之冲要，经络之海；起于胞中而主经水。经水来源于血，血可由精所化，故与肾相关；血由肝所统，故与肝有联系；血由脾胃所生，故又与脾胃关系至密，脾胃为后天之本，所以冲脉又称"五脏六腑之海"。《灵枢·逆顺肥瘦》云："夫冲脉者，五脏六腑之海也，五脏六腑皆禀焉……其下者，并于少阴之经，渗三阴；其前者，伏行出跗属，下循跗，入大趾间，渗诸络而温肌肉。"因此取冲脉交会穴：委中、足三里、三阴交、太溪、太冲等穴针灸治疗，疏调冲脉经气，下肢瘫痪症状即刻好转；继以中药善后，予八珍汤调补气血，加鹿角霜、巴戟天以通阳，合龟板、五味子守阴。通冲脉而交阴阳，填精补气血以济经络之海。患者逐渐康复。

### 例5　头痛，眩晕

关某，女，39岁，1962年9月8日初诊。

患者于1958年因子宫肌瘤，在腰麻下行子宫切除术。因某种原因，手术时间过长。术后第二天，前额头痛并牵及项后痛，有恶心感，不呕吐，经对症治疗后，有所减轻。但患者术后失于调养，致使身体更趋瘦羸，眩晕头痛，日趋严重。术后三月余，仍不能下床。后反复住院年余，仍感眩晕头痛，生活难以自理，经多方治疗无效。继而疗养半年，眩晕虽有减轻，但腰膝酸痛，额及枕部阵发性刺痛仍剧。面色晦黯而黄，舌淡白，少苔，脉沉细。

经络辨证：按任督冲一源三歧。手术、麻醉损伤脉气，术后失于调养，血气更虚，穷必归肾，肾精不涵，精亏髓少，髓海失养。故头目眩晕，督脉通于脑，督脉空虚，脉气失调，故腰膝酸软而头痛。证属：任督戕损，冲脉空虚，气血亏耗，清窍失荣。病位：任、督、冲脉、脑。

诊断：头痛，眩晕。

治则：补益气血，濡养清窍，通调任督冲脉。

治疗：灸气海，关元；针长强、风府、百会，风池，足三里。行疾徐、捻转补法。针灸一次后，头痛即感减轻，后本"任脉温灸、督脉针调"的方法，随症加减穴位，针治12次后，症状明显好转。共针灸38次，四年余之痼疾，竟获痊愈。

按：督脉起于胞中，上通于脑，统摄全身阳气。《灵枢·经脉》云："实则脊强，虚则头重，高摇之。"《素问·风论》曰："风气循风府而上，则为脑风。"督脉空虚，故有头昏，头晕，头痛，神疲健忘，腰背酸坠等症。对病久虚证，应任督并重。宗古人"任宜温灸，督宜针调"的治疗原则，可望获取良效。

### 例6　嗜睡证

乔某，男，48岁，某部干部，1962年3月19日初诊。

患者于1961年10月出差途中翻车受伤，经某军区医院诊断为：右下肢软组织挫伤，轻度脑震荡。予眠尔通0.4克。次日感昏昏欲睡，虽未再予镇静、安眠类药物，但嗜睡日益加重。半月后，每日睡18～20小时，仍感疲乏欲眠。经多方治疗及疗养数月，病症如故。脉细弱，舌质淡，苔白润。

经络辨证：嗜睡，每日睡18～20小时，仍感疲乏欲眠。脉细弱，舌质淡，苔白润。此系阴跷脉盛，阳跷脉虚，阴盛而阳微所致。证属：跷脉失调，髓海失养。病位：阴跷、阳跷脉，脑。

诊断：嗜睡证。

治则：泻阴跷脉，补阳跷脉，调和阴阳，濡养清窍。

治疗：取穴以照海、交信（泻），申脉、跗阳（补），风池、睛明（平补平泻）为主。针治 7 次后，每日睡眠减至 10～12小时，可阅览文件、书报。并称数月来右外踝走路时即感牵引右膝酸痛之症状，亦完全消失。针治 21 次，每日睡眠 8 小时左右，头脑清醒，恢复工作。

按：人体阴阳相济，则寐寤正常。如阴阳跷脉之脉气失调，阳不交于阴，则不寐；阴盛阳微，则令人多眠。《灵枢·寒热病》说："阳气盛则瞋目，阴气盛则瞑目。"故嗜睡证，当从跷脉进行调整。

**例 7　痫病**

史某，男，16 岁，学生。1998 年 7 月 18 日初诊。

四年前头部曾受外伤，其后出现痫症发作。最初月余发作一次。近半年来，每 2～3 天发作一次，发作时突然跌仆，不省人事，口噤，抽搐，啼叫，吐沫，大小便自遗。10～15分钟后苏醒，觉疲乏无力。纳少，面色㿠白。脉弦，舌质淡，苔白。已辍学服药治疗半年，仍频繁发作。

经络辨证：患者头部受伤，继发癫痫，纳少，面色㿠白。脉弦，舌质淡，苔白。证属：髓海受损，督脉失调，气血亏虚，风痰上扰。病位：督脉，阴跷、阳跷脉，脑。

诊断：痫病（癫痫）。

治则：疏通督脉，调和跷脉，补益气血，祛风蠲痰。

治疗处方：长强、哑门、百会、印堂（均督脉）、腰奇（奇穴）、后溪（通督脉）、申脉（阳跷脉）、照海（阴跷脉）。长强、印堂点刺出血，其余各穴用捻转泻法，留针 30 分钟，针后癫痫未作。后每隔日一次，针治 12 次后，神色转佳。舌润脉缓。二月后又有小发作一次，续治 12 次，经半年癫痫未发。随访 8 年，身体健康。已参加工作。

按：痫证之所生，以后天因素居多，常表现为本虚而标实之证。本虚者，脏腑气血虚弱，不能生精填髓以充脑海，督脉贯脊通脑，经气虚亏，则产生头重、眩晕、摇动；标实者，风盛痰壅，风为阳邪，风性主动，侵袭督脉，风邪挟痰上扰。故昏仆、抽搐，口吐涎沫。《难经·二十九难》云："阴跷为病，阳缓而阴急，阳跷为病，阴缓而阳急"，这种缓急现象，多见于癫痫、瘛疭及瘫痪等症，故癫痫病证的治疗，宜以奇经辨证论治。

**例 8　带下病**

沈某，女，40 岁，2006 年 6 月 21 日初诊。

主诉：腰痛、带下 5 个月。5 个月前不慎闪挫伤腰部，出现腰痛，经用行气活血药后，腰痛减轻，渐感腰骶部酸痛，小腹冷感，白带增多，清冷稀薄，淋漓不断。面白唇淡。舌淡苔白，脉沉略迟。

经络辨证：《难经·二十八难》："带脉者，起于季胁，回身一周。"扭伤腰部，带脉受损，脉络阻滞，带脉失约，故腰痛带下。面白唇淡，舌淡苔白，脉沉略迟，肾阳不足之候；肾阳虚衰，不能温煦胞宫，则小腹冷感，白带清冷稀薄。证属：带脉失约，冲任不固，肾阳虚衰，湿浊下注。病位：带脉，冲脉，足少阴，足太阴经。

诊断：带下病。

治则：固摄带脉，温补肾阳，调补冲任，健脾利湿。

治疗处方：带脉，肾俞，命门，气海，足三里，三阴交。针刺补法，灸气海，关元。针灸 10 次后，带下已止，尚感腰脊酸软，小便较多，针灸 24 次，症状消失。

按：《灵枢·经别》："足少阴之正，至腘中，别走太阳而合，上至肾，当十四椎，出属带脉。"取带脉，肾俞，命门，气海，温补肾阳，固摄止带。灸关元，气海，配足三里，三阴交，调补冲任，健脾利湿。奇经脉气调和，故带止病愈。

### 例 9 不孕症

杨某，女，32 岁，工人。1985 年 9 月 16 日初诊。

主诉：结婚 10 年，未曾生育。自初潮以来，经常出现左小腹疼痛，绵绵不除，尤以经前、经期疼痛为甚。伴随月经周期紊乱，常 40～60 天一行，经量少，色紫黯，夹血块。面色无华，下肢冷凉。舌质黯有瘀点，脉象沉涩。

经络辨证：患者结婚 10 年未孕，痛经，经量少，色紫黯，挟血块。面色无华，下肢冷凉。舌质黯有瘀点，脉象沉涩。证属：冲任虚衰，寒客胞宫，气滞血瘀，胞脉不通。病位：冲脉，任脉，胞宫。

诊断：不孕症。

治则：通调冲任，祛寒暖宫，活血化瘀，疏经通络。

治疗处方：中极，关元，气海，四满；阴谷，筑宾，三阴交、太溪。针灸并用。关元，四满穴，重点灸之，每次 30 分钟，每日 1 次。经 3 次治疗后，腹痛大为减轻，6 次后，时遇经血来潮，患者自诉经血转红，血块少许，腹部微有胀痛。如上法共治疗 30 次，经期基本正常，腹痛已除，月经按时而至。1 年后随访已怀孕 4 个月。

按：中极、关元，属任脉经穴，位于胞中之处，又为任脉与足三阴经交会穴；关元是人身真元之气聚集处；气海是肓之原，生气之海。四满是冲脉、足少阴之会；故有调理冲任脉气，温养胞宫气血之效。三阴交为交会穴，通调肝脾肾经脉气。取冲脉之交会穴阴谷、筑宾、太溪，疏调冲脉，活血通络。冲为血海，任主胞胎，二脉与孕育关系密切，冲任已调，月经按时来潮，故能有子。

### 例 10　风寒感冒（上呼吸道感染）

李某，女，35 岁，工人，1984 年 11 月 15 日上午 10 时初诊。

头痛、咳嗽、寒热往来 1 周。1 周前受凉，感冒发热，服药后，热退。头痛，咳嗽，伴有眩晕，体倦乏力。查：体温 38.5℃，脉象浮紧带数，舌红、苔白、舌边淡黄。

经络辨证：患者受凉，感冒发热，头痛、咳嗽，风寒袭肺之象；脉浮紧带数，舌红、苔白、舌边淡黄，风寒在表之征。证属：风寒束表，肺气不宣，阳维脉病。病位：手太阴经，阳维脉。

诊断：风寒感冒（上呼吸道感染）。

治则：祛风散寒，疏调阳维。

治疗：甲子年乙亥月癸丑日丁巳时初诊，开穴外关，同取足临泣，配取风池、头临泣，行泻法，留针20分钟，起针后头痛明显减轻，甲寅日己巳时二诊，开穴足临泣，同取外关，配取风池、头维（均泻法）。针治2次，汗出热退，咳嗽亦除，病痛痊愈。

按：阳维脉维系诸阳经，主一身之表。《奇经八脉考》："卫为阳，主表，阳维受邪为病在表，故苦寒热。"《经验特效穴歌》云："头痛发热外关安。"按灵龟八法开穴施治，首开通阳维脉之外关穴，按八法"男女"关系，同取足临泣，配取阳维脉交会穴风池、头临泣、头维，共奏疏调三阳，散邪固表之效；阳维脉和，邪去病愈。

### 例11　胃脘痛

周某，女，40岁，干部，1985年1月17日上午10时初诊。

患者胃脘及腹部冷痛，大便溏薄8年。10年前精神受刺激，服中药治疗1年余，精神症状控制，但自觉胸闷气逆，胃脘及腹部冷痛，腰膝酸软，大便溏薄，每日4~6次。遇有情绪波动，则感心痛，胸疼胃痛，胁下支满，嗳气。查：面色灰黯，胃脘部皮温较低，两足逆冷，脉沉迟，舌淡、苔白。

经络辨证：《灵枢·经脉》："脾足太阴之脉……胃脘痛……溏瘕泄。""肝足厥阴之脉……胸满，呕逆，飧泄。"患者胸闷气逆，胃脘及腹部冷痛，胁下支满，大便溏薄，脉沉迟，舌淡、苔白。证属：肝脾失和，气机逆乱，脾胃虚寒，阴气内结。病位：足厥阴，足太阴经，足阳明经，阴维脉。

诊断：胃脘痛。

治则：疏肝健脾，调和阴维。

治疗：甲子年丙子月丙辰日癸巳时初诊，按灵龟八法开取通阴维脉之内关穴，同取公孙，配取足三里，太冲，灸天枢、中脘。戊午日丁巳时二诊，开穴公孙，配取内关、期门，阴都，复溜，灸关元。针灸2次后，胃脘及腹部冷痛减轻，大便减为三次。宗上方治疗36次，胃脘及腹部疼痛消失，食欲增进，大便每日1～2次。1年后随访，疗效巩固，体重增加4公斤。

按：阴维脉维系诸阴经，主一身之里。《奇经八脉考》云："盖阴维之脉，虽交三阴而行，实与任脉同归，故心痛多属少阴、厥阴、任脉之气上冲而然。"本例阴维失调，首开内关穴，按八法"父母"关系，同取公孙穴；并交替配取足三里（足阳明），阴都，复溜（足少阴），太冲，期门（足厥阴），中脘，关元（任脉）等穴，阴维脉气调和，阴阳经气转相灌溉，气机和顺，病自渐愈。

### 例12　痹证

王某，男，54岁，干部，1983年3月10日下午2时初诊。

患者左侧躯体疼痛，肢体活动不利半年余。10年前有外伤及受寒史，肩、腰、膝、踝关节经常疼痛。近7个月，左侧上、下肢运动功能障碍，左侧躯体上至头项、下连背胁及股胫外侧酸困疼痛，夜间更甚，不能安寐。查：颈项活动时，左斜方肌、菱形肌牵引疼痛，左肩背肌肉板滞发凉，手臂后旋不能触及腰椎，上举手指尚可触及耳垂，外展平举40°，腰背强直，走路跛行，左足轻度外翻。身体左侧多处压痛，尤以风池、臑俞、阳陵泉、跗阳穴等部位明显。血压130/90毫米汞柱，脑血流图报告正常。脉沉细，舌淡、尖红，苔白腻。

经络辨证：患者有外伤及受寒史，左侧上、下肢运动功能障碍，左侧背胁及股胫外侧疼痛发凉，脉沉细，舌淡、尖红，苔白腻。乃寒湿伏滞，经络痹阻之征。"阳跷者，足太阳之别脉，经过股外侧，分布于胁肋，循行于肩膊。"阳跷脉所过，寒湿羁于经筋，脉络郁闭，气血凝滞，久病邪留奇经。证属：寒湿凝滞，脉络痹阻。病位：阳跷脉。

诊断：痹证。

治则：祛湿散寒，舒经通络。

治疗：灵龟八法施治。癸亥年甲寅月丁酉日丁未时初诊，开穴申脉，后溪。热针配取左风池、臑俞、阳陵泉、跗阳（GZH型热针仪），戊戌日己未时二诊，开穴后溪，按"夫妻"关系，同取申脉，热针左风池、肩髃、阳陵泉、绝骨。配穴：环跳，风市，地机，复溜。宗上法治疗四次，疼痛明显减轻，可以通夜安眠，治疗12次，左肩上举达140°，外展60°，旋后伸提拇指触及十二胸椎，左腿运动功能接近正常。治疗24次，颈项活动自如，左臂外展平举90°，后弯拇指抵达第七胸椎，左下肢屈伸自如，行走如常。随访一年，疗效巩固，遇天气寒冷时，偶有关节酸痛，仍能坚持工作。

按：阳跷脉主治病候：腰背强直，骨节疼痛，手足麻痹，拘挛。按阳跷脉病施治，灵龟八法首开通阳跷脉之申脉，通督脉后溪；配取风池，以应"根结"理论；臑俞、肩髃采用《内经》合谷刺，以疗肌痹；阳陵泉、跗阳采用"关刺"，以治筋痹；用热针直抵病所，更能温经散寒，舒筋通络。

### 例 13　疝气（寒疝）

张某，男，38 岁，干部，1981 年 12 月 18 日上午 9 时初诊。

睾丸阵发性抽痛，牵及小腹冷痛二月余。患者夙体弱易感冒，二月前涉水感受寒湿，出现少腹痛引睾丸，逐渐加重。查：阴囊冰冷、发硬，睾丸抽痛，右侧显著。自觉少腹及下肢冷，早晚尤甚。神倦易感冒，阳痿。脉沉迟，舌紫黯，苔白。

经络辨证：《灵枢·经脉》："肝足厥阴之脉，起于大趾丛毛之际，……循股阴，入毛中，过阴器，抵小腹。"《奇经八脉考》："任为阴脉之海，其脉起于中极之下，少腹之内，会阴之分，上行而外出循曲骨，上毛际至中极。"患者感受寒湿，阴囊、少腹及下肢冷；脉沉迟，舌紫黯，苔白。此系寒湿之邪循肝经与任脉凝滞于阴器少腹所致，证属：寒凝任脉，肝经瘀滞。病位：足厥阴经，任脉，阴跷脉。

诊断：疝气（寒疝）。

治则：祛湿散寒，温经通络。

治疗：按灵龟八法开穴，辛酉年庚子月庚午日辛巳时初诊，开穴列缺、照海（补法），热针关元、中极，灸命门。针灸一次，睾丸抽痛减少。辛未日癸巳时二诊，开穴照海、列缺（补法），热针急脉，交信，太冲，灸关元。宗上法针灸四次，睾丸抽痛消失，共治疗 12 次，自觉少腹、阴囊温暖。半年后随访，寒疝痊愈，阳痿好转。

按：《素问·骨空论》："任脉为病，男子内结七疝。"列缺通于任脉，故首开列缺穴，按八法"主客"关系，同取阴跷脉之照海穴。《奇经八脉考》云："阴跷脉为病，少腹痛……男子阴疝。"加用热针温补任脉关元、中极，足厥阴急脉、太冲，阴跷脉照海、交信等穴，起到温经散寒，疏肝理气，寒去痛止之效。

### 例 14　头痛（血管神经性头痛）

李某，女，28 岁，干部，1985 年 3 月 15 日 10 时初诊。

主诉：右侧偏头痛 6 年。8 年前精神受刺激后出现头痛。经治疗未愈。2 年后多局限于右侧偏头痛，右枕及颞侧部呈搏动性跳痛，每周发作 2～3 次。感冒、睡眠不足或情志抑郁时，头痛加剧，伴有体位性眩晕，恶心呕吐。

检查：1984 年 12 月脑血流图检查：脑动脉血容量增加，波幅稍增高。脑电图检查：过度换气后 10～50 秒各导联出现持续至长段的高波幅 Q 波、S 波，以右枕为甚，偶见单个棘波、间见尖波。1985 年 2 月脑 CT 平扫：脑实质区未见异常密度表现，脑中线不偏，脑室、脑池及脑沟未见异常表现。1985 年 3 月超声波检查：脑中线波不偏。BP 120/80mmHg。实验室检查：Hb 113g/L，RBC 382 万 /mm$^3$，WBC 8700/mm$^3$，ESR 10mm/h，ASO

200μ/ml，RF（－），GLU 110mg/dl，TC 180mg/dl，TG 132mg/dl，心肺（－）。舌质暗，苔薄白，脉细弦。

经络辨证：肝失条达，气机不调，经气逆乱，脑络阻痹，清阳不运，脑海失营，故而头痛；肝胆表里，少阳经病；病久气虚，久痛入络，脉细弦，舌质暗，苔薄白。证属：肝失疏泄，气血失和，脑海空虚，清窍失养。病位：脑，阳跷，阳维脉。

诊断：头痛（血管神经性头痛）。

治则：疏肝理气，通经活络，疏调阳维、阳跷脉气。

治疗：初诊时间为农历乙丑年戊寅月癸丑日丁巳时，按灵龟八法开穴，当开外关穴，外关属手少阳络穴，通于阳维脉，按震卦，巽卦相配关系，同取通带脉的足临泣；按头痛部位，"以痛为输"，取颔厌透曲鬓（右），风池，行"阴中隐阳"手法。开穴及头部腧穴电针，采用连续波，频率80～100次/分，以穴周皮肤轻度抽动，病人可耐受为度，留针20分钟。针刺二次，疼痛明显减轻，仅下午右侧后枕部轻微胀痛。丙辰日壬辰时三诊，开通阳跷脉之申脉，按"夫妻"关系，同取通督脉之后溪，头部取阳跷、阳维之交会穴风池，风府，阳白，头临泣。针后头痛若失。二月后因疲劳头痛轻度发作，又针治五次，疼痛消失。1985年6月，复查脑血流图报告正常。随访一年，头痛无复发。

按：《奇经八脉考》："阳维起于诸阳之会，……与手足少阳、阳明五脉会于阳白，循头入耳，上至本神而止。"《难经·二十八难》："阳跷脉者，起于跟中，循外踝上行，入风池。"阳跷脉病候中，主治头痛。灵龟八法开穴，辅以风池，风府，颔厌透曲鬓，阳白，头临泣，疏调阳维、阳跷脉气，通经活络，故能穴精效捷。